全国高等中医药院校成人教育教材

推　拿　学

国家中医药管理局人事教育司委托编写

主编单位： 黑龙江中医药大学

主　　编： 顾加乐

副 主 编： 姜齐龙　王　军

编　　者： （按姓氏笔画为序）

云　雷　毕旭伟　邢国利

杨桂芬　张洪洋　吴鲁冰

主　　审： 费季翔

参　　审： 韩明舫　程为平

湖南科学技术出版社

《全国高等中医药院校成人教育教材》编审小组

出版说明

根据中医事业发展需要，为促进中医人才的培养，进一步提高全国中医院校函授教育的质量，1983 年，原卫生部中医司指定成都、湖南、湖北、江西、浙江、长春、辽宁、陕西、南京、黑龙江、河南等 11 所中医院校联合编写《全国高等中医院校函授教材》，并确定了教材编审组成员。1984 年元月，各参编单位在长沙举行了第一次编写会议，会议讨论了教材的编写原则和编写体例。会议一致认为，教材的编写要根据中医高等函授教育的目标，切实做到“体现中医特色，确保大专水平，突出函授特点”。为此，在内容分配上要和全日制大专教材相当；在编写过程中要坚持“一家编，多家审”的原则，广泛征求意见，力求重点明确，通俗易懂。为方便函授教学，教材统一设置了一些指导函授教学的栏目，如“自学指导”、“复习思考题”，考虑基层学员查阅文献有所不便，教材各章附有“参考文献摘录”，将与教学内容密切相关的经典著述附录在课文后，供学员借鉴，加深对课文理解。会议确定全套教材共设 19 门课程，按函授教学需要的先后顺序，于 1985 年陆续出版，1988 年 2 月出齐。尔后，根据中医临床的需要和函授师生的反映，经国家中医药管理局同意，决定在 19 门中医课程教材的基础上，增设 5 门西医课程教材，分别由北京、广州、南京、河南、湖南 5 所中医院校主编，并于 1988 年 4 月在长沙举行了编写会议，在坚持整套教材编写原则和体例风格的基础上，会议商讨了有关中医学习西医知识教材编写出版事宜。西医课程教材于 1990 年全部出版。

《全国高等中医院校函授教材》的出版对规范函授中医专业教学内容及人才知识结构起到十分重要的作用。因其有重点突出，内容丰富，编写形式适合在职中医人员业余学习等优点，多年来一直被多数中医院校选用。1995 年全国普通高等院校函授部、夜大学教材评估时，对这套教材的编写质量有较高的评价。

10 多年来，随着医药科学的发展，知识更新，医学模式转变和中医药教育改革的不断深入，教材内容也需要作相应的修订和完善。1999 年 12 月在成都召开的全国中医药成人教育学会理事会四届一次会议上，全体理事讨论了湖南科学技术出版社提出的《关于修订〈全国高等中医院校函授教材〉的报告》；2000 年 5 月，国家中医药管理局本着政府职能转变的原则要求，为充分发挥学会和中介组织作用，决定委托全国中医药成人教育学会高等教育研究会负责组织《全国高等中医院校函授教材》的修订和编写工作。同时，为适应中医药成人教育的需求，决定将教材更名为《全国高等中医药院校成人教育教材》。根据国家中医药管理局的决定，全国中医药成人教育学会高等教育研究会2000年6月在长沙举行了教材修订主编会议，成都、广州、南京、北京、山东、湖南、河南、辽宁、浙江、黑龙江、湖北、长春、陕西、江西等14所中医药院校的主编出席了会议。会议进一步明确了《全国高等中医药院校成人教育教材》是在1983年编写的《全国高等中医院校函授教材》基础上的修订和补充编写，要求这次修订编写在原函授教材的基础上保持基本架构不变，重在充实完善，要根据教学实践中发现的问题和新形势下成人教育的需要来修订编写。考虑到成人教育主要是培养基层实用型人才，编写教材要求做到"理论够用为度，便于自学，重在实用"。

修订新版的《全国高等中医药院校成人教育教材》由国家中医药管理局人事教育司（原科技教育司）委托组织编写（修订），实行主编负责制，坚持"一家编，多家审"的原则，强调质量第一。修订后的教材保留适应成人教育、方便业余学习的体例形式，同时结合中医药成人教育改革与发展的趋势，作了进一步改进和完善。为适应当前中医药事业的发展，在课程设置上新教材增设了《推拿学》、《医学心理学》、《药理学》、《预防医学》、《急诊医学》、《卫生法规》等6门课程。为了满足不同层次的教学需要，修订新版教材采用"一书两纲"的形式，即一本教材内容定位在本科教学水准，同时考虑专科教学需要，两本大纲分别指导本科、大专两个层次的教学。教学时数分配，本科部分在中医本科成人教育教学计划未发布以前，暂时参照全日制本科教学计划安排；专科部分按国家中医药管理局确定的成人高等专科教育中医学专业教学计划安排。

中医药成人教育是中医人才队伍建设的一个重要组成部分，尽管我们已取得了相当的成绩，积累了许多宝贵经验，前进的道路仍十分漫长，还有许多课题需要我们去探索，还有许多困难有待我们去克服。教材编写是教育事业的一项基础工作，直接关系到教学质量的提高，编好教材不仅需要作者们呕心沥血，更需要教学师生的关心和支持，诸如课程体系设置是否合理、教学内容详略是否恰当、大纲安排是否切合实际等等，都有待广大师生提出批评和建议，以便今后修订再版时更臻完善。

最后，我们要感谢参编院校的领导和各位主编，他们为教材的编写、修订作出了无私的贡献和积极的努力；感谢使用教材的院校领导和师生，他们一直关心教材的编写、修订，并提出了许多宝贵的建议。我们深信，有编者、读者和出版者的共同努力，《全国高等中医药院校成人教育教材》必将成为中医药园地中一朵绚丽的奇葩。

湖南科学技术出版社

前　言

推拿学是中国医药学宝库的重要组成部分，它具有悠久的历史。两千多年来因其简单易行，见效快，无创伤，无副作用，颇受我国人民的喜爱，为人民的健康作出巨大贡献。

本教材由国家中医药管理局科技教育司委托全国中医药成人教育学会高等教育研究会组织编写审定，供全国高等中医药院校成人教育（本科、专科）使用。本教材的编写力求做到概念明确，说理清楚，深入浅出，通俗易懂；阐述推拿专业基础理论和临床治疗，努力做到理论知识够用，临床操作具体，便于学习、掌握。同时适当引用《黄帝内经》等古代经典著作及有关学者对推拿的研究成果，供高层次学生学习。本教材亦可供广大从事推拿教学、临床、科研人员及推拿爱好者参考。

本教材共13章，第1～4章介绍推拿简史、作用原理、治疗原则、常用检查方法；第5～8章介绍成人推拿手法、推拿常用腧穴、临床治疗（包括骨伤科疾病和内科妇科杂病的推拿治疗）；第9～11章介绍小儿推拿（小儿推拿常用手法、小儿推拿常用穴位、小儿常见病推拿治疗）；第12～13章介绍自我推拿、推拿练功，为学生自学内容，教学大纲未作要求；附篇为模拟试题及参考答案。依据推拿教学和临床特点，在各章首列“目的要求”指出了解和掌握的内容，各章之后设“自学指导”，提出重点难点及学习思考题，便于学生学习和理解，掌握推拿学的核心内容，培养学生具有较强的理论知识和临床实际操作能力。

本教材由安徽中医学院费季翔副教授任主审，辽宁中医学院韩明舫副教授、黑龙江中医药大学程为平教授参审，对本书的定稿成书付出辛勤劳动，在此我们表示衷心的感谢。编者在广泛吸取审稿意见后，对本教材进行了认真修改。

教材的编写是一项非常艰巨的任务，要在长期的教学中不断提高和完善。多年来，无论在理论上还是在实践上，推拿都积累了大量的经验，内容丰富，各有千秋。在研究大量的推拿著作和推拿教材后，本书汲取其他教材的经验和临床实践编写而成，虽经我们多方努力，几易其稿，但限于水平，不当之处，甚至错误，在所难免，衷心希望各院校在使用过程中提出宝贵意见，以便再版修订。

顾加乐

2001年7月于黑龙江中医药大学

目　　录

绪　论

推拿学是中医学的重要组成部分，推拿学是研究推拿的历史、作用原理、手法操作、临床治疗、小儿推拿、自我推拿、推拿练功等知识的一门学科。推拿又称按摩、按跷、案扤。至今我国北方许多地方仍用按摩这一名称，推拿这一名称已有几百年历史，首见于明代《小儿推拿方脉活婴秘旨全书》、《小儿推拿秘诀》，就在这个时期，按摩才被称为推拿。按摩已有两千多年的历史，最早见于《黄帝岐伯按摩十卷》、《黄帝内经》。按摩包括两种手法：按法和摩法，按法是垂直用力下按，持续一定时间，按而留之；摩法是在体表作环形摩擦，属平动范畴。推拿则表示推法和拿法，推法不仅需用向下的压力，而且有方向的选择；拿法需相对的挤压力和向上的提力。推拿在力的使用上有了很大的发展，因此按摩的名称改为推拿，说明了手法的进步。

推拿是中医的外治法，是人类最古老的一种医疗方法。推拿的产生可追溯到人类的开始，当人受到伤害或由过度劳累引起的疼痛，人就会本能地按抚摩擦痛处以缓解疼痛。人类在与自然的斗争中不断战胜或克服疾病或劳损对自己的威胁，逐渐总结出有一定规律的有用的方法，即按摩手法。在人类有意识地使用按摩手法的时候就产生了最早的按摩医疗实践。经过长期实践，不断总结提高，形成治疗体系，因此在两千多年前的秦汉时期我国第一部按摩专著《黄帝岐伯按摩十卷》问世，但此书不幸失传。然而，值得庆幸的是在这同一时期，我国最早的、最有权威的中医经典著作《黄帝内经》，第一次完整地确立了中医学的理论体系，成为中医理论的源泉，并对中医按摩进行了论述，指出按摩的适应证、禁忌证及治疗的重要原则，至今仍指导临床实践。如《素问·举痛论》说："寒气客于背腧之脉，则脉涩，脉涩则血虚，血虚则痛，其腧注于心，故相引而痛。按之则热气至，热气至则痛止矣。"说明了"不通则痛，通则不痛"的病理变化及"以痛为腧"的治疗方法，至今指导推拿实践。中医基本理论，脏腑、经络、气血、阴阳五行等学说长期以来对推拿的实践起着巨大的指导和推进作用，更说明了推拿是中医的一部分。

随着社会的进步和生产力的发展，人类发现了自然的药物，形成了中医的中药学。当社会生产力进一步发展，化学的药物开始运用，标明了科学技术和医疗科学的发展和进步，但是许多化学药物除了有卓越的治疗作用外，还常有一些副作用，甚至个别化学药物有致命的副作用。因此，人们逐渐又回归自然，重视自然药物及非药物疗法，古老的按摩疗法又被重视起来。许多外国留学生到中国来学习这种传统疗法，逐渐认识到中医推拿与国外的按摩是不同的两件事，中医推拿是以治疗各种疾病为目的的非药物疗法，无创伤，无副作用，简便易行，容易被接受，因此，受到国内外病人的喜爱，推拿逐步走向世界。

推拿是门医疗学科，要学习好推拿，首先要学好必要的医学基础理论及有关疾病的发生发展规律，同时还要掌握推拿手法的操作及治疗作用，不断学习推拿对每个具体疾病的治疗方法，还必须重视实践经验的积累，包括手法的训练和临床治疗实践，做到理论与实践的结合。重视国内外推拿研究动态，促进推拿的进一步发展，早日实现中医推拿现代化。

第一章　推拿简史

【目的要求】

1. 了解《内经》对推拿的论述。
2. 掌握唐代推拿的发展。
3. 掌握明代推拿的发展。

【自学时数】

1学时。

学习推拿简史，了解推拿的发展。深入理解推拿学的悠久历史。

推拿源远流长，是一种古老的医疗方法，它随着人类的开始而发展，早在两千多年前的春秋战国时期，推拿就被广泛运用于医疗实践。据《史记·扁鹊仓公列传》记载，当时的民间医生扁鹊运用按摩、针灸成功地抢救了尸厥病人，几千年被传为佳话，“故天下尽以扁鹊为能生死人”。我国历史上第一部按摩专著《黄帝岐伯按摩十卷》就在秦汉时期成书，可惜失传。我国中医经典著作《黄帝内经》也在同期成书，其中有十四篇论述了按摩，指出了按摩可以治疗痹证、痿证、胃痛、厥证、寒热、肌肤麻木不仁。《素问·血气形志篇》说：“形数惊恐，经络不通，病生于不仁，治以按摩醪药。”在《灵枢·九针十二原》中介绍按摩工具，九针中的“圆针”、“鍉针”用于经脉的按摩。在《素问·异法方宜论》中论述了按摩的起源，“中央者，其地平以湿，天地所以生万物也众，其民食杂而不劳，故其病多痿厥寒热，其治宜导引按跷，故导引按跷者，亦从中央出也。”所说的中央即我国的中部地区，相当于河南一带。在《素问·阴阳应象大论》中论述了手法的治疗原则，“其慓悍者，按而收之；其实者，散而泻之；审其阴阳，以别柔刚，阳病治阴，阴病治阳；定其气血，各守其乡，血实决之，气虚宜掣引之。”并指出按摩的禁忌，如寒邪客于肠胃膜原之下，或邪深、邪实的病症。汉代张仲景对按摩也有所发展，在其《金匮要略》中提出“膏摩”，使手法的作用得到进一步发挥。后汉名医华佗发展了导引吐纳的方法，创造了“五禽戏”，用以“除疾，兼利蹄足，以当导引”。

魏晋隋唐时期，在这个时期主要医学著作都有对按摩的记载，晋代的《抱朴子·内篇·遐览》提到了《按摩经导引经十卷》，已失传。隋代的《诸病源候论》每卷都附有导引按摩之法，并介绍了自我按摩，自我按摩的产生说明了按摩疗法不仅具有治疗作用，而且重视预防，增强了人与疾病做斗争的能力。唐代《千金要方》指出：“小儿虽无病，早起常以膏摩囟上及手足心，甚避寒风。”在隋唐时期都设有按摩科，有了按摩专科医生。在唐代不仅设按摩科，还把按摩医生分为按摩博士、按摩师和按摩工的等级，并且组成了教学系统，按摩博士在按摩师和按摩工的辅助下，教按摩生“导引之法以除疾，损伤折跌者正之”，这是我国最早的按摩医疗和教学系统。按摩的治疗范围主要是伤科，同时又扩大到其他疾病，如《唐六典》说：按摩可除八疾“风、寒、暑、湿、饥、饱、劳、逸”。《外台秘要》说：“如初得伤寒一日，若头痛背强，宜摩之佳。”《诸病源候论》说：“相摩拭目，令人目明。”《肘后备急方·救卒中恶方》说：“救卒中恶死……令爪其病人人中，取醒。”由于唐代文化经济交流的繁荣和发展，中医学在这一时期传入朝鲜、日本、印度、欧洲等国家。

宋金元时期，宋代太医院没有按摩科，按摩只能在民间流行，当时名医庞安时运用按摩法催生，“有民家妇孕将产，七日而子不下，百术无所效……令其家人以汤温其腰腹，自为上下按摩，孕者觉肠胃微痛，呻吟间生一男子”。这个时期又重视手法的分析，如《圣济总录》记载：“可按可摩，时兼而用，通谓之按摩；按之弗摩，摩之弗按，按止以手，摩或兼以药，曰按曰摩，适所用也”。在论述按摩作用时，在温通闭塞的作用基础上，《儒门事亲》中又提出按摩具有发汗解表的作用。

按摩的第一个昌盛时期在唐代，而第二个发展昌盛时期就是在明代。随着社会生产力和科学技术的发展，按摩也有很大的发展。当时设有按摩科，正式列为医学十三科之一；按摩改为推拿也是在这个时期开始的；小儿推拿积累了丰富的经验，形成了小儿推拿的独特的医疗体系。小儿推拿除了一般的推拿穴位以外，又有自己独特穴位，其穴位有点，也有线（如前臂的“三关”、“六腑”），也有面（如手指末节指面部位的脾经、肝经、心经、肺经、肾经等）。在丰富的小儿推拿实践上，许多小儿推拿专著问世，如《小儿按摩经》、《小儿推拿方脉活婴秘旨全书》、《小儿推拿秘诀》等，《小儿按摩经》是我国现存最早的推拿专著。在这个时期民间推拿医生比较活跃，《香案牍》中记载：“有疾者，手摸之辄愈，人呼为摸先生”，所谓摸先生即民间推拿医生。

清代太医院不设按摩科，但是由于推拿有很好的疗效，受到人民群众的欢迎，因此推拿在民间广为流传。许多著名推拿专著相继问世，如熊应雄的《小儿推拿广义》，骆如龙的《幼科推拿秘书》，钱怀邨的《小儿推拿直录》，夏云集的《保赤推拿法》，明·周于藩著，清·张振鋆重编的《厘正按摩要术》。同时许多非推拿专著也对推拿进行介绍，如夏鼎的《幼科铁镜》等。在《医宗金鉴》中把摸、接、端、提、按、摩、推、拿列为伤科八法。在清朝，推拿无论在理论上、手法上都有较大的发展，在这个时期的末代，一指禅推法，在我国江南推拿医生中广为流传。

中华人民共和国成立以后，在发展中医政策的指导下，中国的传统医学得以发展，推拿也相应得到发展，受到重视。1956 年上海首先开办推拿学习班，1958 年成立推拿专科门诊，1975 年上海中医学院成立了针(灸)推(拿)伤(科)专业，后来在上海、北京、南京等中医学院先后成立了推拿专业，推拿的治疗范围，从伤科疾病扩展到内、外、妇、儿、五官科等范围。近年来，全国各省级、市级、县级中医院都相继成立了推拿科。推拿学术活动活跃，各省市及全国性学术活动频繁，推拿著作丰富，推拿教材日趋完善。自改革开放以后，许多外国留学生对中国推拿十分感兴趣，同时也促进了推拿本身的发展和提高，推拿将为中国人民和世界人民的健康做出巨大的贡献。

自 学 指 导

【重点难点】

1．推拿随着人类的产生而发展，在两千多年以前的中医经典著作《黄帝内经》对推拿有很多精辟的论述，至今指导推拿实践，应该认真学习理解，促进推拿发展。

2．唐代是推拿发展的第一个昌盛时期，明代是推拿发展的第二个昌盛时期。

【学习思考题】

1．《内经》介绍的按摩经脉的工具是什么？

2．《内经》对推拿的起源是怎样论述的？

3．我国历史上第一部推拿专著是什么？

4．现存最早的推拿专著是什么？

5．唐代推拿发展昌盛的标志是什么？

6．为什么说明代是推拿发展的第二个昌盛时期？

7．小儿推拿穴位的特点。

第二章　推拿的作用原理

【目的要求】

1. 掌握推拿对内脏的治疗作用。
2. 掌握推拿对伤筋的治疗作用。
3. 了解推拿对人体的保健作用。

【自学时数】

2 学时。

推拿是医生根据病人的病情在体表用推拿手法进行治疗的方法，是中医古老而年轻的学科。推拿是通过手法作用于人体体表一定的部位或穴位，以调节人体的生理病理状态来达到治疗目的的。通过手法刺激体表的部位或穴位，是力的作用，可直接作用于肌肉、关节、韧带，解除肌肉痉挛和关节韧带解剖位置的异常；对穴位和部位的刺激，同时通过经络的调节作用，调节内脏功能。但是产生刺激作用的力，大小要适中，过强过弱都不会起到治疗作用，同时要重视作用力的方向和时间，因此手法的技巧是取得疗效的关键。

第一节　推拿能平衡阴阳，调节脏腑功能

凡疾病的发生、发展、变化，与患病机体的体质强弱和致病因素有极密切的关系。病邪作用于机体，正邪斗争，破坏了人体阴阳的相对平衡，使脏腑气机升降失常，气血功能紊乱，产生一系列病理变化。《素问·阴阳应象大论》说："阴阳者，天地之道也，万物之纲纪，变化之父母，生杀之本始，神明之府也。"人体内部的一切矛盾斗争与变化均可以阴阳概括。脏腑有阴阳，经络有阴阳，气血营卫、表里升降均可分为阴阳，所以说脏腑经络的变化，气血不和，营卫不调等病理变化均属阴阳失调范畴。总之，阴阳失调是疾病的内在根据，它贯穿于一切疾病发生发展的始终。《景岳全书·传忠录》说："医道虽繁，可一言以蔽之曰阴阳而已。"在临床治疗中可以用中药、针灸、推拿来恢复阴阳平衡，使脏腑功能正常。

推拿能平衡阴阳、调节脏腑的作用主要是通过运用一定的手法，刺激一定的部位或穴位来完成的。如：用较强的拿按法刺激内关，可以治疗心动过缓；用稍弱刺激按揉内关，可治心动过速；腹泻常由肠蠕动亢进所致，用手法摩腹，用较强的手法刺激脾俞、胃俞、足三里，亢进的蠕动被抑制，腹泻减轻或消失；便秘常由肠蠕动减弱所致，用手法摩腹，较柔和

的按揉法刺激脾俞、胃俞、足三里，可以促进肠蠕动，便秘将消除。通过手法的调节作用，达到阴平阳秘，脏腑功能恢复正常。再如眩晕，可由肝阳上亢引起，也可由痰湿内阻引起，同样是眩晕，病机不同，治法也不尽相同。对肝阳上亢引起的眩晕可平肝潜阳，用推桥弓（翳风至缺盆穴），两侧交替，不可同时推两侧，眩晕病人的两侧桥弓穴，肌肉常常张力较大，自上向下，反复推数次，至肌肉放松为止；并同时点按太冲、太溪、阳陵泉，达到滋阴潜阳的作用。由痰湿内阻引起的眩晕，当用健脾化湿方法来治疗，延长摩腹时间，可达5～10分钟，点按脾俞、胃俞、气海、关元、肾俞。用推拿手法作用于体表的部位或穴位，调整脏腑功能，常常能取得双向良性调节作用，使人体的阴阳平衡，气血调和。

第二节　推拿能扶正祛邪，增强体质

扶正，正就是机体的抗病能力；祛邪就是祛除致病因素。《内经》说："正气存内，邪不可干。"又说："风雨寒热，不得虚，邪不能独伤人。"说明人体正气旺盛，邪气不能引起疾病，如果正气不足，邪气就会乘虚而入，导致疾病发生。疾病发生以后，正气与邪气的相互斗争，决定疾病的趋向，正气充足，正能胜邪，则病愈；若正气不足，正不胜邪，病情恶化或迁延不愈。通过推拿可以促进脏腑功能，增强人体抵抗病邪的能力。《素问·调经论》说；"按摩勿释，着针勿斥，移气于不足，神气乃得复。"恰当的推拿治疗，可以使病人气血平和，精神得复。如再配合病人做推拿练功则可收到更好的效果。

临床上我们可以发现，如强直性脊柱炎的病人，不但可以通过推拿减轻病人的疼痛和关节强直，而且可以增强病人体质，往往病人通过推拿治疗一个疗程后，面色由灰暗转为红润，食欲转好，体重增加，抗病能力提高。肺气肿的病人通过推拿不仅改善呼吸功能，同时由于增强了体质，病人感冒减少，发病机会也减少了。上海的著名推拿老前辈，在建国初期，用内功推拿治疗虚痨病、肺痨病、哮喘病取得显著疗效。内功推拿主要在前胸、后背、上肢、头部做手法治疗，对许多慢性疾病都有很好的扶正祛邪的作用。医生在作内功推拿前，必须练好少林内功，可以增强医生的体质和手法的功力，如果患者身体条件允许，配合练习少林内功，对增强患者的体质大有好处。

现代医学实验表明：经常作自我推拿或推拿治疗能增强心脏功能，提高心肌供氧，促进血液循环，使新陈代谢旺盛，增进营养物质吸收，可以预防冠心病、脉管病，保持肌肉关节的正常功能；能调节神经功能，改善大脑皮质的兴奋和抑制过程，解除大脑的紧张和疲劳；能调节胰岛素的分泌功能，降低血糖值，防止糖尿病和肥胖病；能促进消化吸收和营养代谢，增强人体抗病能力，延迟衰老，延年益寿。有学者报道对20名健康人，作背部膀胱经处拇指平推手法10分钟，发现受试者的白细胞吞噬能力均有不同程度的提高，补体效价也有增高，红细胞总数不变。对营养不良贫血儿进行捏脊1疗程后，发现患儿血红蛋白、血浆蛋白、血清蛋白酶均有增加，表明推拿疗法通过神经体液等因素反射地提高了机体某些防御功能，增强人体抗病能力。

第三节　推拿能舒筋通络，解痉止痛

凡是人体的关节、肌肉、韧带受到外来暴力撞击、强力的扭转牵拉，或跌仆闪挫，或体虚劳累过度，经久积劳等因素引起的损伤，而无骨折、脱位、皮肉破裂的均称伤筋。伤筋是临床中常见的病症，损伤发生以后，肌肉、筋膜、韧带、关节囊等受到损伤的组织产生疼痛，引起肌肉的收缩，甚至痉挛，用减少肢体的活动以减轻疼痛，形成制动，这就是保护性反应。此时如果不及时治疗或治疗不彻底，或反复发生损伤，损伤的组织可以形成不同程度的粘连，纤维化或疤痕化，加重疼痛、压痛和肌肉收缩紧张，继而在周围组织引起继发性疼痛，在局部产生压痛点。在《灵枢·经筋》中提出“以痛为腧”。在《素问·举通论》中说：“按之则热气至，热气至则痛止矣”。压痛点和肌紧张对治疗伤筋是很重要的。大多数压痛点是损伤部位，也是推拿治疗的关键部位，因此要认真寻找，力求准确，不要被大范围的扩散痛和传导痛所迷惑。压痛点多在肌肉、筋膜、韧带的起止点或两肌交错或交界部位。对伤处疼痛剧烈，可在局部轻轻点按，逐渐用力，可不知不觉减轻疼痛；若患者不能接受点按，可在邻近处选一或二穴，强手法得气，使伤处疼痛减轻；对陈旧性损伤或劳损引起的疼痛或酸痛，在痛点部位用点按揉、一指禅推法、擦法进行治疗，减轻或消除疼痛。通过对压痛点的治疗，消除肌肉紧张的病理基础，同时推拿也能消除肌肉紧张，推拿可加强损伤部位的血液循环，使局部温度升高，提高局部组织的痛阈，使紧张或痉挛的肌肉放松；促进损伤组织的修复，并且可以消除损伤局部的血肿、水肿，由肿胀而积聚的组织液和代谢产物迅速被吸收，解除这些物质对神经末梢的刺激，使疼痛减轻。总之，点按痛点和腧穴是推拿治病的重要手段，如果手法恰当，常常可以收到手到病除、立竿见影的效果，即摸之即愈。

第四节　推拿能活血祛瘀，滑利关节

推拿手法的活血祛瘀作用是十分明显的，适当的推拿手法可调节肌肉的收缩舒张，使组织间压力得到调整，促进损伤组织的血液循环，增加组织的灌流量和排除量，使损伤组织的水肿渗出得以消除，淤积的组织液和代谢产物得以排除，起到“活血化瘀”的作用。“现代研究表明推拿对血液流变性质的改变起很重要的作用，在对103例住院病人进行颈、肩、腰背、下肢等部位推拿后，发现患者的全血粘度、血小板聚集下降，且推拿后患者脉搏减慢，每搏输出量增加，血管的弹性扩张也增加。在对高血压动脉硬化患者以及缺血性卒中患者进行推拿前后血液流变学的探索后发现，对于高粘度血症患者进行推拿后其全血粘度、血浆粘度均有不同程度的降低，从血栓形成的斑块测定中发现，其体积缩小，重量减轻，说明运用推拿手法能减少脑血栓形成的发生率，防止再次发生卒中。”这表明推拿活血祛瘀的作用，意义深远。

软组织损伤以后，组织渗出，毛细血管出血，局部瘀血肿胀，向心性地运用擦法、一指禅推法，可使瘀血消散，肿胀消除，血液循环畅通，利于组织的修复。如踝关节扭伤，局部肿胀疼痛，在点按阿是穴及腧穴的同时，向心性地运用擦法，甚至可从足擦至大腿，有迅速的消肿止痛作用；类风湿性关节炎的腕关节肿胀，从腕部擦向前臂部；半身不遂，患侧手背部及腕部的皮层性水肿，也可用向心性擦法，其肿胀常可迅速消除。按压穴位可调整血液流通，如推拿治疗血栓闭塞性脉管炎，按压气冲穴，使股动脉一时性受阻，按压 1 分钟左右，然后突然放开，受阻的血流骤然流向动脉远端，患者感到有一股热流通过下肢，刺激动脉内感受器，反射地改善患肢血液循环（只限早期病人）。双手叠掌按压中脘穴，缓缓下按 1～2 分钟，突然放开，患者感觉腹部及下肢有热流感，起到调节血流的作用。按摩腹部，不仅可以影响到肠胃，直接促进其蠕动，对肠系膜也有一定的刺激作用，因此摩腹不仅是治疗肠胃病的重要手法，同时也是治疗许多内科病的重要手法，是因其对血液和神经的调节作用。

肌肉痉挛是机体对损伤的保护性反应，以限制损伤部位的活动，减轻疼痛，防止损伤的继续发展，日久引起关节挛缩，损伤部位形成纤维化，组织间形成粘连，造成关节功能障碍。推拿疗法活血化瘀，防止上述过程的形成和发展，对已有挛缩和粘连而致关节失利，可起到解痉松粘、滑利关节的作用，可用运动关节法、拿法、按法、弹拨法，达到肌肉舒展，紧张僵硬的肌腱恢复正常张力，粘连得到逐步解除。

第五节　推拿能理筋整复，强筋壮骨

推拿手法对肌腱、韧带的不完全破裂、滑脱，对关节的错缝、脱臼有顺利整复归位的作用。肌肉、韧带、肌腱完全破裂的，需用手术缝合，才能重建功能。部分破裂，可使用手法理筋，使之顺利，加之固定，减轻疼痛，利于生长吻合。

肌腱滑脱，在疼痛部位可触及条索样隆起，关节活动障碍，可形成肌腱炎，产生粘连，可用弹拨、点按、推扳手法使肌腱回归正常位置。

关节内软骨板损伤，软骨板破裂移位，形成关节交锁，关节活动受限，用关节活动法，使破裂软骨板回到正常位置，交锁疼痛立即消除。

腰椎间盘突出，髓核压迫神经，通过手法使髓核还纳或离开神经根，神经根受压解除，诸症悉除。

脊柱小关节紊乱，棘突向一侧偏歪，棘突旁有压痛，关节囊和邻近韧带因受牵拉而损伤，疼痛剧烈，活动受限，用扳法或旋转扳法使之恢复正常，常常是当即见效。

骶髂关节半脱位，常因踩空或外伤撞击引起，当即患肢不能负重，关节滑膜挤压嵌顿，用斜扳法或屈髋屈膝推拉使错位整复，根据骶髂关节向前或向后脱位的不同情况，而选择合适手法。

骨伤疾病直接影响筋骨功能，由于疼痛和活动受限，导致骨松筋萎，肌肉萎缩，轻则乏力，重则功能受限，推拿后局部血流畅通，组织营养得到改善，促进肌肉骨骼的代谢，起到强筋健骨的作用。

推拿的作用原理除以上 5 方面外，还有改善皮肤营养，有利于汗腺和皮脂腺的分泌；消除肌肉疲劳，提高肌力；改善呼吸功能等作用。对推拿原理的研究，尚处于初级阶段，结合丰富的临床实践与现代医学的检查手段，逐渐会更深入地揭示推拿的作用原理，促进推拿的进一步发展。

自 学 指 导

【重点难点】

1．推拿是中医的传统治法，有两千多年的历史，之所以深受人民的欢迎，是因为它有很好的疗效。推拿能调节脏腑功能，通过对眩晕、腹泻的辨证施治，了解推拿治疗是根据具体的病情施用手法，达到同病异治，异病同治，使脏腑功能恢复正常。

2．伤筋是推拿主要的治疗病症，其疗效显著，手到病除。能消除疼痛，缓解肌肉痉挛，恢复关节正常功能。以痛为腧，点按痛点和腧穴有很好的止痛效果，同时要准确使用推拿手法，用力由轻而重，持续一定时间；对关节粘连及小关节紊乱，推拿手法的治疗更是其他方法无可比拟的，对关节粘连，手法可使之逐渐恢复正常功能；对小关节紊乱，正确使用扳法治疗，疗效立竿见影。

3．现代研究将进一步揭示推拿的作用原理，许多科研成果都值得我们借鉴和学习。

【学习思考题】

1．举例说明推拿对内脏功能的调节作用。

2．在推拿治疗中以痛为腧的临床意义。

3．举例说明理筋整复在推拿中的应用。

第三章　推拿的治疗原则

【目的要求】

1. 掌握“治病必求其本”是推拿的基本原则。

2. 了解因时、因地、因人制宜。

【自学时数】

1学时。

推拿的基本治疗原则是“治病必求其本”，掌握这一原则对指导临床实践有着十分重要的意义。

治疗原则是在整体观念和辨证施治基本精神指导下，对临床病症制定的具有普遍指导意义的治疗规律。治疗原则与具体的治疗方法是不同的，具体的治疗方法从属于治疗原则，完全是由治疗原则所规定的。

由于疾病的临床表现是多种多样的，病理变化很复杂，病情的变化也不尽相同，因此，应该从复杂多变的疾病表现中，抓住病变本质，所以说“治病必求其本”是中医推拿辨证施治的基本原则。求本，就是治病要了解疾病的本质，了解疾病的主要矛盾，针对其最根本的病因病机进行治疗。在推拿的临床治疗中要运用“四诊八纲”的辨证手段，结合现代医学的临床检查方法与现代化设备的检查，了解疾病的全部情况，综合分析，透过现象，抓住疾病的本质，对症施用手法。如腰腿痛的病人，可由多种原因引起，可由小关节紊乱、腰腿风湿、腰肌劳损、腰椎间盘突出等多种原因引起。由小关节紊乱引起应理筋整复，通过具体的腰椎斜扳法或腰椎旋转扳法复位；由风湿痹症引起的应祛风、除湿、散寒，可用拿法、擦法；腰肌劳损则应舒筋通络，活血化瘀，应用一指禅推法、点法、按法；对腰椎间盘突出的病人，有的腰腿痛，有的先腰痛后腿痛，有的就诊时腰痛不明显，腿痛明显，就应抓住髓核压迫或刺激神经根这个本质进行治疗，促进髓核还纳，或解除对神经根的压迫，若单独去治疗腿痛，往往效果不佳，对腰椎旁痛点的治疗，及腰椎的扳法和牵法的治疗，常常是治疗本病的关键。通过辨证分析，确定治疗原则，对推拿治病是至关重要的。

因时、因地、因人制宜，在治疗疾病时要根据季节、气候、地区以及病人体质、年龄等的不同而制定相应的治疗方法。由于疾病的发生发展受到多方面的影响，如时令气候、地理环境、工作状况、劳动强度、劳动姿势，尤其是病人本身的身体素质，以及上述各种因素对病人的影响，因此，在治疗疾病时应把各方面的因素考虑进去，具体问题，具体分析，区别对待，酌情治疗。

推拿的临床治疗是以手法治疗为主，根据病人的年龄、性别、体质、生活习惯的不同，选择不同的治疗方法。为取得最佳治疗效果，应根据具体的情况选择最适合病人的治疗方法，对体质较强，耐受能力较好的病人，可选用较强手法，刺激量可大些；对体质较弱、妇女及儿童应选用较轻柔手法，刺激量应小些。对于脑力劳动者如医生、教师、科室工作人员，对手法的耐受性较低，手法不宜过重；体力劳动者，往往对手法的耐受性较强，可根据病情酌情增大手法的刺激量。病人疼痛较重，也应根据病情选择相应的点按穴位的方法，由轻而重，逐渐加大力度，如果刺激量过小，也不能收到很好的治疗效果。应根据操作部位的不同给予适当的手法。在腰、臀、四肢部位手法刺激量可相应大些，在头、面、胸腹等部位手法刺激量应相应小些。对疼痛敏感的部位，手法治疗时也不应过强，以免引起病人虚脱。

自 学 指 导

【重点难点】

1. 通过对腰腿痛辨证施治，来了解“治病必求其本”是推拿治疗的基本原则。
2. 在临床治疗中要充分理解因时、因地、因人制宜。

【学习思考题】

举例说明“治病必求其本”是推拿治疗的基本原则。

第四章　推拿的常用诊断方法

【目的要求】

1. 掌握脊柱四肢关节的常用诊断方法。
2. 对临床检查方法的教学要强调理论联系实际。
3. 复习脊柱关节相关的解剖学知识。

【自学时数】

2 学时。

软组织损伤是推拿的主要治疗病症，特别是颈肩腰腿痛，推拿更有很好疗效，在掌握中医辨证的基础上，本章着重介绍软组织损伤的临床检查方法。

第一节　脊柱的检查

正常人的脊柱由 33 个脊椎组成，其中颈椎 7 个，胸椎 12 个，腰椎 5 个，骶椎 5 个和 4 个尾椎。至成年,5 个骶椎融合成骶骨,4 个尾椎融合成尾骨,脊柱有 4 个生理曲度,23 个椎间盘，脊柱具有支持体重，保护脊髓，维持脊柱一定姿势的作用。

一、颈部的检查

(一) 望诊

检查前，首先要病人选择适当体位，一般门诊病人可选坐位。考虑有颈椎骨折、脱位的病人，应取卧位，避免发生脊髓损伤，这类病人常用双手托着下颌，行动小心，颈部僵硬，说话低声，不敢张口。从病人的行动观察病人。

1. 头颈部有无畸形，颜面是否对称，如颈部增粗临床常见于甲状腺肿大或颈部肿瘤；头部向患侧倾斜，颜面转向健侧，患侧胸锁乳突肌隆起多为先天性肌性斜颈；头轻度前倾位，姿势牵强，多为“落枕”或颈椎病；强直性脊柱炎颈部僵硬，垂头驼背，脊柱活动困难。

2. 对比双侧肩胛骨是否对称，是否在同一水平，两侧肩胛骨脊柱缘与中线的距离是否相等。

3. 颈椎曲度是否正常，颈椎是否变直或后凸，颈椎结核、骨折的病人可出现后凸畸形，颈椎病病人常出现颈椎反张。

4. 颈部皮肤有无肿胀、瘢痕、窦道、寒性脓肿，寒性脓肿多为颈椎结核。注意颈部软组织有无肿胀或隆起。

5. 双上肢有无肌肉萎缩、肌力减弱、功能受限，如上臂丛神经损伤，多为产伤引起，可见上臂内收、内旋，前臂旋前位。

（二）触诊

检查时病人取坐位，医生站在背后，先触及枕外隆突，沿颈椎后面正中线，向下触摸每个棘突，首先摸到的是第 2 颈椎棘突，注意棘突间隙，棘突是否有偏歪，压痛在棘突间还是在棘突两侧，压痛点位于浅层还是在深层，一般浅层压痛多为棘间韧带、棘上韧带或皮下筋膜损伤；深压痛和间接压痛表示深部病变，如椎体小关节及椎间盘等组织。若在下颈椎棘突旁及肩胛骨脊柱缘处有压痛，同侧上肢有放射痛，多为颈椎病；若在颈部肌肉及筋膜有广泛压痛，则表明是纤维组织炎。若在颈椎横突部位有压痛，表示关节突有病变。颈椎棘突连线上若触到结节或筋条，可能为项韧带钙化。

肩胛骨内上角相当第 2 胸椎平面；肩胛骨下角相当第 7 胸椎平面，第 7 颈椎棘突是颈椎棘突中最高的，第 1 颈椎棘突是 1 个小结节，一般摸不到。

（三）活动

颈椎是脊柱活动范围最广的节段，颈椎的正常活动使人适应视觉、嗅觉、听觉的反应，保持敏锐的平衡感觉。颈椎有以下几种基本活动：前屈、后伸、向左右旋转，向左右侧弯。

颈椎正常活动范围：

中立位：颈直立位，头向前，下颌内收，作为 0°。

前屈或后伸可达到 35°～45°。

左右侧屈可达到 45°。

左右旋转可达到 40°。

要注意观察颈部活动是否灵活，是否发生疼痛，是否有活动障碍。若颈椎僵硬，骨质疏松，或疑及骨折、脱位，一定不要强行做运动检查（图 4-1）。

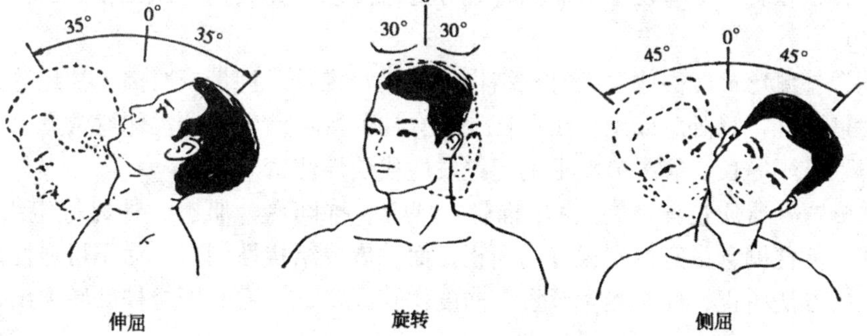

图 4-1 颈椎的正常活动幅度

（四）特殊检查

1. 颈椎间孔挤压试验：病人坐位，医生双手重叠按压病人头顶，并控制颈椎在不同角度上进行按压，如引起颈项痛和患肢痛为阳性，说明颈神经根受压。

2. 叩顶试验：病人坐位，医生左手紧贴病人头顶，用右手叩击左手手背，引起颈痛及上肢放射痛或引起患侧腰腿痛为阳性，说明颈神经根受压或腰部神经根受压，操作时病人颈、胸、腰椎都要挺直，牙齿咬紧，不要说话。

3. 臂丛神经牵拉试验：病人坐位，头向健侧弯曲，医生一手抵住病人头侧，另一手握住患肢腕部向下牵拉患肢，患肢有麻木疼痛为阳性，说明臂丛神经受压（图 4-2）。

4. 头颈牵引试验：医生两手托住病人枕部和下颌，逐渐用力向上牵拉，病人头部不要后仰，若肩臂痛减轻或消失为阳性，说明颈部神经根受压。

5. 深呼吸试验：病人正坐位，两手放在膝上，深吸气后屏住呼吸，仰头并将下颌转向患侧，医生一手下压患侧肩部，另一手测定患肢桡动脉搏动情况，若桡动脉搏动减弱或消失，且疼痛增加为阳性，说明锁骨下动脉受压，多为前斜角肌综合征。

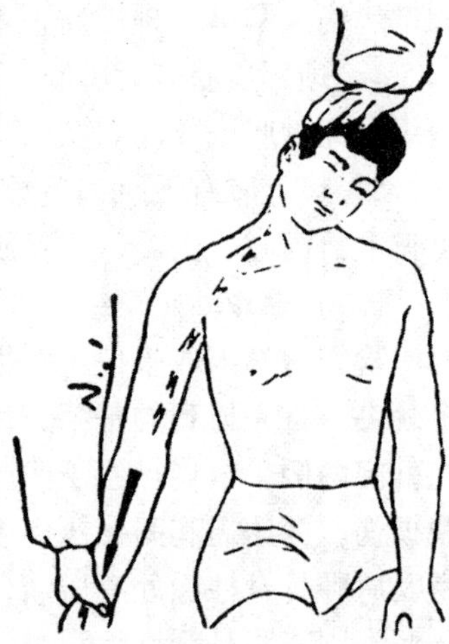

图 4-2　臂丛牵拉试验

二、胸、腰椎检查

（一）望诊

病人应取站立位，先从背面检查，两肩是否平齐，两侧大粗隆是否对称，两侧臀横纹是否对称平齐；肩与胸廓是否对称，两髂嵴是否相平，膝关节有无内翻外翻，要注意脊柱生理曲线是否改变，有无畸形，正常脊柱有四个生理弯曲，即颈椎前凸、胸椎后凸、腰椎前凸和骶椎后凸，坐位检查可排除下肢畸形对脊柱曲线的影响。

脊柱有左右侧弯，即侧弯畸形，检查时注意原发侧弯是发生在胸椎还是腰椎，侧弯凸向何侧，胸廓有无畸形，若侧弯畸形不明显，可让病人向前弯腰，两上肢交叉放于胸前，两手放于对侧肩上，会使不明显的畸形暴露出来。许多原因都可以引起脊柱侧弯，它常是某一种疾病的体征或后遗症，很少是一种疾病，根据脊柱解剖结构发生改变，将侧弯分为功能性和结构性两类；根据脊柱侧弯发生的原因将其分为原发性、先天性、肌肉性、神经性和其他 5 类。

功能性脊柱侧弯：此类侧弯无脊柱结构异常，脊椎骨、韧带、肌肉、神经等无器质性改变，侧弯为可逆性，躺卧时或悬垂于单杠上，脊柱侧弯可消失。这类侧弯常见于习惯性姿势不良或由于下肢不等长、髋关节畸形引起继发性代偿性侧弯。

结构性侧弯（器质性侧弯）：由于椎骨、韧带、椎间盘、肌肉、神经等组织病变引起，或由于长期功能性侧弯没有得到很好的纠正，而发展成结构性侧弯，为不可逆性，不能用改变姿势体位的办法纠正，此类侧弯较重，曲度比较固定，侧弯凸侧脊柱旋转突出，脊柱前屈时更加明显。

根据发病原因，可将脊柱侧弯分为：

原发性（特发性）脊柱侧弯：发病原因不清，似与遗传有关，侧弯多发生于胸段脊柱，常合并胸廓畸形，躯干两侧对称的结构不在同一水平，弯腰时一侧胸廓隆凸，形成“剃刀背”样畸形。

先天性脊柱侧弯：常见于患儿出生后或 2～3 岁时，多是凸向左侧，X 线检查常发现脊椎骨畸形，如半椎体、楔形椎体，也可由脊髓发育障碍引起，有明显家族史。

肌性脊柱侧弯：这类侧弯较少见，由于肌营养不良引起。

神经性脊柱侧弯：由脑性瘫痪累及脊柱有关肌肉，造成脊柱两侧肌力不平衡，引起脊柱侧弯，小儿麻痹也可引起这类侧弯，腰椎间盘突出刺激神经根引起患侧肌肉痉挛，出现脊柱侧凸畸形。

其他原因的脊柱侧弯：成人脊柱侧弯多因骨质疏松或骨质软化并发病理骨折引起脊柱畸形。

脊柱后凸畸形，有驼背畸形和角状后凸畸形。驼背畸形多数为胸、腰椎后凸增加而超过正常生理范围，呈钝圆形，可由姿势不良造成，也可见于佝偻病、青少年胸椎骨软骨病、老年性骨质疏松症、强直性脊柱炎，强直性脊柱炎常伴有头前倾；角状后凸畸形是指脊柱某部位局限性呈角状向后凸出，多由脊柱椎体压缩性骨折、胸椎或腰椎结核，及脊柱转移癌等疾患引起，颈腰段脊柱有向前的生理曲度，故小的后凸畸形常被掩盖，若有后凸，说明椎体破坏已很严重。

脊柱前凸畸形，常见于腰椎脊柱，腰椎前凸增加，伴有腰骶角增大，常见于腰椎滑脱症、水平骶椎、腹肌麻痹、肥胖症等，也可由髋关节畸形引起继发性腰椎前凸增大。

（二）触诊

脊柱触诊，常需确定脊椎位置，利用脊椎和相邻结构的解剖关系和特点，通过触摸来确定。两侧肩胛骨上角连线相当于第二胸椎水平，两侧肩胛骨下角连线相当于第七胸椎水平，两侧髂嵴最高点连线相当于第四腰椎水平，剑突与脐孔连线中点对第一腰椎，下肋缘对第二腰椎，髂后上棘对骶髂关节上部。

医生可用拇指或示、中指沿脊柱棘突自上而下触摸，注意棘突有无隆起或凹陷，棘突间隙是否相等，棘突有无偏歪，棘间韧带及棘上韧带有无增厚、肿胀、压痛。浅压痛表示棘间或棘上韧带损伤，深压痛表示椎体、小关节或椎间盘病变。腰椎间盘突出症，病变椎间盘患侧棘突旁常有深压痛和放射痛，如果腰部只有酸痛，活动正常，压痛不明显，或没有压痛，往往是妇科病、肾下垂或神经衰弱引起的症状性腰痛。第三腰椎横突综合征常在横突尖部有压痛和肥厚感，或有肌肉痉挛，或有索状结节。对比两侧背肌、腰肌是否对称，有无肿胀、痉挛、包块等，如果一侧或两侧腰部或背部肌肉紧张，有压痛，说明一侧或两侧腰部或背部肌肉损伤或劳损。

（三）活动

腰椎正常活动范围：

前屈 90°，后伸 20°～30°，侧屈 20°～30°，旋转 30°。

在检查腰椎活动时，要注意腰椎活动是否达到正常范围，活动时是否伴有疼痛或障碍；腰部的活动中心是在腰部还是在髋关节（图 4-3）。

（四）胸腰椎特殊检查

1．压胸试验：病人取坐位或站位，医生站于病人侧方，一手压在胸骨，另一手压在胸背部，轻轻相对挤压，若在胸壁出现疼痛，说明该处肋骨骨折。

2．直腿抬高试验和足背屈试验：病人仰卧，两腿伸直，在保持膝关节伸直的情况下，将患肢慢慢抬起，如果患肢抬高明显受限，在 60°以下出现坐骨神经疼痛或麻木，为直腿抬高试验阳性；若将患肢下降 5°～10°，至疼痛消失，然后将足背屈，再度出现坐骨神经疼痛

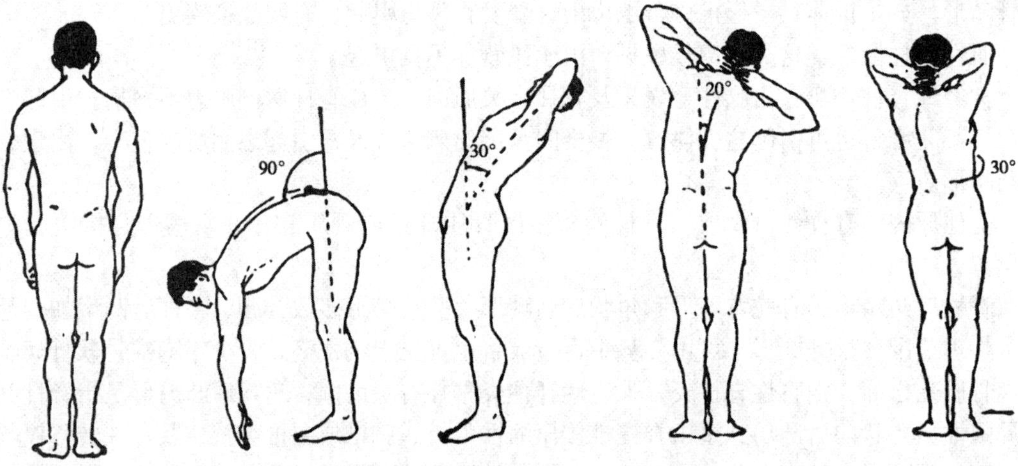

图 4-3 腰椎的正常活动幅度

为阳性。因为髂胫束和腘绳肌紧张时直腿抬高试验也可出现阳性，而足背屈试验阳性是单纯坐骨神经受牵拉的表现。

3. 屈颈试验：

(1) 仰卧位屈颈试验：病人仰卧，两下肢伸直，医生一手压住病人胸骨，另一手托起病人头部，慢慢前屈，直至下颌抵到胸部，持续 1～2 分钟，出现腰腿痛即为阳性，提示腰骶部神经根受压。

(2) 站位屈颈试验：病人站立，下肢伸直，病人主动或被动前屈颈部，如病人感到腰腿痛为阳性，提示腰骶部神经根受压。

(3) 坐位屈颈试验：病人坐位，两下肢伸直，坐骨神经处于紧张状态，病人主动或被动前屈颈部，引起腰腿痛即为阳性，提示腰骶神经根受压。因为颈部竭力前屈，可使脊髓上升 1～2 cm，神经根随之受到牵拉，如果神经根受压，即引起腰腿痛。

4. 挺腹试验：病人仰卧，两手放于身体两侧，以后头部及两足为着力点，将腹部挺起，腰部及骨盆离开床面，同时咳嗽一声，引起腰腿痛为阳性，提示腰骶神经根受压。

5. 颈静脉压迫试验：病人仰卧位，医生以拇、示两指的指腹按压颈部两侧静脉，持续 20～30 秒，不能压及动脉，若病人感觉腰腿痛为阳性，说明腰骶神经根受压。由于压迫颈静脉，使颅内静脉回流受阻，引起椎管内压力增高，激惹了已经受压的神经根，引起腰腿痛。

6. 跟臀试验：病人俯卧，两下肢伸直，肌肉放松，医生握其足，使足跟尽量触及臀部，若腰部和大腿前部出现疼痛，即为阳性，提示股神经损害；如果大腿前侧不出现疼痛，而引起腰骶部疼痛，骨盆甚至腰部也随着抬起，说明腰骶关节有病变（图 4-4）。

7. 骨盆挤压或分离试验：病人仰卧，医生用两手分别压在两侧髂骨翼上，并用力向内挤压或用力向外推按（分离），有疼痛为阳性，提示骶髂关节病变，或骨盆骨折。

8. “4”字试验：病人仰卧，健侧下肢伸直，患肢屈曲外旋，使足置于健侧膝上方，医生一手压在患侧的膝上方，另一手压在健侧髂前上棘，若患侧骶髂关节产生疼痛为阳性，为骶髂关节病变（图 4-5）。

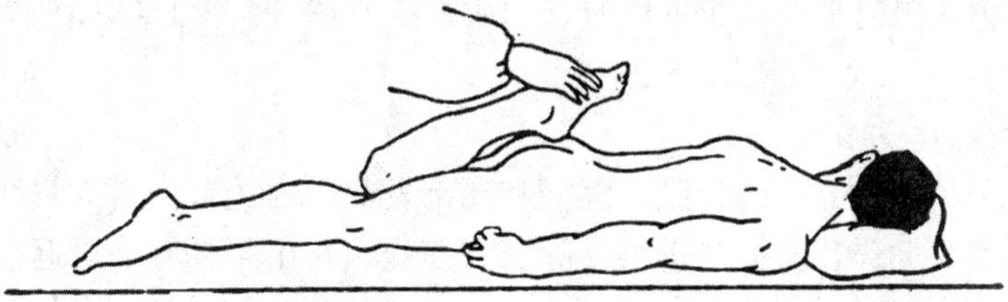

图 4-4　跟臀试验

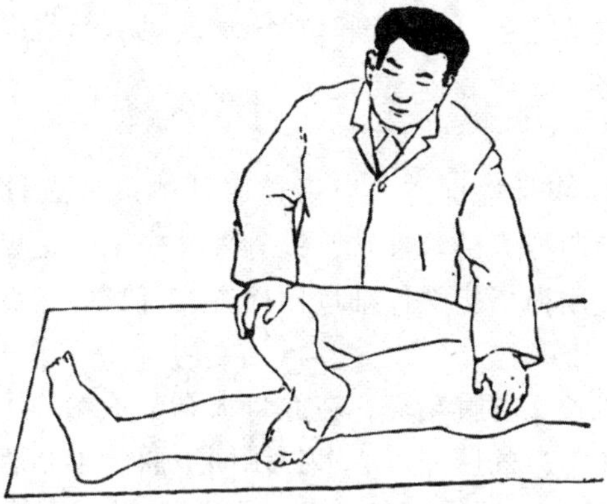

图 4-5　“4”字试验

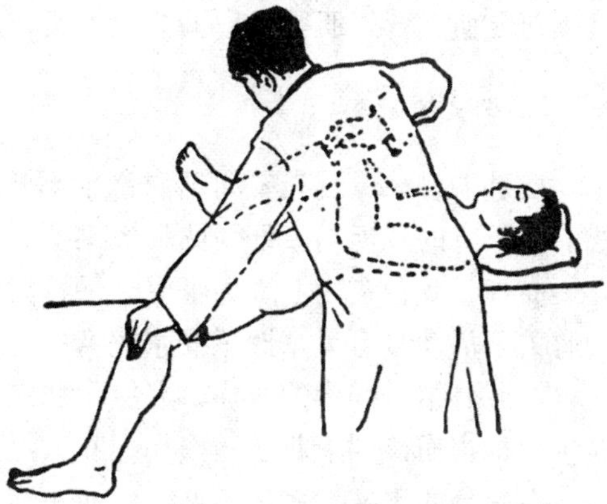

图 4-6　床边试验

9. 床边试验：病人仰卧，患侧臀部靠床边，健侧下肢屈膝屈髋，以固定骨盆，医生将其患肢移至床外并使之尽量后伸，使骶髂关节牵张和移动，若骶髂关节有疼痛，则提示有病变（图 4-6）。

10. 单髋后伸试验：病人俯卧位，医生用一手手掌压在病人患侧髂骨，另一手将患侧大腿向后抬起，如骶髂关节出现疼痛即为阳性，说明骶髂关节有病变。

第二节　肩部检查

临床上在检查肩部疼痛的病人，首先应排除由内脏疾病而引起的肩痛，如左肩疼痛应排除心脏疾病；右肩疼痛应排除肝胆疾病；肺部肿瘤和其他肺部疾病也可引起肩背部疼痛；此外，肩痛也常由颈椎病引起；因此对肩痛病人进行全面检查是十分必要的。

一、望诊

肩部的望诊，应对两肩进行对比检查，必要时，两肩要裸出，对比两肩在高低和形状上是否对称，有无畸形、肿胀、窦道、肿块、静脉怒张、肌肉萎缩及皮肤颜色变化。

（一）肩部畸形

方肩，肩部表面失去正常圆浑的外形，呈扁平或方形，多由肱骨头脱位或腋神经麻痹引起。

垂肩，患肩低于健侧，多由肱骨外科颈骨折、锁骨骨折、腋神经麻痹引起。

翼状肩，当病人向前平举上肢推墙时，肩胛部翘起离开胸壁，状如鸟翼，由前锯肌麻痹引起。

（二）肩部肿胀

肩关节前内方和后内方明显肿胀，疼痛和局部发热，肩关节内有大量积液或积脓，常见于急性化脓性肩关节炎。若肩关节进行性肿胀和疼痛，常由恶性肿瘤引起。

（三）肩部肌肉萎缩

肌肉萎缩是肩部疾病和损伤最常见的症状，应仔细观察三角肌、冈上肌、冈下肌、胸大肌、斜方肌、背阔肌等，肩关节周围炎、肩关节结核、腋神经麻痹等疾病可引起肌肉萎缩。

二、触诊

肩部的触诊，首先要明确肩部的解剖结构和骨性标志，肩峰在肩外侧最高点骨性突出处，其下方的骨性高突处为肱骨大结节，肩峰前方为锁骨外端，锁骨外、中 1/3 交界处的下方一横指、肱骨头内上方为喙突。触诊时，应用拇指指腹仔细按压检查，寻找压痛点，注意在肩关节活动时有无摩擦感或摩擦音。

在肱骨结节间沟的压痛，多提示肱二头肌长头腱腱鞘炎；在肱骨大结节顶端的压痛，多提示肩袖损伤、冈上肌肌腱损伤；在大结节外下方的压痛点，多提示冈下肌、小圆肌肌腱损伤；在喙突的压痛，多提示肱二头肌短头腱损伤；肩峰下稍内侧的压痛多提示肩峰下滑囊炎。锁骨骨折可有压痛和骨擦音；锁骨内侧端隆起及压痛，且有琴键样弹响感，提示胸锁关节脱位。若触及肩盂空虚，而在腋下、喙突下、锁骨下触及肱骨头，提示肩关节脱位。

三、活动

检查肩部的活动时，应固定肩胛骨下角，排除肩胛骨一起参与肩关节活动所造成的假象，如果病人一只手能从前胸及背后触及对侧肩胛骨，说明这侧的肩关节活动功能正常。

肩关节的正常活动范围：

外展，80°～90°；臂上举，180°；内收，20°～30°；前屈，70°～90°；后伸，40°；内旋，70°～90°；外旋，45°～60°（图 4-7）。

四、特殊检查

（一）搭肩试验

正常人手搭于对侧肩部时，肘关节可以紧靠胸部，如果当手搭于对侧肩部，肘关节不能靠近胸壁；或当肘关节靠近胸壁时，手不能搭在对侧肩部；或手搭肩和肘靠胸均不可能；搭肩试验阳性，说明肩关节脱位（图 4-8）。

（二）肩三角试验

肩峰、喙突、大结节三点组成三角形，肩关节脱位时，所组成的三角形与对侧不同，是因大结节位置变动所致。

（三）耸肩试验

病人坐位，两臂自然下垂，医生站于病人背后，双手放在病人双肩上，让病人耸肩，比较两侧耸肩的力量，若耸肩无力，可提示锁骨骨折、肩锁关节脱位、副神经损伤引起的斜方肌麻痹。

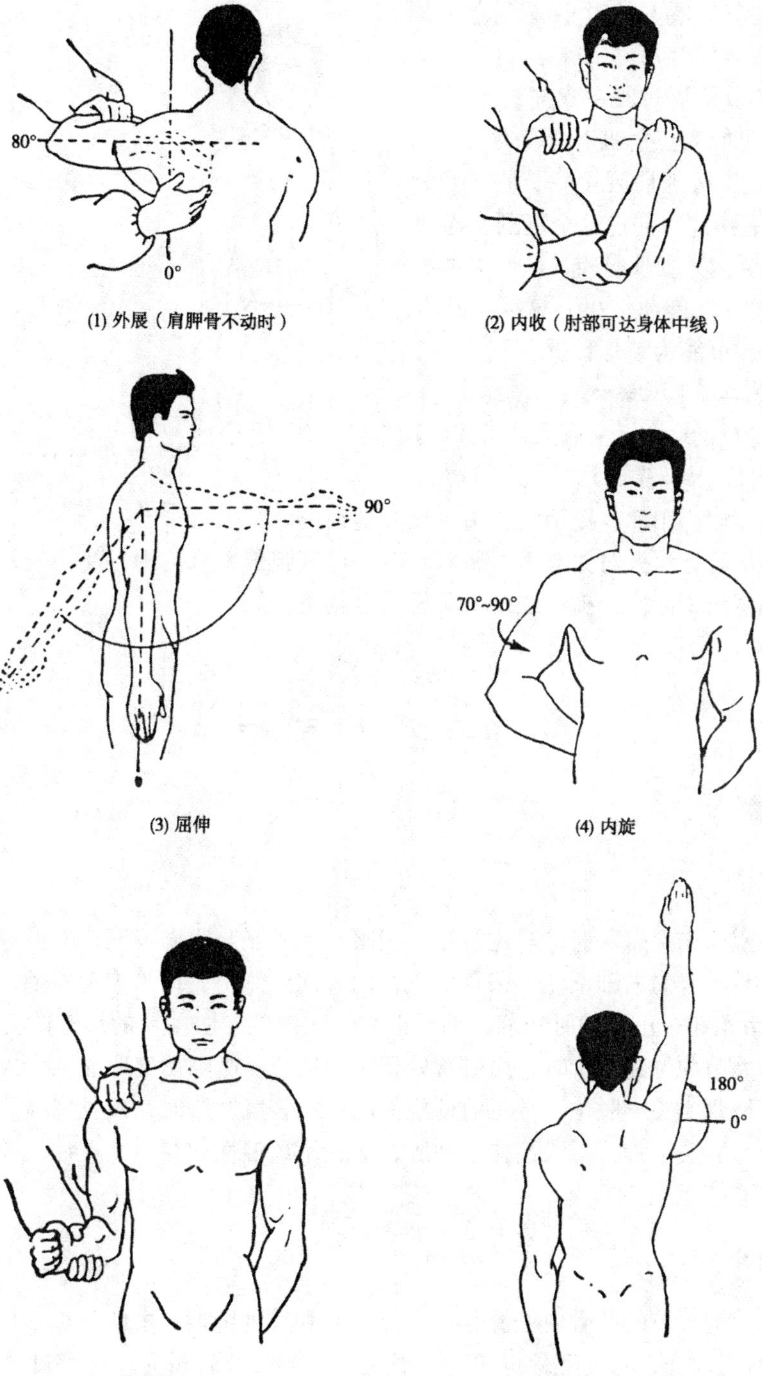

(1) 外展（肩胛骨不动时）　(2) 内收（肘部可达身体中线）

(3) 屈伸　(4) 内旋

(5) 外旋　(6) 上举

图 4-7　肩关节的正常活动幅度

（四）肩关节外展试验

1．肩关节功能丧失，伴有剧痛，可能为肩关节脱位或骨折。

2．肩关节从外展到上举，全过程都有疼痛，可能为肩关节炎。

3. 肩关节外展开始时不痛，越近水平位时越痛，可能为肩关节粘连。

4. 肩关节外展过程中疼痛，上举时反而不痛，可能为三角肌下滑囊炎。

5. 肩关节从外展到上举，在 60°～120°范围时有疼痛，超过这个范围，疼痛消失，可能为冈上肌肌腱炎。

6. 肩关节外展动作小心翼翼，并有突然疼痛的，可能为锁骨骨折。

（五）肱二头肌长腱试验

肩关节内旋试验，令病人主动作肩关节极度内旋，前臂屈肘，置于背后，引起肩前部疼痛为阳性，提示肱二头肌长头腱鞘炎。

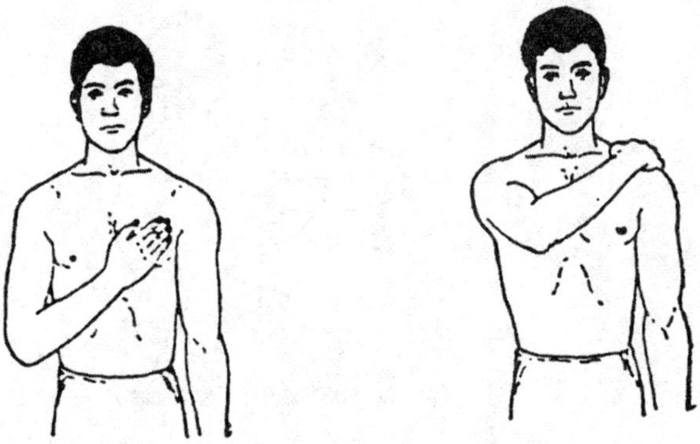

(1) (2)

图 4-8 搭肩试验

抗阻力试验，病人肘关节用力屈曲，医生握其腕部，对抗用力使病人肘关节伸直，引起病人肩前部疼痛为阳性，提示肱二头肌长头腱鞘炎。

第三节 肘部检查

一、望诊

肘部的望诊需裸露两肘，对比两侧，观察有无肿胀、肌肉萎缩、畸形等。正常肘关节伸直时，前臂与上臂的纵轴不在一条直线上，前臂向外倾斜，称为生理外翻，即携带角，多在 5°～7°。携带角超过正常为肘外翻；小于正常为肘内翻。肘关节的形态改变，应考虑到骨折和脱位，肘关节脱位和骨折时，患肢常处于半屈肘位；鹰嘴后突明显，常提示肘关节骨折和脱位；小儿桡骨小头半脱位，常见前臂旋前畸形。轻度肿胀时，仅见鹰嘴侧窝鼓起；肘部严重肿胀常提示肘关节骨折；慢性梭形肿胀，多提示风湿性或结核性炎症。神经损伤时，可引起广泛肌肉萎缩。

二、触诊

首先触诊肘关节的肱骨内上髁、肱骨外上髁和尺骨鹰嘴，由此三点形成的“肘直线”和“肘三角”有无改变，对发现骨折和脱位很重要，肘关节骨折时，局部肿胀、压痛，常可触及骨擦感和异常活动。肱骨外上髁有压痛点，多提示网球肘；肱骨内上髁有压痛点，多提示屈肌总腱损伤；鹰嘴突部位囊肿，多为尺骨鹰嘴滑囊炎；肘前部肌肉内大小不一的硬块，可能是骨化性肌炎。尺神经位于肘后尺侧，尺神经损伤时，局部可有肥厚感，并有压痛和串麻感。

三、活动

肘关节活动以屈伸为主，活动主要在肱尺关节，前臂的旋转主要依赖尺桡上、下关节和骨间膜的相互作用；肘关节伸直位，无侧方活动，侧副韧带损伤时，可出现侧方活动；肘关节屈伸可达到120°～150°。

四、特殊检查

（一）网球肘试验

肘关节稍弯曲，手半握拳，腕关节尽量屈曲，然后将肘关节伸直，若在肘关节伸直时，肱骨外上髁处出现疼痛，即为阳性。

（二）前臂屈、伸肌紧张试验

1. 病人握拳、屈腕，医生用手按住病人手背，病人抗阻力伸腕，若肘外侧疼痛为阳性，提示肱骨外上髁炎。

2. 病人伸手指和背伸腕关节，医生用手按压病人手掌，令病人抗阻力屈腕，肘内侧疼痛为阳性，提示肱骨内上髁炎。

（三）肘三角

肱骨内上髁、肱骨外上髁、尺骨鹰嘴三点的关系，在伸肘位时三点呈一直线（肘直线）；在屈肘90°时，三点构成一等腰三角形，称为肘三角；在肘关节脱位时，肘三角失去正常关系。

第四节　髋部检查

一、望诊

髋部望诊，首先要病人脱去外衣行走，前面要注意两侧髂前上棘是否在同一水平，两侧髂部是否对称，观察髋关节有无内收、外展和短缩畸形，臀部是否对称，有无红肿、隆起、瘢痕、窦道、肌肉萎缩等情况。髋关节屈曲畸形，髋关节不能伸直达到中立位，从侧面看，腰椎前凸增加可以部分代偿髋关节屈曲畸形的角度，应予注意；髋关节内收、外展畸形，如一侧下肢超过躯干正中线，不能外展，为内收畸形；居其外侧而不能内收，为外展畸形。

髋关节出现病变时，望诊中常可见到以下几种步态：

疼痛性跛行，是一种保护性跛行，病人行走时，患侧足着地后迅速更换健侧足起步，患肢迈步较小，健肢迈步较大，步态急促不稳；短缩性跛行，当一侧下肢短缩2 cm以上时，骨盆和躯干代偿不全，病人常以足尖着地或屈另一侧膝行走；臀大肌瘫痪步态，臀大肌瘫痪，髋关节后伸无力，病人步行时，常以手扶持臀部挺腰，并使上身后倾；臀中肌失效步态，一侧病变引起摇摆步态，双侧引起鸭步。

另外，胫前肌瘫引起“跨阶式”步态；大脑瘫病人引起痉挛性麻痹步态，呈“剪刀步态”；小脑共济失调引起“醉汉”步态；麻痹震颤引起慌张步态。

二、触诊

医生可用两拇指触压两侧腹股沟中点，对比两侧有无肿胀、压痛、异常隆起等。股骨大转子有浅表压痛，多提示大转子滑囊炎；若髋关节屈伸时，触及髂胫束由股骨大粗隆后方向前方滑动，引起弹响，为弹响髋。如在臀部摸到突出的骨性隆起，腹股沟空虚，提示髋关节后脱位；如在耻骨和闭孔处有异常骨性隆起，腹股沟丰满，提示髋关节前脱位。如发现下肢不等长，肌肉萎缩，应进行测量，测量下肢长度应从髂前上棘至内踝的距离；下肢周径的测量应取两下肢对应部位，如两侧膝上 10 cm，小腿最大周径，对比两侧，可发现是否有肌肉萎缩。

三、活动

髋关节屈曲可达 130°～140°；后伸 10°～30°；内收 20°～30°；外展 45°～60°；内旋 30°～45°；外旋 40°～50°（图 4-9）。

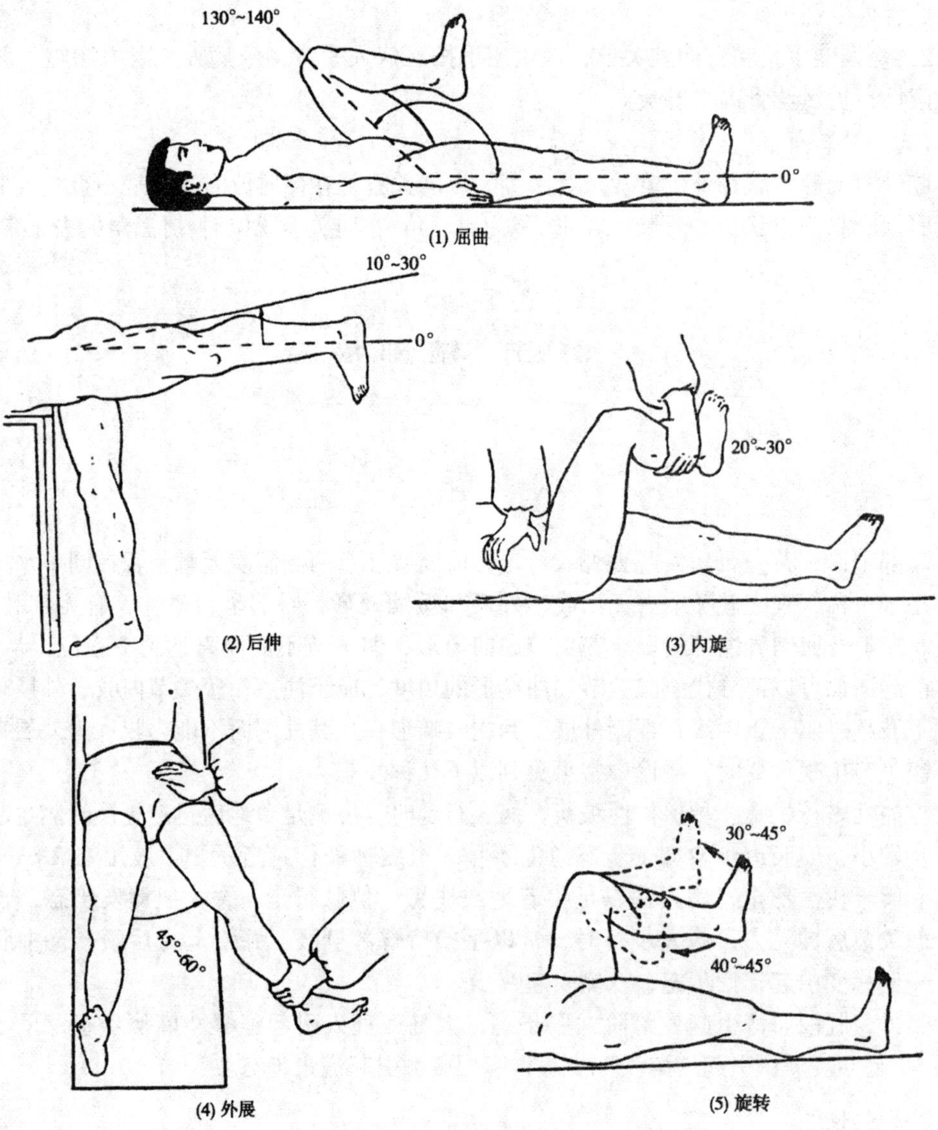

图 4-9 髋关节的正常活动幅度

四、特殊检查

（一）大腿滚动试验

病人仰卧，双下肢伸直，医生用手掌轻搓大腿，使大腿向内外旋转滚动，引起髋关节疼痛和活动受限，提示髋关节病变，可能为炎症、结核、骨折等。

（二）掌跟试验

病人仰卧，下肢伸直，足跟放在医生的掌面上，正常情况下，下肢呈中立位直竖在掌面上，若足倒向外侧，提示股骨颈骨折、髋关节脱位或下肢瘫痪。

（三）髋关节屈曲试验（托马氏征）

病人仰卧，将健侧髋、膝关节极度屈曲，置骨盆于前倾位，患髋表现屈曲，患侧大腿与床面的夹角，即髋关节屈曲畸形的角度（图 4-10）。

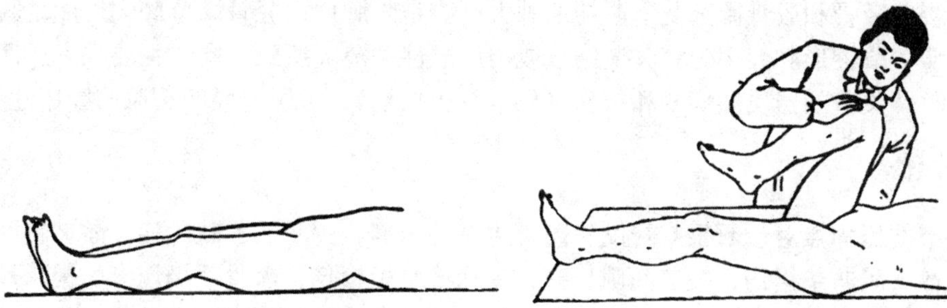

(1) 下肢伸直时，腰椎有代偿性过分前凸　　(2) 矫正腰椎前凸，患髋呈屈曲位

图 4-10　髋关节屈曲试验

（四）足跟叩击试验

病人仰卧，两下肢伸直，医生用一手将患肢足跟抬起，另一手以拳击足跟，若髋关节处疼痛为阳性，提示髋关节病变。

（五）屈膝屈髋分腿试验

病人仰卧，两下肢屈曲外旋，两足跟相对，两下肢外展外旋，股内收肌综合征病人大腿不易完全分开，用力被动分开产生疼痛。

（六）蛙氏试验

用于婴儿。患儿仰卧，医生扶持患儿两侧膝部，将双侧髋膝关节均屈曲 90°，再作双髋外展外旋动作，如一侧或两侧大腿不能平落于床面，即为阳性，提示先天性髋脱位。

第五节　膝部检查

一、望诊

注意观察膝部是否有畸形，正常膝关节可有5°的过伸，过伸超过5°，为后翻畸形，不能伸直为屈曲畸形。正常膝关节有5°～8°的轻度外翻，大于这个角度为膝外翻，可形成“X”形腿，小于这个角度为膝内翻，可形成“O”形腿。也应注意观察膝关节有无肿胀，轻度肿胀表现为两侧膝眼饱满，严重时髌上滑囊及整个膝关节隆起肿大，髌上滑囊区的肿块可能为滑囊炎。胫骨和股骨髁部及干骺端的肿大可能是骨肿瘤，胫骨结节肿大可能是胫骨结节骨骺炎，膝关节梭形肿大多为膝关节结核或类风湿性关节炎所致。同时也要观察股四头肌是否有萎缩，膝关节的器质性病变和损伤（如半月板损伤），可引起股四头肌的废用性萎缩。

二、触诊

膝关节的压痛点对诊断很有帮助，髌骨边缘的压痛，提示髌骨软化症；髌韧带两侧的压痛，提示髌下脂肪垫损伤；关节间隙压痛，提示半月板损伤；髌骨下极压痛，提示髌韧带损伤；侧副韧带附着点压痛，提示侧副韧带损伤。膝关节面不平滑、髌骨软化、关节内游离体等均可引起摩擦感，在活动关节时容易触及。检查肿块时，要细心触摸，鉴别其性质、压痛、有否波动感、有否移动感、有否搏动感。骨折时局部压痛明显，并可触及断端异常活动和骨擦音。

三、活动

膝关节正常可屈曲120°～150°，膝关节被动活动受限，常提示膝关节病变，膝关节伸直痛多提示关节面病变；屈曲痛提示关节水肿或滑膜炎；过伸痛或极度屈曲痛可提示半月板损伤。膝关节的主动活动，可了解股四头肌伸膝力和腘绳肌的屈膝力

四、特殊检查

（一）浮髌试验

病人平卧，患肢伸直放松，医生一手将髌骨上方髌上囊内液体向下挤入关节腔，另一手示指按压髌骨，若髌骨随着手指的按动而出现浮沉现象，为阳性，提示关节腔内有积液。

（二）膝关节侧向活动试验

病人仰卧，患肢伸直，股四头肌放松，作膝关节被动内翻或外翻活动，正常时无侧方活动和疼痛，如韧带完全断裂，则出现侧方异常活动；如韧带部分断裂或损伤，则引起疼痛。

（三）抽屉试验

病人仰卧，屈膝90°，肌肉放松，医生双手握小腿上端，将其向前和向后反复推拉，正常时无活动，如向前滑动，提示前交叉韧带损伤；向后滑动，提示后交叉韧带损伤（图4–11）。

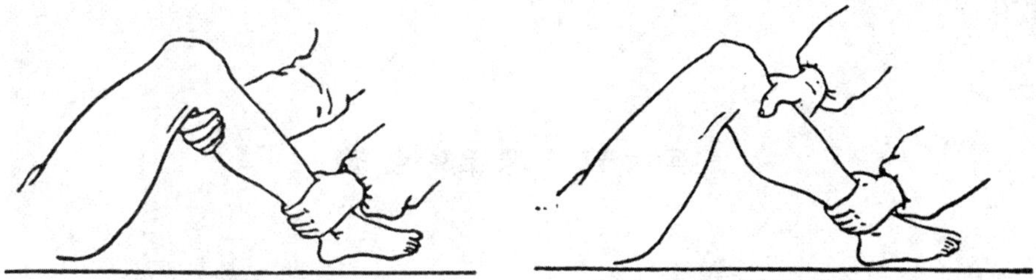

(1) 检查前交叉韧带扭伤　　(2) 检查后交叉韧带扭伤

图 4-11　抽屉试验

（四）膝关节旋转试验

病人仰卧，医生一手扶膝部，另一手握踝部，作膝关节被动屈伸活动，同时内收内旋或外展外旋，引起响声或疼痛为阳性，说明半月板损伤（图 4-12）。

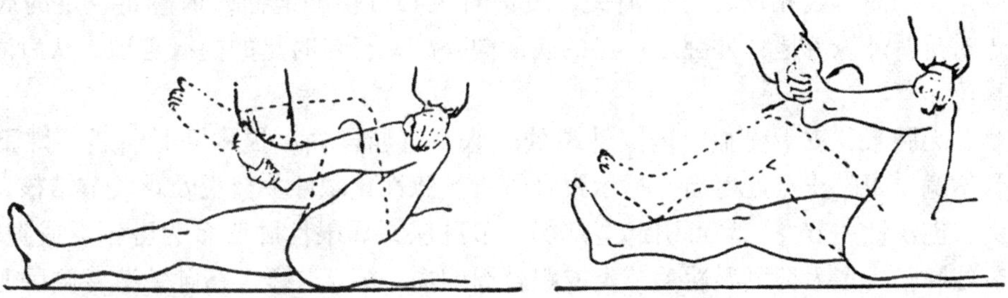

(1) 检查内侧半月板损伤，小腿内收外旋，再伸直膝关节　　(2) 检查外侧半月板损伤，小腿外展内旋，再伸直膝关节

图 4-12　膝关节旋转试验

（五）研磨试验

病人俯卧，髋关节伸直，膝关节屈曲 90°，医生固定其大腿，用双手握住患足，旋转小腿，挤压膝关节，引起疼痛为阳性，提示半月板损伤；反之，将小腿提起，并旋转小腿，引起疼痛，则提示侧副韧带损伤（图 4-13）。

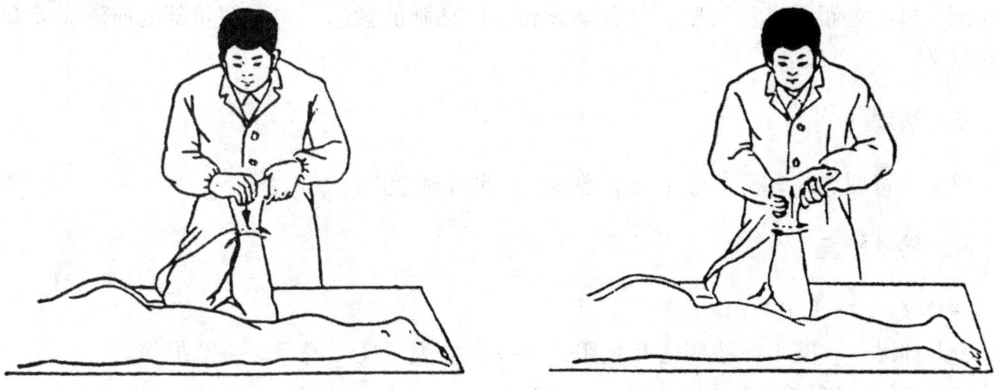

(1) 检查半月板损伤　　(2) 检查侧幅韧带损伤

图 4-13　研磨试验

（六）单腿半蹲试验

患肢单腿站立，逐渐屈膝下蹲时出现膝软疼痛为阳性，若髌下出现摩擦音亦为阳性，提

示髌骨软化症。

第六节　踝部检查

一、望诊

观察有无畸形，足部畸形很常见，如马蹄足，又称“尖足”，为踝关节跖屈畸形，立位负重时足尖着地负重，足跟不能着地；跟足，又称“仰趾足”，为踝关节背伸畸形，足跟着地负重，足尖翘起或不能充分着地；高弓足，足的纵弓异常增高，负重时足底中部不易接触地面；平足，与高弓足相反，足弓消失，负重时足心可接触地面；内翻足，足的底面向内翻，行走时足背外缘着地；外翻足，足的底面向外翻，行走时足的内缘着地，从后面看足跟向腓侧移位

观察有无肿胀、皮下瘀血。内、外踝处肿胀，背屈剧痛，提示踝骨骨折；踝下凹陷消失，跟骨增宽，跟腱止点处疼痛，提示跟骨骨折。急性化脓性关节炎及踝关节结核、类风湿性关节炎、创伤性关节炎，均可引起全部踝关节肿胀；局限性肿胀多为腱鞘炎或腱鞘囊肿；跟骨结节处肿胀，多为类风湿性关节炎或跟腱周围炎；第 2、第 3 跖趾关节背侧肿胀，多为跖骨头软骨炎。

二、触诊

踝部软组织较薄，压痛点往往就是病灶的位置。韧带损伤，内、外踝骨折，跟骨骨折都有局限的压痛。跟腱上的压痛，可提示跟腱本身或腱旁膜病变；跟腱止点的压痛可提示跟腱后滑囊炎。如果 8~12 岁儿童，跟部后下方压痛，可能是跟骨骨骺炎。在跟骨跖面正中偏后的压痛，可能是跟骨棘或脂肪垫的病变，靠前部的压痛可能是跖腱膜病变；压痛点在跟骨的内外侧，可能是跟骨本身病变。足背动脉和胫后动脉的触诊，对了解足部的血液循环有很重要的意义。

三、活动

踝关节背屈 35°；跖屈 45°；足内翻 45°；足外翻 20°。

四、特殊检查

（一）跟骨叩击试验

病人仰卧位，医生握拳叩击其足跟，如有疼痛为阳性，提示踝关节损伤。

（二）跟腱偏斜症

正常站立位，跟腱长轴应与下肢长轴平行，扁平足时跟腱长轴向外偏斜。

（三）足内、外翻试验

病人仰卧位，医生一手固定小腿，另一手握足，将踝关节极度内翻或外翻，如同侧疼痛，提示可能有内、外踝骨折；如对侧痛则多属副韧带损伤。

（四）提踵试验

病人站立位，令健肢先作60°及30°两个提踵动作，然后在患侧作同样的动作，若患足不能作30°提踵，而只能作60°提踵，则表明足跟腱断裂。因跟腱能作30°以下的动作并可使足尖站立，而60°动作是胫后肌和腓骨肌的协调作用。

自 学 指 导

【重点难点】

1. 尽管推拿对软组织损伤有很好的疗效，如果不能正确做出诊断，也不容易取得明显的治疗效果。颈椎病、腰腿痛、肩周炎等是推拿科最常见的疾病，临床检查方法对这些疾病的确诊是非常重要的。同时帮助医生正确使用现代化的检查，如中老年病人头颈部疼痛，可能为脑部疾病或颈部疾病，头颈痛与颈部活动有关，并有颈神经受压症状，可考虑颈椎病，作颈部X线或CT；否则，应作头部CT。腰腿痛的病人更是复杂，过去常说“病人腰痛，医生头痛”，医生要保持头脑清楚，就必须掌握一套完整的检查方法，确定病在肌肉、筋膜、小关节、椎间盘或其他组织，运用适当的手法给予治疗，方可取得好的效果，并且排除其他不适合推拿治疗的疾病，避免给病人带来不必要的损害。肩部的疾患，最常见是肩周炎，司空见惯，将一些少见病忽略，该病常是颈椎病、糖尿病、肺部肿瘤、半身不遂的一个症状，单单去治肩部不能取得效果。

2. 应很好复习解剖学，特别要复习骨学、肌学及神经系统，才能正确认识和理解检查方法的临床意义。同时要反复在同学之间进行检查方法的实践，了解正常的情况，以确定何种情况为阳性或阴性。

【学习思考题】

1. 检查颈神经根病变的方法有哪些？
2. 检查腰骶神经根病变的方法有哪些？
3. 检查骶髂关节病变的方法有哪些？
4. 髋关节常见畸形有哪些？
5. 掌跟试验如何操作？
6. 浮髌试验的操作和临床意义。
7. 说出常见的6种足部畸形。
8. 何谓抽屉试验？

第五章　成人推拿手法

【目的要求】

1. 了解推拿手法的定义、手法的要求、手法的分类、手法的命名。
2. 掌握常用手法动作要领和要求，特别要掌握具有特色的手法：一指禅推法、㨰法、关节活动法等。
3. 重视手法的练习，特别在老师的指导下进行手法的操作，在实践中真正掌握手法的要领和要求。

【自学时数】

2 学时。

推拿手法是推拿医生治病的主要手段，系统全面的掌握推拿手法操作和临床使用，对推拿医生是至关重要的，决定治疗的成败。

第一节　推拿手法的基本知识

一、推拿手法的定义

推拿手法是医生用手或肢体的其他部分，按着各自的特定技巧动作，在体表操作的方法。手法的操作是多种多样的，可以用手、足、肘、膝等肢体其他部位，但以用手为最多，故称为手法。手法的操作要有一定的规范，手法的动作形式、动作幅度、动作频率，手法的作用时间和方向，手法的作用力的大小都有一定的要求，形成规范的手法。由于操作的形式、作用的时间、作用力的大小、使用肢体的部位的不同，逐渐形成了各种基本手法，成为推拿治病的主要手段。熟练掌握推拿手法，正确地使用手法，直接影响治疗效果。手法的训练不是一朝一夕的事，培训手法的技巧是关键，坚持长时间的规范训练，一丝不苟，达到标准的动作；同时培训手法的力量也是很重要的，没有力量，手法不能持续，手法也容易走形，手法的力量可在不断的实践中产生，它是手法的基础。掌握好推拿手法，并能有效地运用于临床实践，使之取得《医宗金鉴》所说的“一旦临证，机触于外，巧生于内，手随心转，法从手出”的效果。

二、推拿手法的要求

推拿手法是一种专门的医疗技术，是推拿医生必须掌握的基本技能，手法是技巧和力量的结合，特别要在技巧上下工夫，没有技巧的动作不能称为手法。对手法的基本要求：持久、有力、均匀、柔和，从而达到深透。持久，是指手法在操作过程中能持续运用一定时间，保持动作的连贯性，动作不变形，不间断，始终维持一定的力度；有力，是指手法在操作时必须具备一定的力量，这种力量应根据病人的体质、不同的病症、不同的部位而酌情使用，过大过小的力都不会起到治疗作用；均匀，是指手法在操作时，动作要保持有节律性，保持一定的动作幅度和一定的运动速度，手法的力量也应均匀一致，不可忽快忽慢，忽大忽小，忽轻忽重，使手法既平稳又有节奏性；柔和，是指手法操作时要轻而不浮，重而不滞，用力不可生硬、粗暴，更不能用蛮力，用力缓和、灵活，手法变换时自然协调；深透，是指医生的手法要直达病所，手法的刺激不仅作用于体表，其作用要达到深部肌肉、韧带、关节，并可达到内脏。要熟练掌握各种手法，并能应用于临床实践，必须经过一定时期的练习和医疗实践，才能由生而熟，熟而生巧，达到得心应手，运用自如的境界。

三、推拿手法的命名

推拿手法的种类很多，手法的名称也不统一，有的动作相似，而名称不同，如按法、压法等；有的名称相同，而动作却不一样，如一指禅推法与推法；有以手法的作用命名，如顺法、理法、和法、疏法等；有以手法外形命名，如推、拿、按、摩、拍等；有以手法的阴阳命名，如阳型刚术、阴型柔术，等等。为了便于学术交流和教学研究，我们以手法的动作形态作为手法的命名原则，同时注意尊重历史流传下来并已被广泛应用的名称。依据手法的动作形态，推拿手法可分为摆动类、摩擦类、振动类、挤压类、叩击类、运动关节类。

四、推拿手法的补泻

推拿手法的补泻是通过手法对经络腧穴或特定部位的不同方式的刺激，起到调整内脏功能的作用。手法的补泻主要与以下几方面有关：顺经络循行方向操作的手法为补，逆经络循行方向操作的手法为泻，即顺经为补，逆经为泻；向心性手法为补，离心性手法为泻；较长时间轻刺激手法为补，较短时间重刺激手法为泻；顺时针方向操作的手法为补，逆时针方向操作的手法为泻；操作频率慢的手法为补，操作频率快的手法为泻，所谓“缓摩为补，急摩为泻”；向上推行的手法为补，向下推行的手法为泻等。

五、推拿手法的适应证与禁忌证

推拿手法的适应证：颈椎病、落枕、肩周炎、腰椎间盘突出症、退行性关节炎、类风湿性关节炎、强直性脊柱炎、软组织损伤、头痛、失眠、眩晕、便秘、腹泻、胃脘痛、周围神经损伤、小儿肌性斜颈、痛经、鼻炎、近视眼等等。随着推拿的不断发展，推拿的治疗范围在不断扩大，将对更多的疾病发挥显著的疗效。

推拿的禁忌证：恶性肿瘤、骨折、脱臼、正在出血或内出血的部位、结核菌或化脓菌引起的骨和关节疾患、皮肤破损或烫伤、急性传染病、妇女怀孕期、严重的骨质疏松等等。

第二节　推拿常用手法

依据手法的动作形态，推拿手法分为 6 类。摆动类：一指禅推法、㨰法、揉法。摩擦类：摩法、擦法、推法、搓法、抹法。挤压类：按法、点法、压法、捏法、拿法、掐法、捻法、弹拨法、踩跷法。振动类：抖法、振法。叩击类：拍法、击法。运动关节类：摇法、扳法、拔伸法。

一、一指禅推法

【动作要领】

医生用拇指指端、指腹或偏峰着力于一定部位或穴位上，腕部放松，沉肩、垂肘、悬腕，前臂做主动摆动，带动腕部摆动和拇指的屈伸，使产生的力持续作用于治疗部位上。压力、频率、摆动幅度要均匀，动作要灵活，手法频率每分钟 120～160 次。

练习时，沉肩、垂肘，肩部和上臂肌肉要放松，上臂自然下垂。悬腕，手握空拳，拇指盖于拳眼，拇指垂直于治疗部位上。拇指用力自然，不用蛮力，拇指吸定于一定部位上，持续一定时间，再慢慢移动到另一部位，紧推慢移。手法的练习，需要一定的时间，只有经过耐心细致训练，循序渐进，达到肩、臂、肘、腕自然放松，蓄力于掌，发力于指，方可发挥治疗作用（图 5-1）。

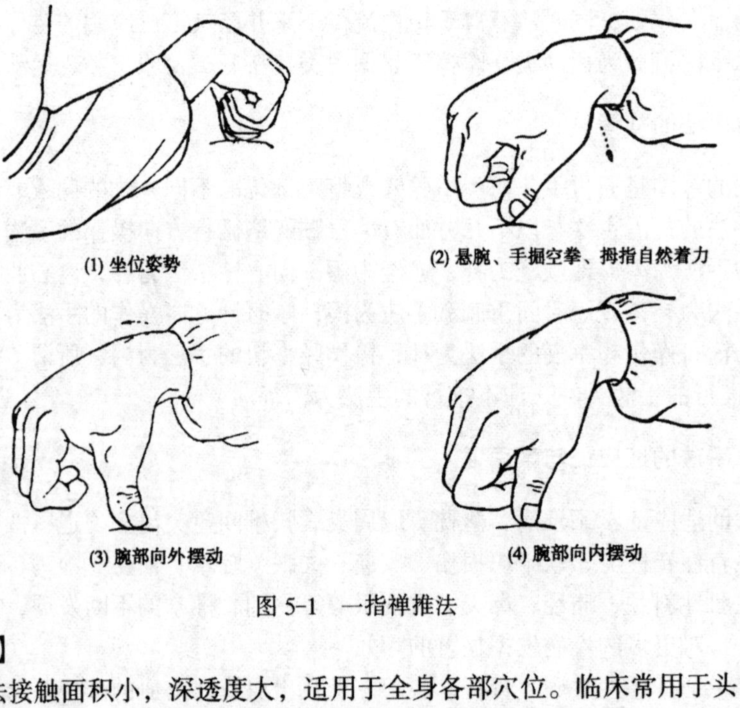

图 5-1　一指禅推法

【临床应用】

一指禅推法接触面积小，深透度大，适用于全身各部穴位。临床常用于头面、胸背及四肢等处，具有舒筋通络，行气活血，祛瘀消积，健脾和胃等作用，可以治疗头痛、胃痛、腹痛及四肢关节疼痛等。

【附】缠法

一指禅推法推动加快为缠法，每分钟推动频率在200次以上。其动作要领与一指禅推法一样，频率加快，摆动幅度减小，本法只有在熟练掌握一指禅推法的基础上，才能操作本法。缠法有很强的消散作用，临床常用于实热证及痈疖等外科病的治疗。

二、㨰法

【动作要领】

医生半握拳，用第五掌指关节背侧着力于治疗部位上，前臂做主动的摆动，带动腕关节的屈伸和旋转，使产生的力作用于治疗部位上。

腕关节的屈伸是以第二到第五掌指关节背侧为轴来完成的，腕关节的旋转是以手背的尺侧为轴来完成的，两轴的交点即第五掌指关节背侧，该点即着力点。

操作时，第五掌指关节背侧要紧贴体表，不能拖动或跳动，肩臂部肌肉要放松，肘关节微屈（约120°），压力、频率、摆动幅度要均匀，动作要协调灵活，每分钟120～160次（图5-2）。

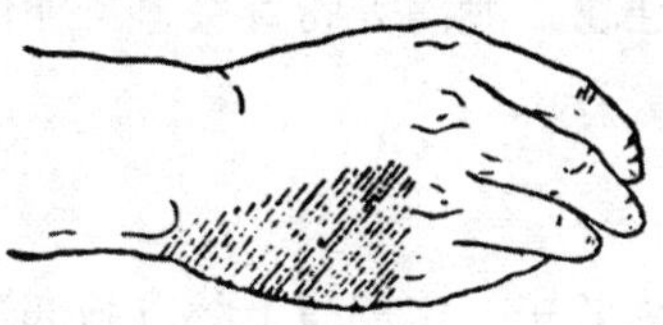

(1) 㨰法吸定部位和接触部位

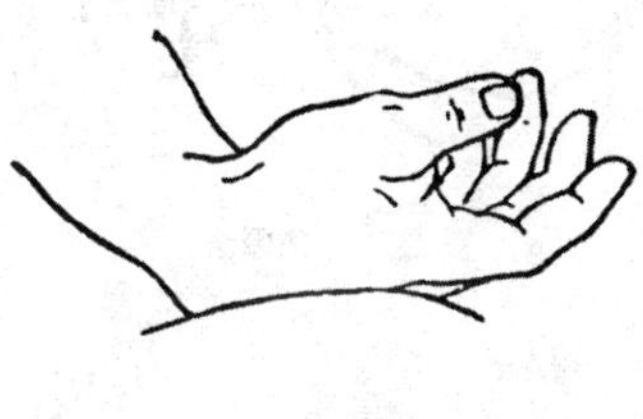

(2) 屈腕

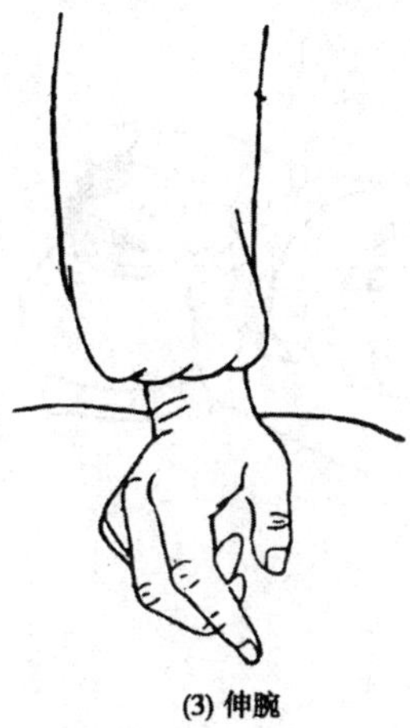

(3) 伸腕

图5-2　㨰法

【临床应用】

㨰法压力大，接触面也较大，具有舒筋活血，滑利关节，缓解肌肉痉挛，促进血液循环及消除肌肉疲劳等作用，可用于治疗风湿酸痛、肢体瘫痪、关节僵硬、肌肤不仁及软组织损伤等疾患。

三、揉法

【动作要领】

用手掌大鱼际、掌根部或手指指腹吸定于一定部位或穴位上，腕关节放松，前臂做主动摆动，带动腕关节及掌、指作轻快灵活的摆动。用大鱼际或掌根部着力的称为大鱼际揉法或掌根揉法，用拇指或示、中指指腹着力的称为指揉法，常用于小儿推拿。大鱼际揉是最柔和、最舒服的手法，掌根揉则用力较大，作用较强（图 5-3）。

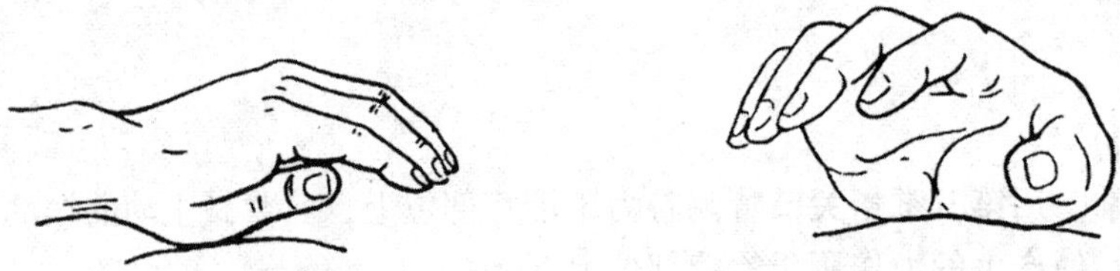

(1) 大鱼际揉　　(2) 掌根揉

图 5-3　揉法

【临床应用】

本法轻柔缓和，刺激量小，适用于全身各部，具有宽胸理气，消积导滞，消肿止痛等作用，常用于治疗脘腹痛，胸闷胁痛，便秘，泄泻等肠胃疾患及外伤引起的红肿疼痛等症。

四、摩法

【动作要领】

用示、中、无名指面或手掌面，附着于一定部位上，以腕部连同前臂，作有节奏的环旋运动。用掌面着力的称掌摩法，用指面着力的称指摩法。操作时肘关节自然屈曲，腕关节放松，指掌自然伸直，动作要缓和协调，多顺时针方向操作（图 5-4）。

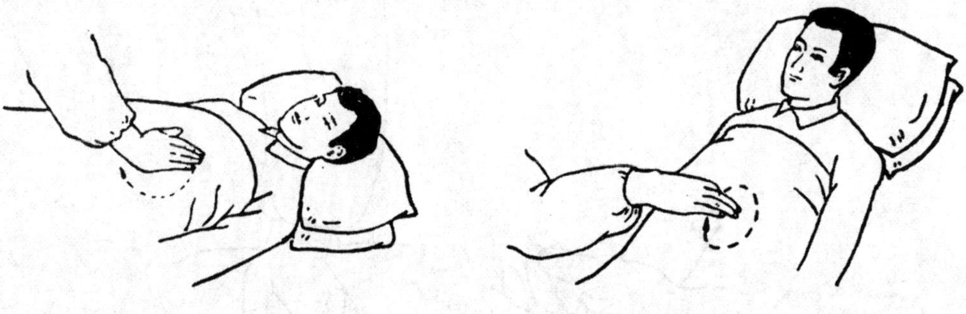

掌摩法　　指摩法

图 5-4　摩法

【临床应用】

摩法刺激轻柔缓和，常用于胸腹、胁肋部，配合按法、揉法在腹部操作，称摩腹，对调节脾胃和其他内脏疾病有很好的治疗作用，摩法具有健脾和中、消积导滞、调节肠胃蠕动和内脏功能的作用。用于治疗脘腹疼痛、食积胀满、胸胁疼痛等疾病。

五、擦法（平推法）

【动作要领】

用手掌的大鱼际、掌根或小鱼际附着在一定部位上，进行直线往返摩擦。操作时腕关节伸直，使前臂与手相平；手指自然伸开，指掌要紧贴在治疗部位上；以肩部带动前臂、肘和腕、手掌作前后或上下往返移动；压力不宜太大，推动幅度要大；用力要稳，动作要均匀连续，呼吸要自然；治疗部位要暴露，并涂以适量润滑油，防止皮肤损坏（图 5-5)。

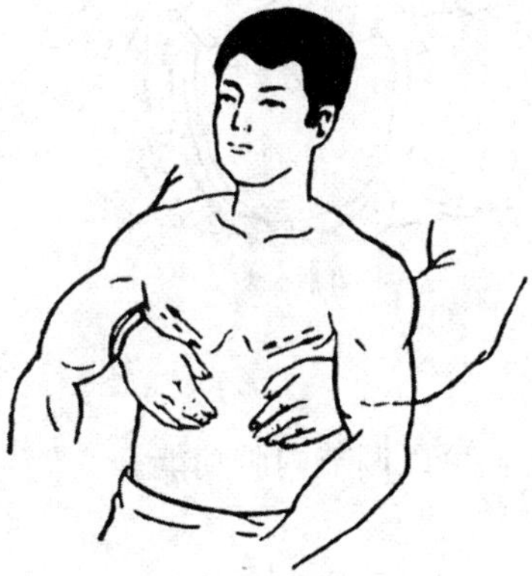

(1) 掌擦法

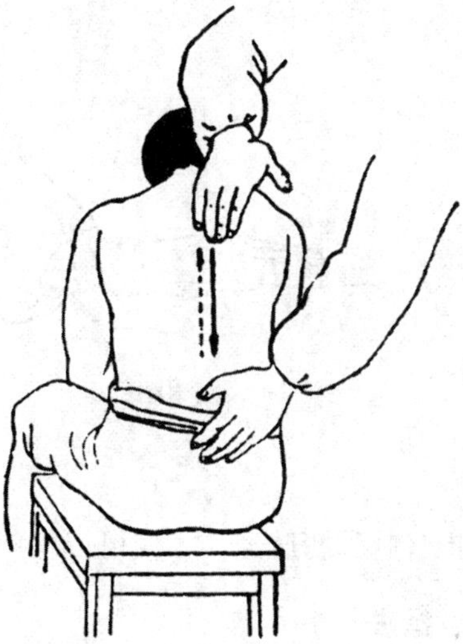

(2) 小鱼际擦法

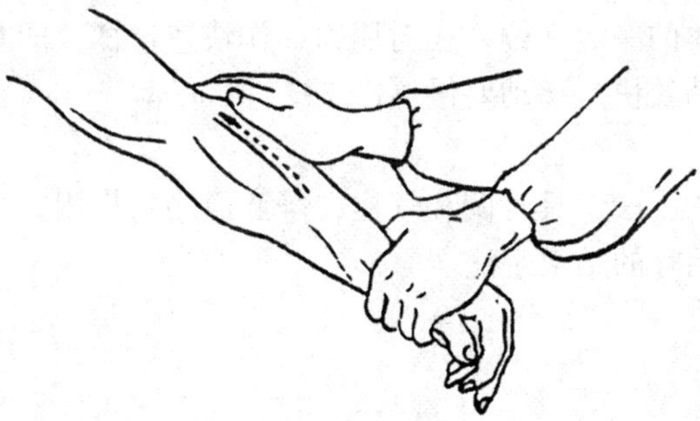

(3) 大鱼际擦法

图 5-5　擦法

【临床应用】

擦法是一种柔和温热的刺激，具有温经通络，行气活血，健脾和胃等作用。常用于内脏虚损和气血功能失常的疾病，其活血通络作用较强。掌擦法多用于胸腹部；大鱼际擦法多用于胸腹、腰背、四肢等部位；小鱼际擦法多用于肩背腰臀及下肢部，也常用于背部督脉和膀胱经，缓解肌肉痉挛，消除疲劳，调节内脏功能。

六、推法

【动作要领】

用指、掌、肘部着力于一定部位上作单方向的移动，用指称指推法；用掌称掌推法；用肘称肘推法。操作时指、掌、肘要紧贴治疗部位，用力要稳，速度要缓慢均匀（图 5-6)。

【临床应用】

指推法适用于全身各部位，常用于肩背部，胸腹部及四肢部，具有舒筋通络，消瘀散结等作用；掌推法常用于腰背部，胸腹部及大腿部，具有行气活血，解除肌肉痉挛等作用；肘推法作用力较强，多用于体质强壮者，常用于腰背脊柱，大腿肌肉丰厚的部位，用肘推法自

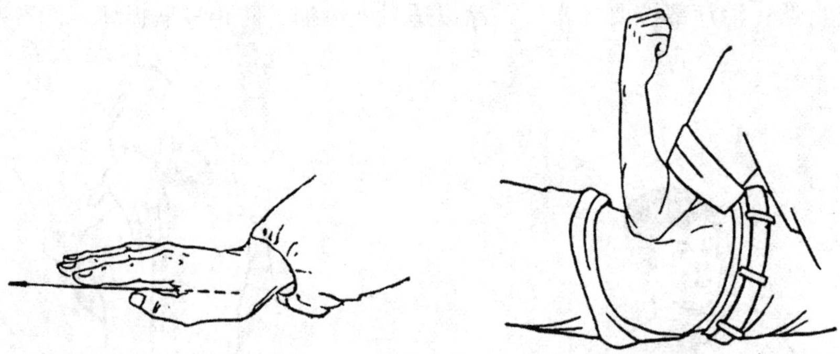

(1) 掌推法　　(2) 肘推法

图 5-6　推法

上向下推督脉和膀胱经，不仅可以缓解肌肉痉挛，而且可以调节内脏功能。

七、搓法

【动作要领】

用双手挟住病人肢体的一定部位，相对用力，作快速搓揉，同时作上下往返移动。操作时双手用力要对称，搓动要快，移动要慢（图 5–7）。

【临床应用】

搓法是一种较温和的手法，具有调和气血，舒筋通络的作用，可用于腰背及四肢部，最常用于上肢，作为推拿治疗的结束手法。

八、抹法

【动作要领】

用单手或双手的拇指指面紧贴皮肤，作上下或左右往返移动。用力要适中，轻而不浮，重而不滞，动作缓和均匀（图 5–7）。

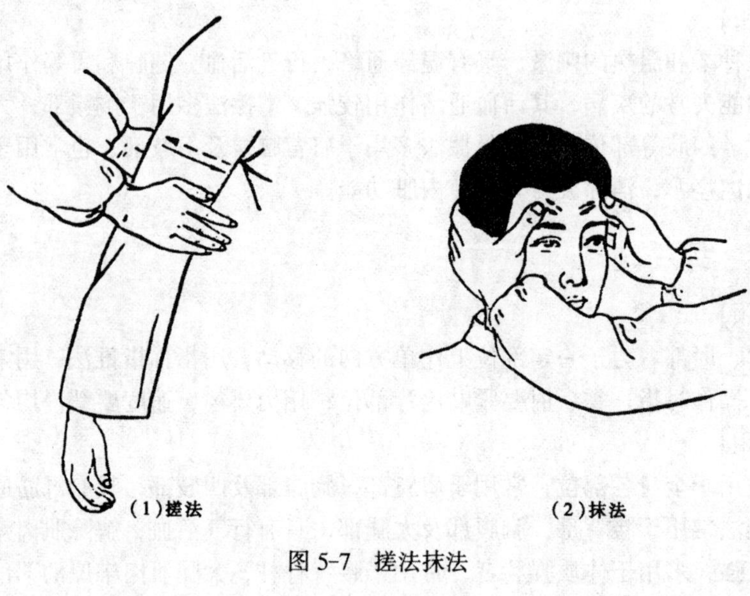

（1）搓法　　（2）抹法

图 5–7　搓法抹法

【临床应用】

抹法具有开窍镇静，醒脑明目的作用，常用于头面及颈项部，对头晕、头痛、失眠及颈项痛常用本法配合治疗。

九、抖法

【动作要领】

用双手握住病人的上肢或下肢远端，用力作连续快速小幅度的上下抖动，操作时用力要柔和，抖动幅度要小，频率要快（图 5-8）。

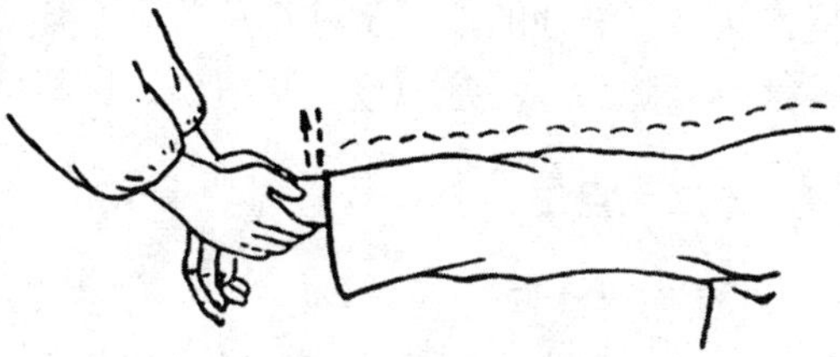

图 5-8 抖法

【临床应用】

抖法适用于四肢部，最常用于上肢，具有通经络，活气血，利关节的作用，可治疗肩、肘、腕关节疼痛和功能障碍。抖动时不能拉动病人躯体，更不能向下用力拉动肩关节，防止肩关节脱臼。

十、振法

【动作要领】

用手指或手掌按压在病人身体的一定部位或穴位上,作连续不断的上下快速振颤动作,使着力部位产生振动感觉,以手指着力于治疗部位的称指振法,以掌面着力于治疗部位的称掌振法。手部肌肉和前臂肌肉作强有力的静止性用力,将力集中在手指端或手掌部,作上下急骤振动动作,使着力部位产生振动,振动的力要渗透到深处,使治疗部位产生振颤感和微热感。

【临床应用】

振法适用于全身各部位和穴位，本法具有镇静安神，理气和中，消食导滞，调节肠胃功能等作用，治疗头痛、眩晕、失眠、胃痛、腹痛、消化不良等疾病。

十一、按法

【动作要领】

用拇指腹、手掌、尺骨鹰嘴着力于病人体表一定的部位或穴位上，逐渐用力下按，持续一定时间，按而留之，称为按法。以拇指腹着力按压称指按法；以单手掌或双手掌掌面着力按压称掌按法；屈肘关节，用尺骨鹰嘴按压称肘压法或肘按法。操作时要求按压方向要垂直于治疗部位，着力部位要紧贴体表，不可移动，用力由轻而重，以得气为度，产生酸、麻、胀、痛的感觉，酌情持续一定时间（图 5-9）。

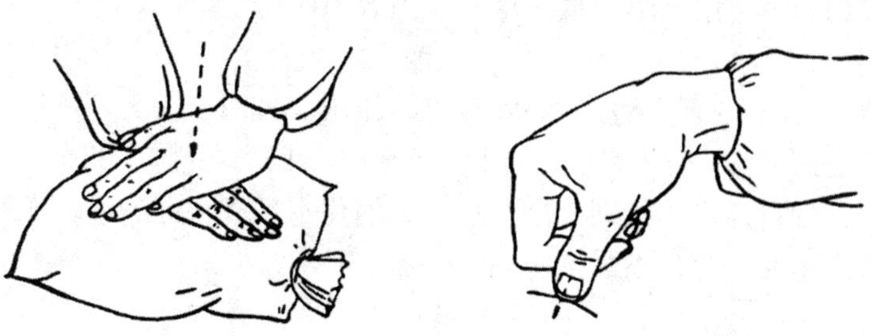

(1) 掌按法　　(2) 指按法

图 5-9 按法

【临床应用】

按法具有舒筋通络，解痉止痛，滑利关节，缓解肌肉痉挛，矫正脊柱畸形。指按法主要用于治疗头痛、胃脘痛、四肢关节疼痛等；掌按法主要用于治疗胃痛、腹痛、消化不良、急慢性腰痛、脊柱畸形、胸椎小关节紊乱症等；肘按法刺激量较大，多用于肌肉丰厚部位，腰臀部及大腿部，治疗急慢性腰扭伤、腰椎间盘突出症、腰椎退行性变等。

十二、点法

【动作要领】

点法有拇指点和屈指点两种，拇指点是用拇指端点压体表；屈指点有屈拇指，用拇指指间关节桡侧点压体表，有屈示指，用示指近侧指间关节点压体表。点法与按法的区别是：点法作用面积小，刺激较强。屈指点法操作时，应手握空拳，使治疗部位突出，便于使用，用力时要由轻而重，逐渐加力，以病人忍受为度。

【临床应用】

点法具有舒筋通络，解痉止痛，调和脏腑，开通闭塞等作用。可治疗头痛、眩晕、失眠、痹证、痿证、胃痛、腹痛、急慢性腰痛等。

十三、弹拨法

【动作要领】

医生用拇指着力于一定部位或穴位上，用力按至病人有酸胀感，再作与肌纤维垂直方向的来回拨动。医生拇指端要深触于肌腹之中，使病人有酸胀感，以能忍受为度，作与肌纤维垂直方向的拨动，力量由轻而重，动作均匀和缓。

【临床应用】

弹拨法具有舒筋通络，解痉止痛，剥离粘连，滑利关节等作用。可治疗肩关节周围炎、肱二头肌肌腱炎、颈椎病、腰椎间盘突出症、腰背筋膜炎等疾病。

十四、捏法

【动作要领】

医生用双手拇指指端顶住皮肤，示、中两指指面与拇指指端同时用力提捏肌肤，双手交替捻动向前推动；或示指屈曲，用示指桡侧顶住肌肤，与拇指指腹同时用力提捏肌肤，双手交替向前推动，均称捏法。捏动时指关节作连续灵活的挤捏，双手操作要协调，用力柔和，动作和缓，挤捏的力量适中，不能损伤皮肤（图 5-10）。

【临床应用】

捏法具有调和阴阳，行气活血，健脾和胃等作用。可用于头面、颈项、四肢和脊柱，最常用于脊柱，自下而上捏脊 3～5 次，有很好的调和阴阳，健脾和胃的作用。可治疗胃痛、消化不良、失眠、脊背疼痛，特别对小儿腹泻、消化不良有很好的治疗作用，也有很好的小儿保健作用，促进小儿发育，增强抗病能力。

十五、拿法

【动作要领】

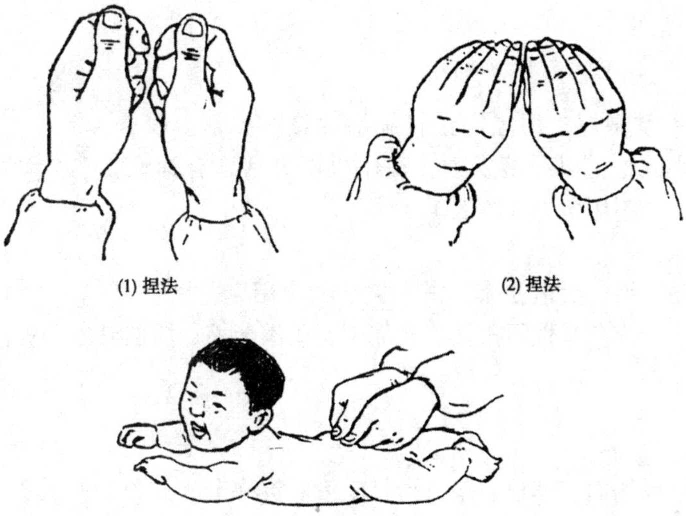

(1) 捏法　(2) 捏法

(3) 捏脊法

图 5-10　捏法

用拇指和示、中两指,或拇指与其余四指作相对用力,在一定部位或穴位上作一紧一松的提拿动作,称为拿法。操作时,用力由轻而重,轻柔缓和,有节奏性和连贯性,不能突然用力。

【临床应用】

拿法常配合其他手法用于颈项、肩部、四肢等部位，具有舒经通络，行气活血，散寒祛邪等作用。可治疗头痛、项强、肩关节周围炎、四肢关节肌肉疼痛、胃痛、风湿痹痛等。

十六、捻法

【动作要领】

用拇指、示指指面捏住一定部位，两指相对作搓揉动作。操作时，动作要灵活快速，用力柔和适中。

【临床应用】

捻法适用于四肢小关节，具有理筋通络，滑利关节的作用。常配合其他手法治疗指（趾）间关节的疼痛、肿胀、屈伸不利等症。

十七、踩跷法

【动作要领】

医生用单足或双足踩踏一定部位，称踩跷法。病人俯卧，在胸部和大腿部各垫 1～2 个枕头，使腰部腾空，医生双手扶在预先设置好的横木上，（最好使用象双杠似的踩床，双手扶在两侧横杠上）以控制自身体重和踩踏时的力量，同时用脚踩踏病人腰部，并作适当跳动，但足尖不能离开腰部。根据病人体质，选择适当的踩踏力量和弹跳幅度，病人呼吸自然，不可憋气（病人也可不用在胸部及大腿部垫枕头，病人俯卧在床上）。

【临床应用】

本法常用于腰椎间盘突出症的治疗，本法刺激量很大，必须谨慎使用，对体质虚弱，脊柱骨质有病变者均不能够使用本法。

十八、拍法

【动作要领】

五指并拢，手掌微屈，用虚掌拍打施治部位称拍法。操作时，肩、肘、腕要放松，以手腕发力，动作协调灵活，有弹性，有节奏，用力柔和，不用蛮力（图 5-11）。

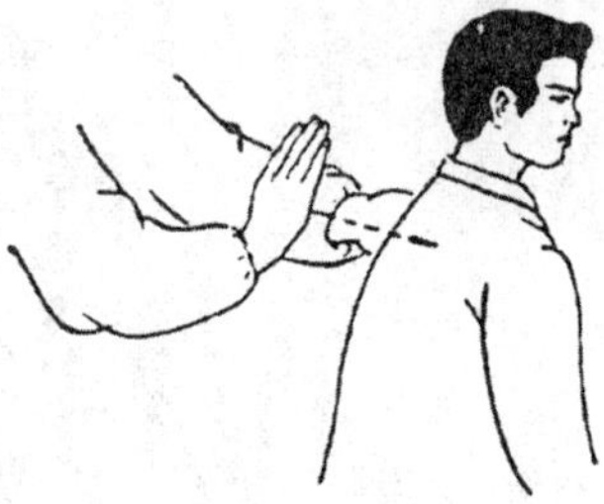

图 5-11 拍法

【临床应用】

拍法具有舒筋通络，活血祛瘀，滑利关节的作用，可用于腰背、四肢等部位。治疗急慢性腰扭伤、肩周炎、肌肉萎缩、肌肤麻木等症。

十九、击法

【动作要领】

用指尖、手掌尺侧面、掌根、拳背击打施治部位称击法（图 5-12）。

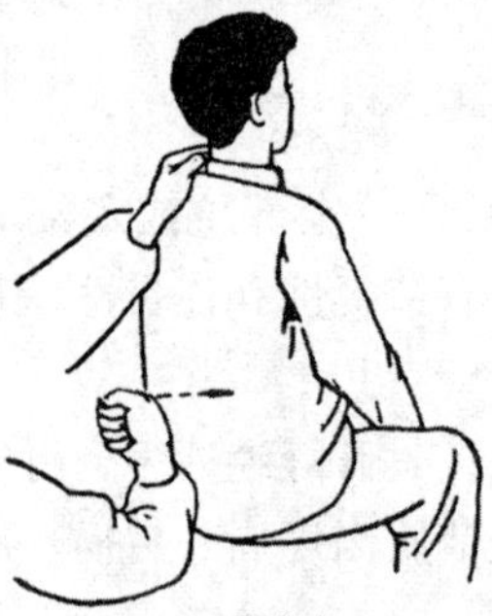

(1) 拳背击

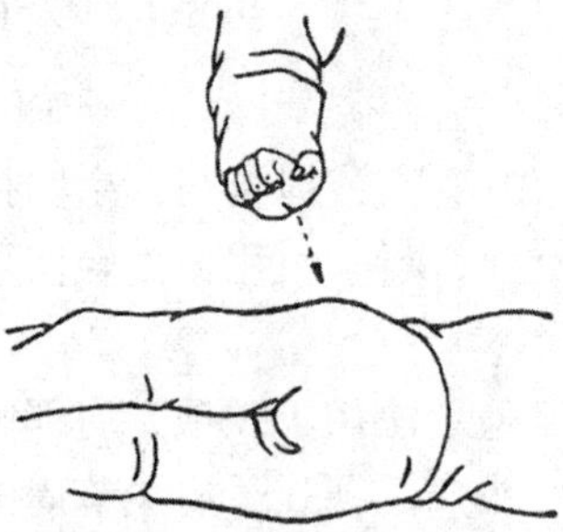

(2) 掌根击

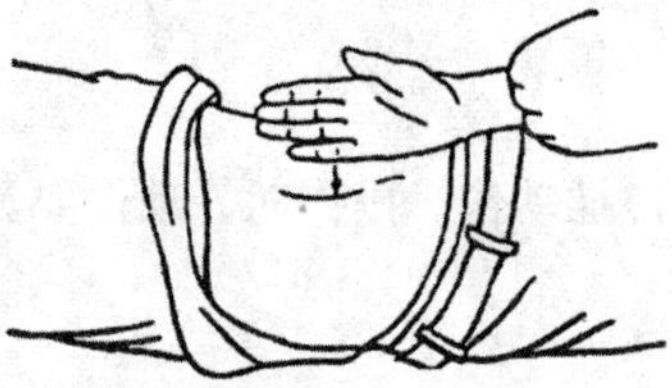

(3) 侧击（小鱼际击）

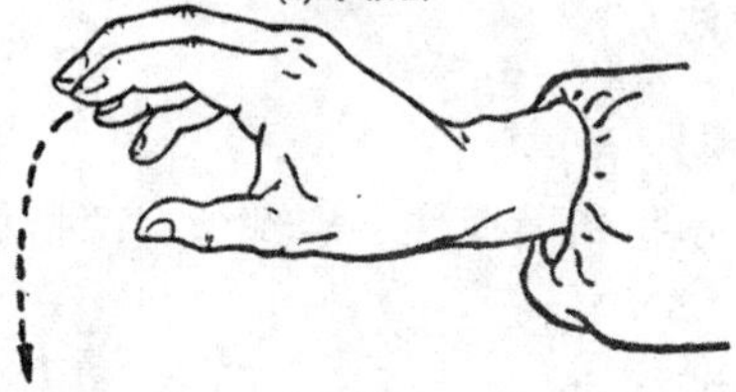

(4) 指尖击

图 5-12 击法

1. 用指尖轻轻击打体表称指击法。
2. 用单手或双手手掌尺侧部击打体表，称侧击法。操作时手指自然伸直，腕略背伸。
3. 用掌根部叩击体表，称掌击法。操作时手指自然松开，腕关节略背伸。
4. 用拳背平击体表，称拳背击法。操作时手握空拳，腕关节伸直。

【临床应用】

击法具有舒筋通络，滑利关节，缓解痉挛，开窍醒神等作用。用于头部、肩背、腰臀、四肢等部位。指击法主治头痛、肩背痛、肌肉萎缩、中风偏瘫等。掌击法、拳背击法主治脊背疼痛、肾虚腰痛等。侧击法治疗肩背、四肢疼痛，肌肉萎缩，肌肤不仁。

二十、摇法

使关节作被动环转活动，称摇法。

【动作要领】

1．颈项部摇法：用一手扶住病人头顶部，另一手扶住下颌，作左右环转摇动。

2．肩关节摇法：用一手扶住病人肩部，另一手握住腕部或托住肘部，作顺时针方向或逆时针方向环转摇动，称为托腕摇法或托肘摇法。或用双手握住病人腕部作顺时针方向或逆时针方向大幅度的环转摇动，称为大幅度摇法。

3．髋关节摇法：病人仰卧位，髋膝屈曲，医生一手托住病人足跟，另一手扶住膝关节，作髋关节环转摇动。

4．踝关节摇法：医生一手握住病人足跟，另一手握住足大趾部，作踝关节环转摇动。

操作时动作要缓和，用力要稳，摇动方向及幅度必须在正常生理范围内进行，由小到大，逐渐摇动（图 5-13）。

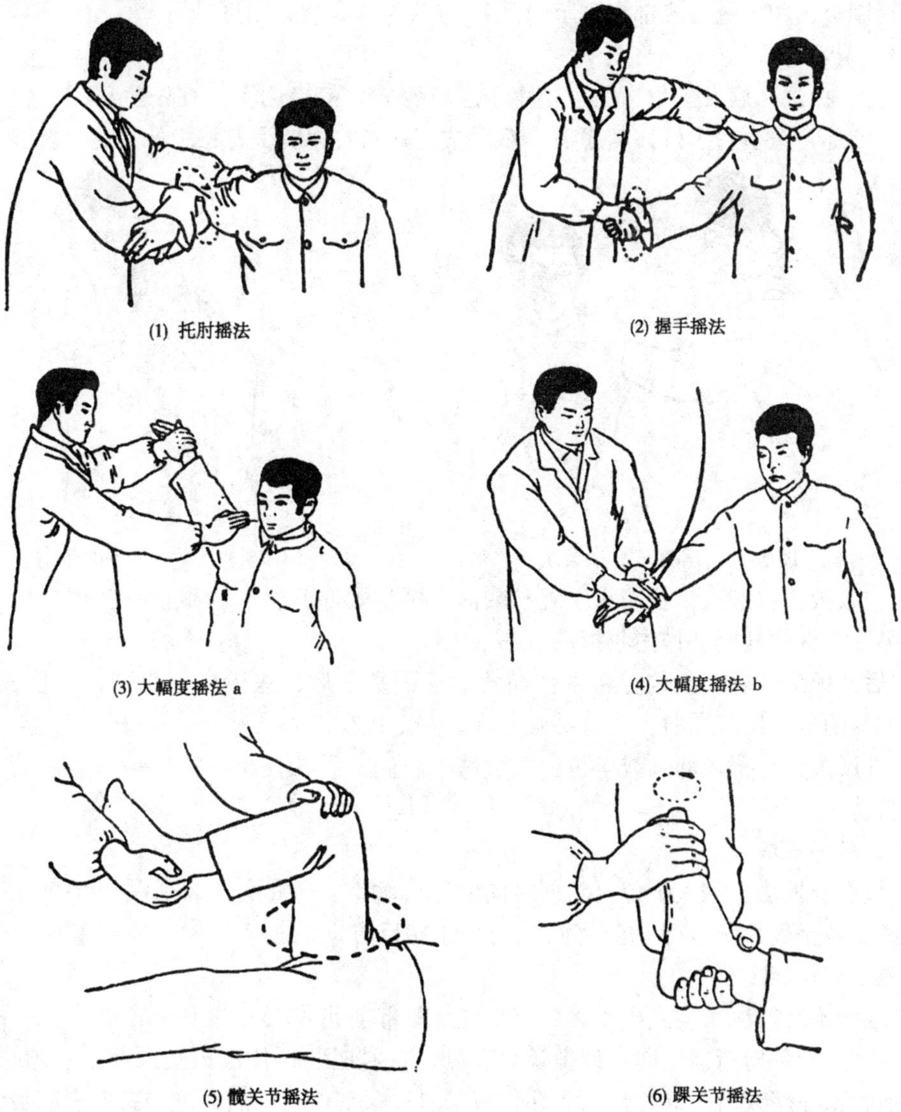

(1) 托肘摇法　(2) 握手摇法

(3) 大幅度摇法 a　(4) 大幅度摇法 b

(5) 髋关节摇法　(6) 踝关节摇法

图 5-13　摇法

【临床应用】

摇法具有滑利关节的作用。用于治疗肩周炎、颈椎病、外伤引起的关节强硬及屈伸不利等症。

二十一、扳法

医生用双手作同一方向或相反方向用力扳动肢体，使关节得以屈伸或旋转称为扳法。

【动作要领】

施用扳法时，动作要稳妥准确，轻巧灵活，不能超出正常生理活动范围。

【临床应用】

扳法具有舒筋通络，理筋整复，滑利关节等作用，可用于颈、肩、胸、腰等部位。治疗肩关节周围炎，颈、胸、腰部小关节紊乱。

（一）肩部扳法

1．上举扳法：病人坐位，医生半蹲于患肩侧方，将患侧手搭在医生肩后，使其肘部搁在医生上臂部，医生双手按住其患肩，然后站起并同时伸展手臂将患肢抬起（图 5–14）。

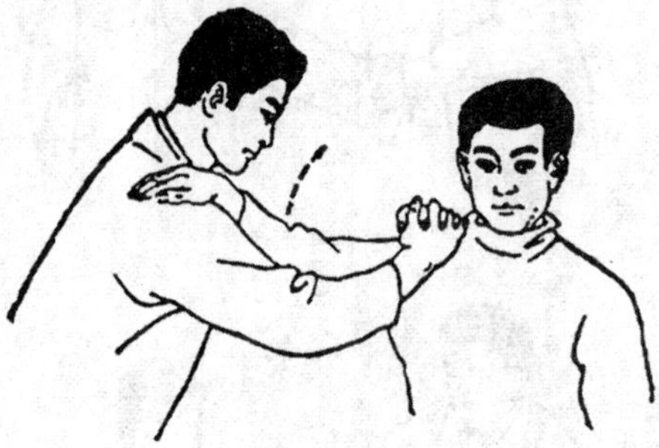

图 5–14　肩关节上举扳法

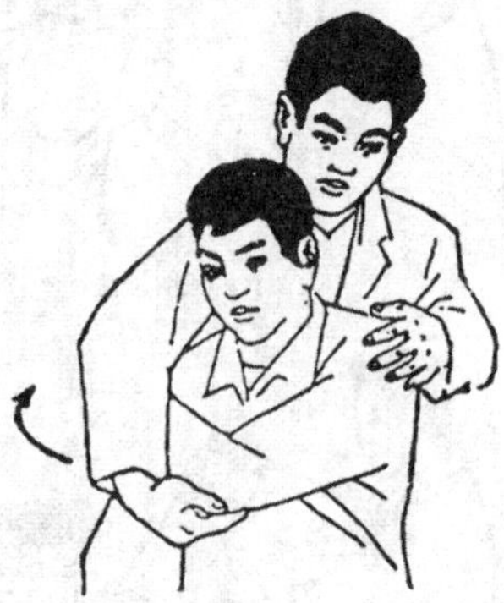

图 5–15　肩关节内收扳法

2．内收扳法：病人坐位，将手置于胸前，医生紧靠其背后，稳住其身体，用一手扶住患肩，另一手握住其肘部作内收扳动（图 5–15）。

3．后伸扳法：病人坐位，将手伸向背后，手掌向后，医生位于患侧，一手扶其肩部，另一手握其腕部，使其屈肘，手背贴其背后，往上扳拉。

4．外展扳法：病人仰卧或坐位，医生站于患侧，手扶住患肩，另一手握住其肘部作外展牵拉扳动。

（二）颈部扳法

1．颈部斜扳法：病人坐位，头部略向前屈，医生一手抵住枕部，另一手抵住下颌，使头向一侧旋转至最大限度时，两手同时用力作相反方向的扳动，常可听到响声。扳动应轻巧，不强求有响声。

2．颈椎旋转扳法：病人坐于无靠背低凳，颈部前屈 40°，（以棘突右偏为例）医生站于病人背后，以左手拇指顶住向右偏歪棘突右侧，右肘屈曲托住病人下颌部，手则扶住枕部，医生用前胸抵住病人后头部，使病人在作扳法时，颈部保持前屈角度，在向右旋转到最大限度时，两手同时用力，使病人颈部向右上作扳动，常可听到响声或触到偏歪棘突复位的移动感，病人颈部僵硬，不能扳动者，不可强行扳动（图 5–16）。

（三）胸部扳法

1．扩胸牵引扳法：病人坐位，令其两手交叉扣住，放于项部，医生用两手握住病人两肘部，并用一侧膝部顶住病人背部，向后拉双肘，作扩胸牵引扳动（图 5-17）。

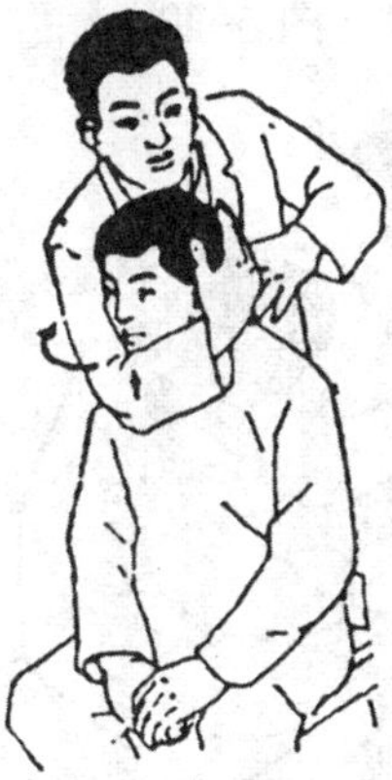

图 5-16　颈椎旋转扳法

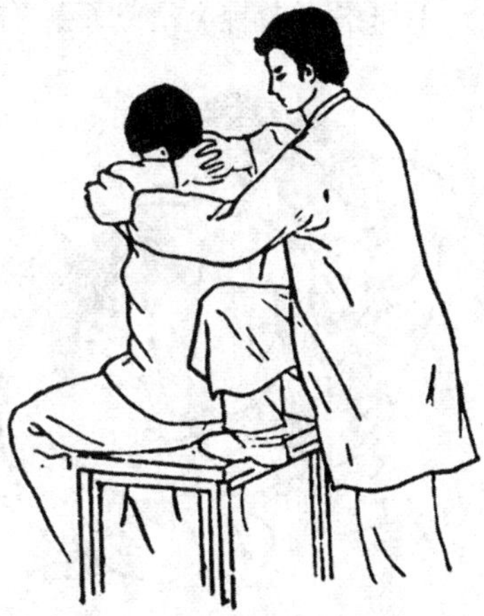

图 5-17　扩胸牵引扳法

2．胸椎对抗复位法：病人坐位，令其双手交叉扣住，置于项部，医生站其背后，一手握其上臂下端近肘关节处；另一手拇指在后顶按患者脊部；让患者挺胸的同时，医生握肘部之手向后方扳动，另一手拇指用力向前推按患椎棘突，使其复位。

（四）腰部扳法

1．腰部斜扳法：病人侧卧位，患肢在上呈屈曲位，健侧下肢在下呈伸直位，医生面对病人站立，用一手抵住肩前部，另一手抵住臀部，把腰被动旋转至最大限度后，两手同时用力作相反方向的扳动（图 5-18）。

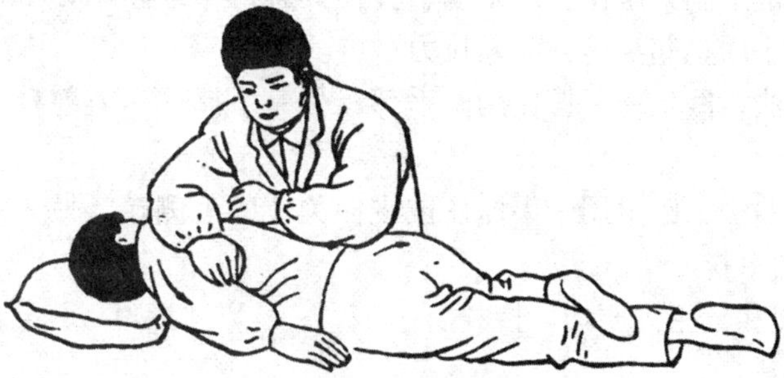

图 5-18　腰部斜扳法

2．腰部后伸扳法：病人俯卧位，医生一手托住病人两膝部，缓缓向上提起，另一手压在腰部患处，当腰部后伸到最大限度时，两手同时用力作相反方向扳动（图 5-19）。

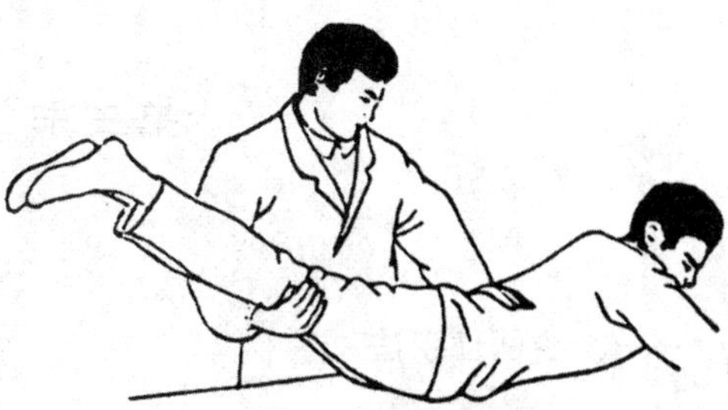

图 5-19　腰部后伸扳法

3．腰部旋转扳法：病人坐位，腰部放松，（以棘突右偏为例）一助手站在病人前方，用双膝关节挟住病人左侧膝关节，同时用双手按压在左侧大腿的上方，（用以固定骨盆）医生坐在病人背后，左手的拇指顶住病变棘突的右侧，右手从病人右侧腋下穿过按住其颈项，令病人主动弯腰，当弯至拇指感到棘突有活动时，右手用力将病人腰部向右上方旋转至最大限度时，两手同时用力作相反方向扳动，扳法成功，常可听到响声，左手拇指下有棘突滑动感，右偏的棘突恢复正常（图 5-20）。

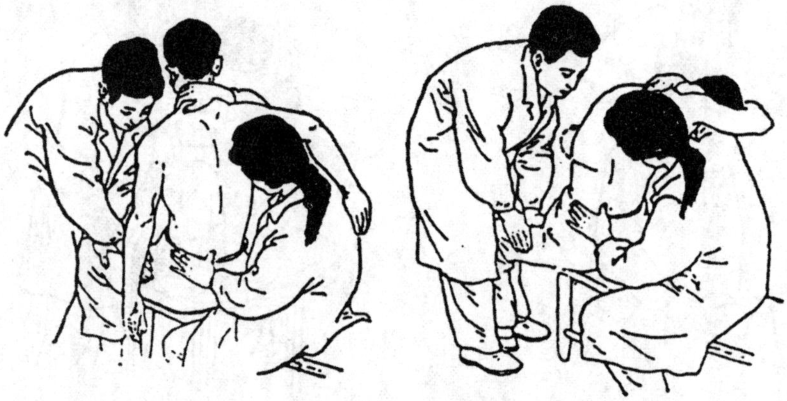

(1)　　(2)

图 5-20　腰椎旋转扳法

二十二、拔伸法

固定肢体或关节的一端，牵拉其另一端的方法，称为拔伸法。

【动作要领】

1. 头颈部拔伸法，病人坐位，医生站于病人背后，用两手掌托住病人两侧下颌，用力向上牵拉拔伸。操作时逐渐用力，持续一定时间，慢慢放松拔伸力。

2. 肩关节拔伸法，病人坐位，医生双手握住其腕部，逐渐用力牵拉，令病人身体向另侧倾斜，（或令一助手固定起身体）与牵拉力对抗。

3. 腕关节拔伸法，医生一手握住病人手部，另一手握住病人前臂下段，两手同时作相反方向的用力牵拉。

4. 指间关节拔伸法，医生用一手捏住被拔伸关节的近侧端，另一手握住其远侧端，两手同时作相反方向的牵拉。

操作时动作要缓和，用力要均匀持久。

【临床应用】

本法常用于关节错位、伤筋。

第三节　推拿分部手法

一、头面部手法

头面部手法以一指禅推法、点法、按法、拿法、揉法、击法组成，通过刺激头面穴位，舒筋通络、开窍醒脑、祛风止痛，可用于治疗头痛、头晕、失眠、面瘫、近视眼等疾病。手法操作时应轻柔和缓，灵活协调，用力适中，切不可损伤头面部皮肤。对由脑肿瘤、严重脑外伤、颅脑感染、脑血管病急性期等病引起的头痛，不能用推拿手法治疗。

根据病人情况可取坐位或卧位。

操作方法：

用一指禅推法自印堂，经攒竹、鱼腰、阳白、太阳至头维，往返 3～5 遍，自印堂推向神庭、百会，往返 3～5 遍，自睛明经迎香、地仓、下关、颊车、人中、环唇推至承浆。

根据病情点按头部穴位，如太阳、攒竹、头维、神庭、百会、风池等穴位，用力适中，以得气为度，时间 1～3 分钟。

拿五经：以中指置于督脉，示指、无名指置于膀胱经，拇指、小指置于足少阳胆经，进行拿法，自前发际经头顶向枕部沿五条经脉使用拿法，拿至两侧风池穴，操作 3～5 遍。

扫散法：（病人坐位）用大拇指与其余四指指峰着力于头侧部，稍用力，在耳之后上方沿胆经循行路线，自前上向后下作弧形单方向推动，左右各推 10～20 遍。

用合掌叩击法或指击法在前额、头顶、后头部操作 5～10 遍。

二、颈项部手法

颈项部手法以㨰法、一指禅推法、推法、拿法、按法、点法、揉法、摇法、拔伸法、扳法等组成，具有舒筋通络、滑利关节、理筋整复、散风止痛等作用，可治疗颈部软组织损伤、颈椎病、落枕、颈项部筋膜炎等。颈项部有重要的神经和血管通过，再使用扳法和摇法时，要小心慎重，颈项强硬，不可强行扳动。

操作方法：

用㨰法或一指禅推法自枕骨向下至大椎，经过肩中俞、肩外俞至肩峰，往返操作 3～5 遍。

点按风池、风府、大椎、肩中俞、肩外俞、肩井等穴。

推桥弓：用拇指偏峰或大鱼际自胸锁乳突肌的上端（翳风穴），向下推至缺盆穴，反复操作 10～15 遍，两侧交替进行，不可两侧同时进行。

拿颈项：自两侧风池穴向下拿至颈肩部，重点提拿肌肉紧张部位，由轻而重，反复数次，拿风池、拿肩井、拿缺盆。

颈部摇法、颈部扳法。

三、肩及上肢部手法

肩及上肢部手法以㨰法、一指禅推法、点法、按法、拿法、揉法、摇法、扳法、抖法等组成，具有舒筋通络、解痉止痛、滑利关节等作用，可治疗颈肩部软组织损伤、肩关节周围炎、肱骨内上髁炎、肱骨外上髁炎、腕管综合征等。

操作方法：

用㨰法、一指禅推法，在肩峰前方及肩后肩胛骨区域反复操作数次，大约 3～5 分钟，再在上臂、前臂内侧及外侧反复操作，在病变部位操作时间应长些。

点按肩中俞、肩外俞、天宗、肩髃、肩髎、肩贞、曲池、手三里、外关、合谷、小海、腕骨、后溪等，依据病情，重点点按，每穴点按时间可延长至 1～2 分钟，对喙突、结节间沟、肩峰、肱骨外上髁等部位的痛点也应重点点按。

拿法：自肩部向下拿至腕部，先拿外侧，再拿内侧，反复3～5遍，再用掌推法自腕部推向肩部，反复3～5遍，先内侧后外侧。

作肩部、肘部的摇法、扳法。

搓、抖上肢。捻手指，拔伸手指。

四、胸腹部手法

胸腹部手法以一指禅推法、点法、按法、揉法、推法、擦法、拿法等手法组成，具有舒筋通络、行气活血、健脾和胃、消积导滞等作用，可治疗胸壁软组织损伤、胃脘痛、胃下垂、泄泻、便秘等疾病。

操作方法：

用一指禅推法自膻中推向乳根、期门、章门，再自膻中推向鸠尾，经中脘、建里、神阙、气海至关元，往返3～5遍，操作时每穴可停留片刻。再用一指禅推法自不容穴向下推，经梁门、天枢、水道、归来至气冲，往返2～3遍。

点、按、揉膻中、中脘、期门、章门、气海、关元、天枢等穴位，用力适中，以气顺为度。

用拇指指腹自天突推至鸠尾，再用双手拇指指腹自鸠尾向两侧分推至腋中线，依次分推至小腹部，往返2～3遍。

用大鱼际揉绕脐在腹部按顺时针方向操作3～5遍。

用掌摩法在腹部绕脐摩腹3～5分钟。

也可用指振法或掌振法在膻中、中脘、神阙、气海穴治疗2～3分钟。

五、腰背部手法

腰背部手法以一指禅推法、㨰法、点法、按法、推法、捏法、擦法、扳法组成，具有舒筋通络、理筋整复、解痉止痛等作用，可治疗腰椎间盘突出症、强直性脊柱炎、急慢性腰腿痛、腰背部软组织损伤等。

操作方法：

用㨰法在背部、腰部两侧骶棘肌、腰骶部上下往返治疗2～3遍。

用一指禅推法自大椎向下推，经风门、肺俞、心俞、膈俞、肝俞、脾俞推至大肠俞、关元俞，操作2～3遍。

点按上述各穴位，以得气为度，依据病情，调整点法力度及时间。

用擦法沿督脉或膀胱经自上而下直擦3～5遍，以透热为度。

用捏法自长强至大椎及脊柱两旁自下而上捏3～5遍。

用拍法拍打背部、腰部两侧3～5遍，用拳背击法击打胸腰部脊柱2～3遍。

用扩胸牵引扳法、腰部斜扳法、腰部旋转扳法在胸腰部治疗。

六、下肢部手法

下肢部手法由㨰法、一指禅推法、拿法、揉法、点法、按法、擦法等手法组成，具有舒筋通络、解痉止痛、滑利关节等作用，可用于治疗股内收肌损伤、股四头肌损伤、半月板损伤、膝关节侧副韧带损伤、踝关节扭伤、踝管综合征等疾病。

操作方法：

用㨰法自臀部向下经大腿后侧、小腿后侧至跟腱部；自腹股沟下缘经大腿前侧、膝关节前部、小腿外侧至足背侧；自腹股沟下缘经大腿内侧至膝关节内侧，以上各往返操作 2～3 遍。

用一指禅推法自外膝眼经足三里、条口至解溪，自阳陵泉经光明、悬钟至丘墟，自委中经承筋、承山至昆仑，自上而下，往返各操作 2～3 遍。

点按髀关、伏兔、梁丘、足三里、解溪、秩边、承扶、委中、承山、昆仑、血海、三阴交、环跳、风市、阳陵泉、悬钟、太溪等穴位，依据病情，重点点按；也可用肘压法，按压肌肉丰厚部位的穴位，以病人忍受为度。

用揉法、拿法在臀部、大腿后侧、小腿后侧、小腿外侧，肌肉丰厚的部位进行治疗。

用摇法施治于髋关节、踝关节。

自学指导

【重点难点】

推拿手法是学习推拿的最基本的内容，首先要掌握手法的基本概念，各种手法的动作要领，不仅在理论上要了解手法的动作技巧，更主要的是要在实践操作上掌握每个手法。手法的实践性非常强，只有通过反复的练习，反复的实践，才能真正学会手法。手法的训练不是一朝一夕的事，往往手法表面作得很好，但是，由于练习时间太短，仍不具备治疗作用，需要踏踏实实地耐心练习，功夫不负有心人，水滴石穿，水到渠成。特别对传统特色较强的手法，如㨰法、一指禅推法、揉法、关节活动法，更应下功夫去学习。发挥中医传统手法的治疗作用，要在老师的指导下，逐渐体会手法的作用，初学者的手法治疗作用不强，容易引起对手法作用的怀疑，要细心观察老师的治疗，从每个手法的操作，到每个治疗过程，了解病人治疗后的反应和效果，增强对手法学习的信心。

一指禅推法、㨰法是很具有传统特色的手法，动作比较复杂，初学者难于掌握，只有通过长时间的认真训练，手法才能有治疗作用，训练时应循序渐进，腕关节和拇指关节不能做主动运动，应在前臂带动下运动，否则引起腕关节和拇指关节损伤。

点法、按法在操作时应逐渐用力，持续一定时间，同时应注意点按的方向，突然的下按会引起穴位和痛点的剧烈疼痛，令病人不能忍受。在使用肘压法时，更应注意按压部位。肘压法多用于腰、臀部和肩部。在背部按压时应特别小心，以免引起肋骨骨折。点按法常可引起拇指损伤，也可用按摩杵或按摩杠杆代替，避免手指损伤，同时也可以增强治疗效果。

在使用颈部和腰部的扳法时，应对治疗部位做必要的物理检查，以除外结核、肿瘤等不适合手法治疗的疾病。在扳法操作时，扳动应控制在正常生理活动范围内。在使用颈部扳法时，对患有高血压、脑动脉硬化、严重骨质疏松、严重颈椎退变等疾病的病人，应谨慎使用。

在分部手法操作时，各种手法交替要连贯自然，分部手法不仅可以治疗疾病，而且常是身体保健的一部分。

【学习思考题】

1. 什么是推拿手法?
2. 推拿手法的要求是什么?
3. 一指禅推法的动作要领。
4. 㨰法的动作要领。
5. 点法、按法的区别。
6. 腰椎斜扳法如何操作?
7. 擦法如何操作?
8. 说出 4 种常用的肩部扳法。
9. 使用颈椎扳法应注意什么?
10. 颈部斜扳法的操作。
11. 推拿常用于治疗哪些疾病?
12. 推拿的禁忌证。
13. 推拿手法的命名。
14. 推拿分部手法由哪几部分组成?各部位如何操作?

第六章　经络与腧穴

【目的要求】

1. 了解经络的定义、功能、组成、循行。
2. 掌握腧穴的定义、治疗作用及命名。
3. 掌握常用腧穴的位置、治疗作用和推拿操作手法。

【自学时数】

3 学时。

经络和腧穴是学习推拿的重要内容，掌握常用腧穴的位置、治疗作用及对腧穴的推拿手法操作是学习中医推拿的重要组成部分，也是中医推拿的特点。点按腧穴是推拿治病的重要手段。

第一节　经　　络

经络学说是中医学的基本理论，在中医学的诊断、治疗、生理、病理方面，都离不开经络学说。经络学说是研究人体经络系统的循行分布、生理功能、病理变化及其与脏腑关系的一种理论学说。经络是经脉和络脉的总称。经，有路径的含义，经脉贯通上下，沟通内外，是经络系统中的主干；络，有网络的含义，络脉是经脉别出的分支，较经脉细小，纵横交错，遍布全身，无处不至。经络是运行全身气血的通路，并能联络脏腑肢节，沟通上下内外，调节机体内各部分的功能。通过经络在全身有规律的循行和错综复杂的联络交会，把人体的五脏六腑、四肢百骸、五官九窍、皮肉筋脉等组织器官连结成一个有机统一的整体。

经络系统的组成

经络系统是由经脉和络脉组成的。其中包括十二经脉和奇经八脉，以及附属于十二经脉的十二经别、十二经筋、十二皮部。络脉有十五络、浮络、孙络等。

（一）十二经脉

十二经脉即手三阴经（肺、心包、心）、手三阳经（大肠、三焦、小肠）、足三阳经（胃、胆、膀胱）、足三阴经（脾、肝、肾）的总称。它们是经络系统的主体，故又称之为“十二正经”。

1. 名称分类：十二经脉的名称是根据脏腑、手足、阴阳而定的。它们分别隶属于十二脏腑，各经都用其所属脏腑的名称，结合循行于手足、内外、前中后的不同部位，根据阴阳学说而给予不同的名称。如将其中隶属于六腑，循行于四肢外侧的经脉称为阳经，阴经属脏，行于四肢的内侧，并根据阴阳衍化的道理分为三阴三阳，这样就订出了手太阴肺经，手阳明大肠经等十二经脉名称。

2. 在体表的分布规律：它们左右对称地分布于头面、躯干和四肢，纵贯全身。六条阴经分布四肢内侧和胸腹，其中上肢的内侧是手三阴经，下肢的内侧是足三阴经；六条阳经分布于四肢的外侧和头面、躯干，其中上肢的外侧是手三阳经，下肢外侧是足三阳经。手、足三阳经在四肢的排列是阳明在前，少阳在中，太阳在后。手三阴经在上肢的排列是太阴在前，厥阴在中，少阴在后。足三阴经在小腿下半部及足背，排列是厥阴在前，太阴在中，少阴在后，至内踝上 8 寸处，足厥阴经同足太阴经交叉后，循行在太阴与少阴之间，使成为太阴在前，厥阴在中，少阴在后。

3. 十二经脉的循行走向与交接规律：循行走向为手三阴经从胸走手，交手三阳；手三阳经从手走头，交足三阳；足三阳经从头走足，交足三阴；足三阴经从足走腹（胸），交手三阴。如此构成了一个“阴阳相贯，如环无端”的循环经络。

4. 十二经脉的表理关系及流注次序：十二经脉分别络属于相应的脏腑，从而构成脏腑阴阳的表里相合关系。即：手阳明大肠经与手太阴肺经相表里；手少阳三焦经与手厥阴心包经相表里；手太阳小肠经与手少阴心经相表里；足阳明胃经与足太阴脾经相表里；足少阳胆经与足厥阴肝经相表里；足太阳膀胱经与足少阴肾经相表里。

十二经脉分布在人体内外，其经脉中的气血运行是循环贯注的。即从手太阴肺经开始经示指端传至手阳明大肠；手阳明大肠经鼻孔旁传至足阳明胃；足阳明胃经足大趾端传至足太阴脾；足太阴脾经心中传至手少阴心；手少阴心经小指端传至手太阳小肠；手太阳小肠经目内眦传至足太阳膀胱经；足太阳膀胱经足小趾端传至足少阴肾；足少阴肾经胸中传至手厥阴心包；手厥阴心包经无名指端传至手少阳三焦；手少阳三焦经目外眦传至足少阳胆；足少阳胆经足大趾甲后丛毛处传至足厥阴肝；足厥阴肝经胸中再传至手太阴肺。如此就构成了一个周而复始，如环无端的传注系统。气血通过经脉，内到脏腑器官，外达肌表，营养全身。

（二）奇经八脉

奇经八脉是督脉、任脉、冲脉、带脉、阴跷脉、阳跷脉、阴维脉、阳维脉的总称。它们与十二正经不同，即无表里配合关系，又不直属脏腑，“别道奇行”，又称“奇经”。

奇经八脉交错地循行分布于十二经脉之间，其作用主要体现于两方面。其一，沟通了十二经脉之间的联系。奇经八脉将部位相近、功能相似的经脉联系起来，达到统摄有关经脉气血、协调阴阳的作用。督脉与六阳经有联系，称为“阳脉之海”，具有调节全身阳经经气的作用；任脉与六阴经有联系，称为“阴脉之海”，具有调节全身诸阴经经气的作用；冲脉与任脉、督脉、足阳明、足少阴等经有联系，故有“十二经之海”、“血海”之称，具有涵蓄十二经气血的作用；带脉约束躯干部的诸条经脉；阴阳维脉联系阴经与阳经，分别主管一身之表里；阴阳跷脉主持阳动阴静，共司下肢运动与寤寐。其二，奇经八脉对十二经气血有蓄积和渗灌的调节作用。当十二经脉及脏腑气血旺盛时，奇经八脉能加以蓄积，当人体功能活动需要时，奇经八脉又能渗灌供应。

冲、带、跷、维六脉腧穴，都寄附于十二经与任脉、督脉之中，惟任脉、督二脉各有所属腧穴，故与十二经相提并论，合称为“十四经”。十四经具有一定的循行路线，病候及所属腧穴，是经络系统的主要部分。

奇经八脉的分布：八脉中的督脉、任脉、冲脉皆起于胞中，同出会阴，称为“一源三岐”，其中督脉行于腰背正中，上至头面；任脉行至胸腹正中，上抵颏部；冲脉与足少阴肾经相并上行，环绕口唇。带脉起于胁下，环行腰间一周。阴维脉起于小腿内侧，沿腿股内侧上行，至咽喉与任脉会合。阳维脉起于足跗外侧，沿腿膝外侧上行，至项后与督脉会合。阴跷脉起于足跟内侧，随足少阴等经上行，至目内眦与阳跷脉会合。阳跷脉起于足跟外侧，伴足太阳经上行，至目内眦与阴跷脉会合。

（三）十五络脉

十二经脉和任督二脉各自别出一络，加上脾之大络，共计 15 条，称为“十五络”，分别以十五络所发出的腧穴命名。其作用主要是沟通各组表里的经脉。加强十二经脉的循行传注。

十五络脉的分布特点是：十二经脉的别络在四肢肘膝关节以下本经络穴处别出后，均走向其表里经脉（阴经别络于阳经，阳经别络于阴经）；任脉的别络从鸠尾分出后，散布于腹部，以沟通腹部的经气；督脉别络散布于头部，左右别走足太阳经，以沟通背部经气；脾之大络从大包分出，散布胸胁，以沟通侧胸部经气。全身络脉中十五络较大，络脉中浮行于浅表部位的称为“浮络”。络脉中最细小的分支称为“孙络”，遍布全身，难以计数。

（四）十二经别

十二经别是十二正经离合出入的别行部分，是正经别行深入体腔的支脉。

十二经别从四肢肘膝上下的正经离别，再深入胸腹。十二经别的主要作用是对十二经脉起着离、合、出、入于表里经之间，加强了内外的联系，有濡养脏腑的作用。

十二经别的分布特点是：所行路径，从肘膝上下正经别出后，经过躯干深入内脏，上至头、项；并于头顶之处，阳经经别合于阳经经脉；阴经经别合于相表里的阳经经脉，故有“六合之称”。足太阳，足少阴经别，从腘部分出，入走肾与膀胱，上出于项，合于足太阳膀胱经；足少阳、足厥阴经别从下肢分出，行至毛际，入走肝胆，上系于目，合于足少阳胆经；足阳明、足太阴经别从髀部分出，入走脾胃，上出鼻頞，合于足阳明胃经；手太阳，手少阴经别从腋部分出，入走心与小肠，上出目内眦，合于手太阳小肠经；手少阳，手厥阴经分别从所属正经分出，进入胸中，入走三焦，上出耳后，合于手少阳三焦经；手阳明、手太阴经别从所属正经分出，入走肺与大肠，上出缺盆，合于手阳明大肠经。

十二经别通过经别离、入、出、合的循行分布，加强了脏腑之间的联系，使十二经脉对人体各部分的联系更趋周密，扩大了经穴主治的范围。

（五）十二经筋

十二经筋是十二经脉之气结聚于筋肉关节的体系，其主要作用是联结筋肉、骨骼，保持人体正常的运动功能。十二经筋的分布特点：十二经筋的分布与十二经脉的体表通路基本一致，其循行走向均从四肢末端走向头身，行于体表，不入内脏，结聚于关节、骨骼部。足三阳经筋起于足趾、循股外上行结于頄（面部）；足三阴经筋起于足趾，循股内上行结于阴器（腹部）；手三阳经筋起于手指，循臑外上行结于角（头部）；手三阴经筋起于手指，循臑内上行结于贲（胸部）。各经筋在循行途中还在踝、腘、膝、股、髀、腕、肘、臂、腋、肩、颈等关节或骨骼处结聚，特别是足厥阴经筋，除结于阴器，并能总络诸筋。

（六）十二皮部

十二皮部是十二经脉功能活动反映于体表的部位，也是络脉之气散布的所在。《素问·皮部论》说："凡十二经络脉者，皮之部也。"

十二皮部的分布区域，是以十二经脉在体表的分布范围为依据的。《素问·皮部论》说："欲知皮部，以经脉为纪。"由于皮部位于人体的最外层，是机体的卫外屏障。当机体卫外功能失常时，病邪可通过皮部深入络脉、经脉以至脏腑。《素问·皮部论》所说："邪客于皮则腠理开，开则邪入客于络脉，络脉满则注入经脉，经脉满则入合于脏腑也。"这就是外邪由表入里的一个方面。反之，当机体内脏有病时，亦可通过经脉、络脉而反应于皮部。由此可见，皮部与内脏也是密切相关的。

上述十二经脉、奇经八脉、十五络、十二经别，十二经筋和十二皮部等共同组成经络系统，成为不可分割的整体。

第二节 腧 穴

腧穴是人体脏腑经络之气输注于体表的部位。腧与"输"通，有转输的含义，"穴"即孔隙的意思。腧穴与经络是密切相连的。人体的腧穴均分别归属于各经络，而经络又隶属于一定脏腑，这就使腧穴、经络、脏腑的相互联系成为不可分割的关系。凡是有一定的名称和一定部位，按照十四经排列的腧穴称为"经穴"；没有列入十四经，而从临床实践中发现总结出的经验穴，称为经外奇穴；无一定名称和位置，是以压痛点而定的穴称为阿是穴，又称天应穴。

一、腧穴的分类与命名

（一）腧穴的分类

腧穴分为十四经穴，经外奇穴、阿是穴 3 类。

（二）腧穴的命名

1. 依据所在部位：部分腧穴是根据腧穴所在部位、解剖名称或相关部位的特点而命名的。如腕旁的腕骨，乳下的乳根，脊间的脊中等。

2. 结合中医理论：一些腧穴是根据其部位或治疗作用，结合阴阳、脏腑等中医学理论来命名的，如上肢的阳池、阳谷。

3. 根据治疗作用：部分腧穴是根据其对某种病证的特殊治疗作用而命名，如治疗水肿的水道、水分，治脏腑疾病的心俞、肝俞等。

4. 参照动植物名称：以腧穴的局部形象而命名，如膝下的犊鼻，胸腹部的鸠尾。

5. 借助地貌：利用自然地理的名称命名，如水沟、承山、商丘、大陵等。

6. 利用建筑物名称：以建筑物的名来比喻这些腧穴的所在部位。如神阙、印堂等。

二、腧穴的治疗作用

（一）近治作用

这是一切腧穴主治作用所具有的共同特点。这些腧穴均能治疗该穴所在部位及邻近组织、器官的病症。如睛明治疗眼病等。

（二）远治作用

这是十四经腧穴主治作用的基本规律。在十四经腧穴中，尤其是十二经脉在四肢肘膝关节以下的腧穴，不仅能治局部病症，而且还可治疗本经循行所及的远隔部位的脏腑、组织、器官的病症，有的甚至具有影响全身的作用，如合谷、足三里等。

（三）特殊作用

某些腧穴，对机体的不同状态，可以起着双向良性调整作用。如天枢穴对泄泻、便秘都有治疗作用。大椎退热、至阴矫正胎位等，均是其特殊的治疗作用。

总之，十四经穴的治疗作用，归纳起来是：本经腧穴能治本经病，表里经腧穴能相互治疗表里两经病，邻近经穴能配合治疗局部病。各经穴的主治作用既有特殊性，又有其共同性。

三、特定穴

特定穴是指具有特殊治疗作用的经穴。由于其主治功能不同，因此各有特定名称和含义。

（一）五输穴

五输穴即十二经脉分布在肘、膝关节以下的井、荥、输、经、合穴，简称“五输”，其分布次序是，从四肢末端向肘膝方向排列的。经气所出，像水的源头，称为“井”；经气所溜，像刚出的泉水微流，称为“荥”；经气所注，像水流由浅入深，称为“输”；经气所行，像水在通畅的河中流过，称为“经”；最后经气充盛，由此深入而汇合于脏腑，恰像百川汇合入海，称为“合”。

（二）原穴、络穴

“原”即本源，原气之意。原穴是脏腑原气经过和留止的部位。十二经脉在四肢各有 1 个原穴，又名“十二原”。在六阳经，原穴单独存在，排列在输穴之后，六阴经则以输为原。“络”即联络之意，络脉从经脉分出的部位各有 1 个腧穴叫络穴。络穴具有联络表里两经的作用。十二经的络穴皆位于四肢肘膝关节以下，加之任脉络穴鸠尾位于腹部，督脉络穴长强位于尾骶部，脾之大络大包穴位于胸胁，共 15 穴，故又称“十五络穴”。

（三）俞穴、募穴

俞穴是脏腑经气输注于腰背部的腧穴；募穴是脏腑经气汇聚于胸腹部的腧穴。它们均分布于躯干部，与脏腑有密切关系。

（四）八会穴

“会”即聚会之意，八会穴即脏、腑、气、血、筋、脉、骨、髓的精气聚会的 8 个腧穴，分布于四肢和躯干部。

（五）郄穴

“郄”有空隙之意，郄穴是各经经气深集的部位。十二经脉及阴阳跷脉，阴阳维脉各有

1 个郄穴，共 16 郄穴，分布于四肢肘膝关节以下。

(六) 下合穴

下合穴是指手足三阳六腑之气下合于足三阳经的 6 个腧穴，故称下合穴。分布于膝关节附近。

(七) 八脉交会穴、交会穴

八脉交会穴是指奇经八脉与十二经脉之气相交会的 8 个腧穴，故称“八脉交会穴”。分布于腕踝关节上下。

交会穴是指两经以上的经脉相交或会合处的腧穴，分布于躯干部。

四、常用腧穴

(一) 手太阴肺经

手太阴肺经起于中焦，向下联络大肠，回绕过来沿着胃的上口，通过横膈，属于肺脏，从“肺系”横行出中府，向下沿上臂内侧，行于手少阴经和手厥阴经的前面，下行到肘窝中，沿着前臂内侧前缘，进入寸口，经过鱼际，沿着鱼际的边缘，出拇指内侧端（少商穴）。手腕后方支脉从列缺处分出，一直走向示指内侧端（商阳），与手阳明大肠经相接。

手太阴肺经主治：咳嗽、气喘、少气不足以息、咳血、伤风、胸部胀满，咽喉肿痛，手臂痛，肩背部寒冷、疼痛等症。

1. 中府：

位置：胸前壁外上方，前正中线旁开 6 寸，平第一肋间隙处。

主治：咳嗽、气喘、肺胀满、胸痛，肩背痛。

操作方法：一指禅推、按、揉、点法。

2. 云门：

位置：胸前壁外上方，距前正中线旁开 6 寸，锁骨外端下缘凹陷中取穴。

主治：咳嗽、气喘、胸痛、肩痛。

操作手法：一指禅推、按、揉、点法。

3. 天府：

位置：腋前皱襞上端水平线下 3 寸，肱二头肌外缘。

主治：气喘、肩臂酸痛，鼻衄。

操作手法：一指禅推、按、揉、点法。

4. 侠白：

位置：天府穴下 1 寸，肘横纹上 5 寸。

主治：气喘、咳嗽、肩臂背痛、干呕、烦满。

操作手法：按、揉、点法。

5. 尺泽：

位置：肘横纹中，肱二头肌腱桡侧缘。

主治：咳嗽、气喘、咳血、潮热、胸部胀满、咽喉肿痛、小儿惊风、吐泻、肘臂挛痛。

操作手法：一指禅推、按、揉、点法。

6. 孔最：

位置：尺泽穴与太渊穴连线上，腕横纹上 7 寸处。

主治：咳嗽、气喘、咳血、咽喉肿痛、肘臂挛痛、痔疾。

操作手法：一指禅推、按、揉、点法。

7. 列缺：

位置：桡骨茎突上方，腕横纹上 1.5 寸。

主治：伤风、头痛、项强、咳嗽、气喘、咽喉肿痛、口眼㖞斜、齿痛。

操作手法：一指禅推、按、揉、捏法。

8. 经渠：

位置：桡骨茎突内侧，腕横纹上 1 寸，桡动脉桡侧凹陷中。

主治：咳嗽、气喘、胸痛、咽喉肿痛、手腕痛。

操作手法：揉、掐、一指禅推法。

9. 太渊：

位置：掌后腕横纹桡侧端，桡动脉桡侧凹陷中。

主治：咳嗽、气喘、咳血、胸痛、咽喉肿痛、腕臂痛。

操作手法：揉、按法。

10. 鱼际：

位置：第 1 掌骨中点，赤白肉际处。

主治：咳嗽、咳血、咽喉肿痛、失音、发热。

操作手法：点、揉、掐、按法。

11. 少商：

位置：拇指桡侧指甲角旁约 0.1 寸。

主治：中风昏迷、手指挛痛、小儿惊风、咽喉肿痛、咳嗽、鼻衄。

操作手法：掐。

（二）手阳明大肠经

手阳明大肠经起于示指末端（商阳），沿着示指内侧向上，过第 1、第 2 掌骨之间（合谷），上行入拇长伸肌腱与拇短伸肌腱之间的凹陷处，沿前臂前方，至肘部外侧，再沿上臂外侧前缘，上走肩端（肩髃），沿肩峰前缘，向上出于颈椎，再向下入缺盆部，联络肺脏，通过横膈，属于大肠。缺盆分支走颈部，通过面颊，进入下齿龈，回绕至上唇，交叉于人中，右脉向左，左脉向右，分布在鼻孔两侧（迎香），与足阳明胃经相接。

手阳明大肠经主治：头面、五官、咽喉病、热病及经脉循行部位的其他病症。

1. 商阳：

位置：示指桡侧指甲角旁约 0.1 寸。

主治：咽喉肿痛、齿痛、耳聋、手指麻木、热病、颌肿、昏迷。

操作手法：掐法。

2. 二间：

位置：握拳，当示指桡侧掌指关节前凹陷中。

主治：咽喉肿痛、口眼㖞斜、齿痛、热病、鼻衄、肩背疼痛、头痛。

操作手法：点、掐法。

3. 合谷：

位置：手背，第 1、第 2 掌骨之间，约平第 2 掌骨中点处。

操作手法：掐、点、按法。

4. 阳溪：

位置：腕背横纹桡侧端，拇短伸肌腱与拇长伸肌腱之间的凹陷中。

主治：头痛、目赤肿痛、耳聋、齿痛、咽喉肿痛、手腕痛。

操作手法：点、按、掐法。

5. 偏历：

位置：在阳溪穴与曲池穴连线上，阳溪穴上 3 寸处。

主治：目赤、耳鸣、鼻衄、喉痛、手臂酸痛、水肿。

操作手法：按、拿、揉法。

6. 温溜：

位置：在阳溪穴与曲池穴连线上，阳溪穴上 5 寸处。

主治：头痛、面肿、咽喉肿痛、疔疮、肩背酸痛、肠鸣腹痛。

操作手法：一指禅推、拿、按、揉法。

7. 下廉：

位置：在阳溪穴与曲池穴连线上，曲池穴下 4 寸处。

主治：头痛、肩臂酸痛、半身不遂、手臂麻木、肠鸣腹痛。

操作手法：一指禅推、拿、按、揉法。

8. 上廉：

位置：在阳溪穴与曲池穴连线上，曲池穴下 3 寸处。

主治：头痛、眩晕、目痛、肘臂痛、腹胀、腹痛。

操作手法：一指禅推、拿、按、揉法。

9. 手三里：

位置：在阳溪与曲池连线上，曲池穴下 2 寸处。

主治：肘挛、屈伸不利、手臂麻木酸痛。

操作手法：一指禅推、拿、按、揉法。

10. 曲池：

位置：屈肘，成直角，当肘横纹外端与肱骨外上髁连线的中点。

主治：发热、高血压、手臂肿痛、肘痛、上肢不遂、腹痛吐泻、癫狂。

操作手法：拿、按、揉、点法。

11. 臂臑：

位置：在曲池穴与肩髃穴连线上，曲池穴上 7 寸、三角肌下缘。

主治：肩臂痛，颈项强痛、瘰疬、目疾。

操作手法：一指禅推、点、拿、掐法。

12. 肩髃：

位置：肩峰端下缘，当肩峰与肱骨大结节之间，三角肌上部中央。肩平举时，肩部出现两个凹陷，在前方的凹陷中。

主治：肩臂痛、肩关节活动障碍、偏瘫。

操作手法：一指禅推、按、揉法。

13．巨骨：

位置：锁骨肩峰端与肩胛冈之间凹陷中。

主治：肩臂挛痛不遂、瘰疬、瘿气。

操作手法：按、揉、掐法。

14．迎香：

位置：鼻翼旁0.5寸，鼻唇沟中。

主治：鼻炎、鼻塞、口眼㖞斜、面痒、胆道蛔虫症。

操作手法：按、揉、掐、一指禅推法。

（三）足阳明胃经

足阳明胃经起于鼻翼两则（迎香），上行至鼻根部，左右相交，经过足太阳经的睛明穴，向下沿着鼻外侧（承泣），进入上齿龈内，回出环绕口唇，向下交会于颏唇沟承浆（任脉）处，再向后沿着口腮后下方，出于下颌大迎处，沿着下颌角颊车，上行耳前，经过上关（足少阳经），沿着发际，到达前额（神庭）。面部支脉：从大迎前下走人迎，沿着喉咙，进入缺盆部，向下通过横膈，属于胃，联络脾脏。缺盆部支脉：经乳头，向下挟脐旁，进入少腹两侧气冲。胃下口部支脉：沿着腹里向下到气冲会合，再下行髀关，走伏兔部至膝盖，沿着胫骨外侧前缘，下经足跗，进入第2足趾外侧端（厉兑）。胫部支脉：从膝下3寸（足三里）处分出进入足中趾外侧。足跗部支脉：从跗上（冲阳）分出，进入足大趾内侧端（隐白），与足太阴脾经相接。

足阳明胃经主治：肠鸣腹胀、水肿、胃痛、呕吐或消谷善饥、口渴、咽喉肿痛、鼻衄、胸部及膝髌等本经循行部位疼痛，热病、发狂等症。

1．承泣：

位置：目正视，瞳孔直下，当眶下缘与眼球之间。

主治：目赤肿痛、流泪、夜盲、口眼㖞斜。

操作手法：按、揉、掐法。

2．四白：

位置：目正视瞳孔直下，当眶下孔凹陷中。

主治：目赤痛痒、目翳、口眼㖞斜、头痛、眩晕。

操作手法：按、揉、一指禅推法。

3．地仓：

位置：口角旁0.4寸。

主治：流涎、口眼㖞斜。

操作手法：一指禅推、按、揉法。

4．大迎：

位置：下颌角前1.3寸凹陷中，咬肌附着部前缘，闭口鼓气时即出现一沟形凹陷，即于凹陷下端取之。

主治：牙痛、口噤、颊肿。

操作手法：按、掐法。

5．颊车：

位置：下颌角前上方一横指凹陷中，咀嚼时咬肌隆起处。

主治：牙痛、颊肿、口眼㖞斜。
操作手法：一指禅推、按、揉法。
6. 下关：
位置：颧弓下缘，下颌骨髁状突之前方，切迹之间凹陷中，合口有孔，张口即闭。
主治：耳聋、耳鸣、齿痛、口噤、口眼㖞斜。
操作手法：按、揉、一指禅推法。
7. 头维：
位置：额前角发际直上 0.5 寸。
主治：头痛、目眩、口痛、流泪。
操作手法：揉、按、一指禅推法。
8. 人迎：
位置：喉结旁 1.5 寸，当颈总动脉之后，胸锁乳突肌前缘。
主治：咽肿痛、气喘、瘰疬、瘿气，高血压。
操作手法：一指禅推、按、揉法。
9. 气舍：
位置：人迎穴直下，锁骨上缘，在胸锁乳突肌的胸骨头与锁骨头之间。
主治：咽喉肿痛、气喘、呃逆、瘿瘤、瘰疬、颈项强。
操作手法：揉、按、点法。
10. 缺盆：
位置：锁骨上窝中央，前正中线旁开 4 寸。
主治：咳嗽、气喘、咽喉肿痛、肩臂痛。
操作手法：点、按、揉法。
11. 天枢：
位置：脐旁 2 寸。
主治：腹胀肠鸣、绕脐痛、便秘、泄泻、痢疾、月经不调。
操作手法：点、按、揉法。
12. 髀关：
位置：髂前上棘与髌骨外缘连线上，平臀沟处。
主治：腰痛膝冷、痹痛、腹痛。
操作手法：一指禅推、按、揉、点法。
13. 伏兔：
位置：在髂前上棘与髌骨外缘连线上，髌骨外上缘上 6 寸。
主治：腰痛膝冷、下肢麻痹、疝气、脚气。
操作手法：一指禅推、按、揉、点法。
14. 梁丘：
位置：在髂前上棘与髌骨外缘连线上，髌骨外上缘上 2 寸。
主治：膝肿痛、下肢不遂、胃痛、乳痈。
操作手法：一指禅推、按、揉、点法。
15. 犊鼻：

位置：髌骨下缘，髌韧带外侧凹陷中。

主治：下肢麻痹、膝痛、屈伸不利、脚气。

操作手法：点、按、揉、一指禅推法。

16．足三里：

位置：犊鼻穴下 3 寸，胫骨前嵴外一横指处。

主治：胃痛、呕吐、噎嗝、腹胀、泄泻、痢疾、便秘、乳痈、肠痈、下肢痹痛、水肿、癫狂、脚气、虚劳羸瘦。

操作手法：点、按、揉、一指禅推法。

17．上巨虚：

位置：足三里穴下 3 寸。

主治：肠鸣、腹痛、泄泻、便秘、肠痈、下肢痿痹、脚气。

操作手法：点、按、揉、一指禅推法。

18．下巨虚：

位置：上巨虚穴下 3 寸。

主治：小腹痛、泄泻、痢疾、乳痈、下肢痿痹、腰脊痛。

操作手法：点、按、揉、一指禅推法。

19．丰隆：

位置：外踝高点上 8 寸，条口穴外 1 寸。

主治：头痛、眩晕、痰多咳嗽、呕吐、便秘、水肿、癫狂痫、下肢痿痹。

操作手法：点、按、揉、一指禅推法。

20．解溪：

位置：足背踝关节横纹的中央。

主治：头痛、眩晕、癫狂、便秘、下肢痿痹。

操作手法：点、按、揉、一指禅推法。

21．冲阳：

位置：在解溪穴下方，第 2、第 3 跖骨与楔状骨间、足背动脉搏动处。

主治：口眼㖞斜、面肿、齿痛、癫狂痫、胃痛、足痿无力。

操作手法：揉、一指禅推法。

22．内庭：

位置：足背第 2、第 3 趾间缝纹端。

主治：齿痛、咽喉肿痛、鼻衄、胃痛吐酸、腹胀、泄泻、痢疾、便秘、足背痛。

操作手法：点、按法。

23．历兑：

位置：第 2 趾外侧趾甲角旁约 0.1 寸。

主治：鼻衄、齿痛、咽喉肿痛、腹胀、热病、多梦、癫狂。

操作手法：掐、点、按法。

（四）足太阴脾经

足太阴脾经起于足大趾末端（隐白穴），沿着大趾内侧赤白肉际，经过大趾本节后的第一跖趾关节后面，上行至内踝前面，再上腿肚，沿着胫骨后面，交出足厥阴经的前面，经膝股部内侧前缘，进入腹部，属于脾脏，联络胃，通过横膈上行，挟咽部两旁，连系舌根，分散于舌下；胃部支脉，向上通过横膈，流注于心中，与手少阴心经相接。

足太阴脾经主治：胃脘痛、嗳气吐酸、腹胀便溏、黄疸、身重无力、舌根强痛、下肢内侧肿胀、厥冷、妇科、前阴病及本经循行部位的其他病症。

1．隐白：

位置：大趾内侧趾甲角旁约0.1寸。

主治：腹胀、便血、尿血、月经不调、崩漏、癫狂、多梦、惊风。

操作手法：掐、点法。

2．大都：

位置：大趾内，第1跖趾关节前缘，赤白肉际。

主治：腹胀、胃痛、呕吐、泄泻、便秘、热病。

操作手法：掐、点法。

3．太白：

位置：第1跖骨小头后缘，赤白肉际。

主治：胃痛、腹胀、肠鸣、泄泻、便秘、痔漏、脚气。

操作手法：掐、按、揉法。

4．公孙：

位置：第1跖骨底前缘，赤白肉际。

主治：胃痛、呕吐、腹痛、肠鸣、泄泻、痢疾。

操作手法：掐、按、揉法。

5．三阴交：

位置：内踝高点上3寸，胫骨内侧面后缘处。

主治：失眠、肠鸣腹胀、泄泻、遗尿、小便不利、遗精、阳痿、带下、妇女病、阴挺、不孕、滞产、疝气、心悸、下肢痿痹。

操作手法：点、按、揉、一指禅推法。

6．地机：

位置：阴陵泉穴下3寸。

主治：腹痛、泄泻、水肿、小便不利、遗精、食欲不振、痢疾、月经不调、痛经、疝气、下肢转筋、黄疸。

操作手法：拿、按、揉法。

7．阴陵泉：

位置：胫骨内侧髁下缘凹陷中。

主治：膝关节痛、小便不利、腹胀、泄泻、水肿、黄疸、阴部痛、疝气、遗精、下肢转筋、腰痛。

操作手法：点、拿、按法。

8．血海：

位置：髌骨内上缘上方2寸。

主治：月经不调、膝痛、崩漏、经闭、痛经、瘾疹、湿疹、丹毒、股内侧痛。

操作手法：按、点法。

9. 大包：

位置：腋中线上，第六肋间隙中。

主治：气喘、胸胁痛、全身疼痛、四肢无力。

操作手法：弹拨法。

（五）手少阴心经

手少阴心经起于心中，出属“心系”（心与其心脏相连系的部位），通过横膈，联络小肠，“心系”向上的脉，挟着咽喉上行，连系于“目系”（眼球连系于脑的部位）；“心系”直行的脉；上行于肺部，再向下出于腋窝部（极泉），沿着上臂内侧后缘，行于手太阴经和手厥阴经的后面，到达肘窝，沿前臂内侧后缘，至掌后豌豆骨部，进入掌内，沿小指内侧至末端（少冲），与手太阳小肠经相接。

手少阴心经主治：心、胸、神志病以及经脉循行部位的其他病证。

1. 极泉：

位置：腋窝正中。

主治：胸闷、胁痛、臂肘冷麻。

操作手法：点、拿、弹拨法。

2. 少海：

位置：屈肘，当肘横纹尺侧端凹陷中。

主治：肘关节痛、心痛、瘰疬、头项痛、胁痛、健忘、痫症、目眩、齿痛。

操作手法：拿、弹拨法。

3. 通里：

位置：神门穴上1寸。

主治：心悸怔忡、头晕、咽痛、腕臂痛、失眠。

操作手法：掐、按、揉、拿法。

4. 阴郄：

位置：神门上0.5寸。

主治：心痛、惊悸、骨蒸盗汗、吐血、衄血、暴喑。

操作手法：掐、按、揉、拿法。

5. 神门：

位置：腕横纹尺侧端，尺侧腕屈肌腱的桡侧凹陷中。

主治：惊悸、怔忡、失眠、健忘、心烦、心痛、癫狂、胸胁痛。

操作手法：拿、按、揉、点法。

6. 少府：

位置：第4、第5掌骨之间，握拳、当小指与无名指端之间。

主治：心悸、胸痛、小便不利、遗尿、阴痛、小指挛缩。

操作手法：按、揉法。

7. 少冲：

位置：小指桡侧指甲角旁约0.1寸。

主治：心悸、心痛、胸胁痛、癫狂、热病昏迷。

操作手法：按、揉法。

（六）手太阳小肠经

手太阳小肠经起于小指外侧端（少泽）沿手背外侧至腕部，出于尺骨茎突，直上沿着前臂外侧后缘，经尺骨鹰嘴与肱骨内上踝之间，沿上臂外侧后缘，出于肩关节，绕行肩胛部，交会于大椎（督脉），向下入缺盆，联络心脏，沿着食管，通过横膈，到达胃部，属于小肠。缺盆部：沿着颈部，上达面颊，至目外眦，转入耳中（听宫）。颊部支脉：上行目眶下，抵于鼻旁，至目内眦（睛明），与足太阳膀胱经相交，而又斜行络于颧部。

主治：少腹痛、腰背痛、肩臂外侧后缘痛，耳聋、目黄、颊肿，咽喉肿痛。

1．少泽：

位置：小指尺侧指甲角旁约0.1寸。

主治：头痛、目翳、咽喉肿痛、乳痈、乳汁少、昏迷、热病。

操作手法：掐法。

2．后溪：

位置：握拳，第五指掌关节后尺侧，横纹头赤白肉际。

主治：头项强痛、目赤、耳聋、咽喉肿痛、腰背痛、癫狂痫、疟疾、手指及手臂挛痛。

操作手法：按、揉法。

3．腕骨：

位置：手背尺侧，豌豆骨前凹陷中。

主治：头项强痛、耳鸣、目翳、黄疸、热病无汗、指挛腕痛、肩臂挛痛。

操作手法：掐法。

4．阳谷：

位置：腕背横纹尺侧端，尺骨茎突前凹陷中。

主治：头痛、目眩、耳鸣、耳聋、腕痛、热病、癫狂痫。

操作手法：掐法。

5．小海：

位置：屈肘，当尺骨鹰嘴与肱骨内上髁之间凹陷中。

主治：肘臂疼痛、癫痫、牙痛、颈项痛。

操作手法：掐、按、揉、拿法。

6．肩贞：

位置：腋后皱襞上1寸。

主治：肩臂疼痛、活动不利、上肢瘫痪、伤风发热、瘰疬、耳鸣、目赤痛。

操作手法：拿、按、揉法。

7．天宗：

位置：肩胛骨冈下窝的中央。

主治：肩背酸痛、肩关节活动不利、项强、咳嗽、气喘、乳痈。

操作手法：一指禅推、按、揉法。

8．秉风：

位置：肩胛骨冈上窝中，天宗穴直上。

主治：肩胛疼痛、上肢酸麻、不能举臂、项强。

操作手法：一指禅推、按、揉、拍法。

9. 曲垣：

位置：肩胛骨冈上窝内侧端、臑俞与第 2 胸椎棘突连线的中点。

主治：肩胛疼痛、肩臂麻痹、上肢拘急。

操作手法：一指禅推、揉、按、点法。

10. 肩外俞：

位置：第 1 胸椎棘突下旁开 3 寸。

主治：肩背疼痛、颈项强急、上肢冷痛。

操作手法：一指禅推、按、揉法。

11. 肩中俞：

位置：第 7 颈椎棘突下旁开 2 寸。

主治：咳嗽、气喘、肩背疼痛、视物不清、颈项强急。

操作手法：一指禅推、点、按、揉法。

12. 天容：

位置：下颌角后，胸锁乳突肌前缘凹陷处。

主治：耳鸣、耳聋、咽喉肿痛、发热、颈项肿痛。

操作手法：掐、按、揉法。

13. 颧髎：

位置：目外眦直下，颧骨下缘凹陷中。

主治：口眼㖞斜、齿痛、颊肿、三叉神经痛。

操作手法：一指禅推、掐、揉、按法。

14. 听宫：

位置：耳屏前，下颌骨髁状突的后缘，张口呈凹陷处。

主治：耳鸣、耳聋、齿痛、癫狂痫。

操作手法：掐、按、揉法。

（七）足太阳膀胱经

足太阳膀胱经起于目内眦的睛明穴，上额，交会于巅顶；巅顶部支脉，从巅顶至颞颥部；巅顶直行的支脉，从头顶入里联络于脑，再出经督脉的风府，别行到项部，经天柱而下至督脉的大椎穴和手足诸阳经相会，再折回，沿着肩胛部内侧，夹脊两旁到达腰部，于肾俞处入络于肾脏，下属膀胱；腰部的支脉，向下经过臀部，进入腘窝中；后项的支脉，从肩胛骨内缘直下，经环跳下行，沿大腿后外侧，与腰部的支脉会合于腘窝中，下行贯穿腿肚，过承山行至跗阳，下行到外踝后的昆仑穴，沿着第五跖骨粗隆，至小趾外侧端的至阴穴和足少阴经相接。

足太阳膀胱经主治：小便不通、遗尿、癫狂、目痛、见风流泪、鼻塞多涕、鼻衄、头痛、颈项强痛，肩部、背部、腰部、臀部疼痛，下肢后侧本经循行部位疼痛，以及背部俞穴相关的脏腑病症。

1. 睛明：

位置：目内眦旁 0.1 寸。

主治：目赤肿痛、流泪、视物不清、目眩、近视、夜盲、色盲及其他眼病。

操作手法：点、揉、按、一指禅推法。

2. 攒竹：

位置：眉头凹陷中。

主治：头痛、口眼㖞斜、目视不明、流泪、目赤肿痛、眉棱骨痛、眼睑下垂、面瘫、鼻塞、鼻炎。

操作手法：按、揉、点、一指禅推法。

3. 天柱：

位置：后发际正中直上 0.5 寸，旁开 1.3 寸，当斜方肌外缘凹陷中。

主治：头痛、项强、鼻塞、癫狂痫、肩背痛、热病。

操作手法：按、拿、揉、一指禅推法。

4. 大杼：

位置：第 1 胸椎棘突下，旁开 1.5 寸。

主治：咳嗽、发热、项强、肩背痛。

操作手法：一指禅推、点、按、揉法。

5. 风门：

位置：第 2 胸椎棘突下，旁开 1.5 寸。

主治：伤风、咳嗽、项强、肩背痛。

操作手法：一指禅推、点、按、揉法。

6. 肺俞：

位置：第 3 胸椎棘突下，旁开 1.5 寸。

主治：咳嗽、气喘、吐血、骨蒸、潮热、盗汗、鼻塞、胸闷、背肌劳损。

操作手法：一指禅推、点、按、揉、弹拨法。

7. 心俞：

位置：第 5 胸椎棘突下，旁开 1.5 寸。

主治：失眠、心悸、咳血、健忘、心痛、盗汗、梦遗、癫痫。

操作手法：一指禅推、点、按、揉、弹拨法。

8. 膈俞：

位置：第 7 胸椎棘突下，旁开 1.5 寸。

主治：呕吐、呃逆、气喘、咳嗽、吐血、潮热、盗汗。

操作手法：一指禅推、点、按、揉法。

9. 肝俞：

位置：第 9 胸椎棘突下，旁开 1.5 寸。

主治：黄疸、胁痛、吐血、目赤、目眩、雀目、癫狂痫、脊背痛。

操作手法：一指禅推、点、按、揉、弹拨法。

10. 胆俞：

位置：第 10 胸椎棘突下，旁开 1.5 寸。

主治：黄疸、口苦、胁痛、肺痨、潮热。

操作手法：一指禅推、揉、按、点法。

11. 脾俞：

位置：第 11 胸椎棘突下，旁开 1.5 寸。

主治：腹胀、黄疸、呕吐、泄泻、痢疾、便血、水肿、背痛。
操作手法：一指禅推、点、按、揉法。
12．胃俞：
位置：第12胸椎棘突下，旁开1.5寸。
主治：胸胁痛、胃脘痛、腹痛、呕吐、腹胀、肠鸣。
操作手法：一指禅推、点、按、揉、弹拨法。
13．三焦俞：
位置：第1腰椎棘突下，旁开1.5寸。
主治：肠鸣、腹胀、呕吐、泄泻、痢疾、水肿、腰背强痛。
操作手法：一指禅推、按、揉、点法。
14．肾俞：
位置：第2腰椎棘突下，旁开1.5寸。
主治：遗尿、遗精、阳痿、月经不调、白带、水肿、耳鸣、耳聋、腰痛。
操作手法：一指禅推、按、揉、点法。
15．大肠俞：
位置：第4腰椎棘突下，旁开1.5寸。
主治：腹胀、泄泻、便秘、腰痛。
操作手法：一指禅推、按、揉、点、弹拨法。
16．关元俞：
位置：第5腰椎棘突下，旁开1.5寸。
主治：腹胀、泄泻、小便频数或不利、遗尿、腰痛。
操作手法：一指禅推、按、揉、点法。
17．膀胱俞：
位置：第2骶椎棘突下，旁开1.5寸。
主治：小便不利、遗尿、泄泻、便秘、腰脊强痛。
操作手法：一指禅推、按、揉、点法。
18．白环俞：
位置：第4骶椎棘突下，旁开1.5寸。
主治：遗尿、疝气、遗精、白带、腰痛。
操作手法：一指禅推、按、揉、点法。
19．次髎：
位置：第2骶后孔中，约当髂后上棘下与督脉的中点。
主治：疝气、月经不调、痛经、小便不利、遗精、腰痛、下肢痿痹。
操作手法：一指禅推、按、揉、点法。
20．承扶：
位置：臀横纹中央。
主治：腰骶臀股部疼痛、痔疾。
操作手法：一指禅推、点、按、揉、点法。
21．殷门：

位置：承扶穴与委中穴连线上，承扶穴下6寸。
主治：腰痛、下肢痿痹。
操作手法：一指禅推、按、揉、点法。
22．委阳：
位置：横纹外端，股二头肌腱内缘。
主治：腹满、小便不利，腰脊强痛、腿足挛痛。
操作手法：一指禅推、点、按、揉、掐法。
23．委中：
位置：腘横纹中央。
主治：腰痛、下肢痿痹、腹痛、吐泻。
操作手法：一指禅推、按、揉、掐、点法。
24．附分：
位置：第2胸椎棘突下，旁开3寸。
主治：颈项强痛、肩背拘急、肘臂麻木。
操作手法：一指禅推、按、揉、点法。
25．膏肓：
位置：第4胸椎棘突下，旁开3寸。
主治：咳嗽、气喘、肺痨、健忘、遗精。
操作手法：一指禅推、按、点、揉法。
26．志室：
位置：第2腰椎棘突下，旁开3寸。
主治：遗精、阳痿、水肿、小便不利、腰脊强痛。
操作手法：一指禅推、按、点、揉法。
27．秩边：
位置：第4骶椎棘突下，旁开3寸。
主治：腰骶痛、下肢痿痹、便秘、痔疾。
操作手法：一指禅推、按、揉、点法。
28．承筋：
位置：合阳穴与承山穴连线中点。
主治：腰腿拘急疼痛、痔疾。
操作手法：一指禅推、按、点、揉、捏、掐法。
29．承山：
位置：腓肠肌两肌腹之间的凹陷的顶端。
主治：腰腿拘急疼痛、痔疾、脚气。
操作手法：一指禅推、掐、按、揉、点法。
30．飞扬：
位置：昆仑穴直上7寸，承山穴处下方。
主治：腰腿痛、头痛目眩、痔疾、脚气。
操作手法：一指禅推、按、揉、点法。

31．昆仑：

位置：外踝高点与跟腱之间凹陷处。

主治：腰骶疼痛、脚跟肿痛、头痛、项强、目眩、鼻衄、癫痫、难产。

操作手法：点、按、捏、弹拨、掐法。

32．申脉：

位置：外踝下缘凹陷中。

主治：腰腿酸痛、头痛、失眠、眩晕、目赤痛、癫痫。

操作手法：一指禅推、掐、按、揉法。

33．束骨：

位置：第5跖骨小头后缘，赤白肉际。

主治：腰腿痛、头痛、项强、目眩、癫狂。

操作手法：点、按、揉、掐法。

34．至阴：

位置：足小趾外侧趾甲旁约0.1寸。

主治：头痛、目痛、鼻塞、鼻衄、难产。

操作手法：捻、掐、按、点法。

（八）足少阴肾经

足少阴肾经起于足小趾之下，斜向足心（涌泉穴），出于舟骨粗隆下，沿内踝后进入足跟，再向上行于腿肚内侧，出腘窝的内侧，向上行股内后缘，通向脊柱（长强穴），属于肾脏，联络于膀胱；肾脏直行支脉，从肾向上通过肝和横膈，进入肺中，沿着喉咙，挟于舌根部；肺部支脉，从肺部出来，联络心脏，流注于胸中，与手厥阴心包经相接。

足少阴肾经主治：咳血、气喘、咽喉肿痛、水肿、大便秘结、泄泻、腰痛、股内后侧痛、痿弱无力、足心热，及本经循行部位的其他病症。

1．涌泉：

位置：于足底（去趾）前1/3处，足趾跖屈时呈凹陷处。

主治：头痛、头昏、失眠、咽喉肿痛、失音、小儿惊风、癫狂、昏厥。

操作手法：一指禅推、按、揉、掐法。

2．太溪：

位置：内踝高点与跟腱之间凹陷中。

主治：月经不调、遗精、阳痿、小便频数、便秘、消渴、咳血、气喘、咽喉肿、齿痛、失眠、腰痛、耳聋、耳鸣。

操作手法：掐、揉、按法。

3．照海：

位置：内踝下缘凹陷中。

主治：月经不调、带下、阴挺、小便频数、癃闭、便秘、咽喉干痛、癫痫、失眠。

操作手法：掐、揉、按法。

4．复溜：

位置：太溪穴上2寸。

主治：下肢痿痹、水肿、腹胀、泄泻、盗汗。

操作手法：一指禅推、掐、按、揉法。

5．筑宾：

位置：太溪穴上5寸，在太溪与阴谷的连线上。

主治：小腿疼痛、癫狂、疝气、呕吐。

操作手法：一指禅推、按、揉、掐法。

6．横骨：

位置：脐下5寸，耻骨联合上际，前正中线旁开0.5寸。

主治：少腹胀满、小便不利、遗精、遗尿、阳痿、疝气。

操作手法：揉、按、一指禅推、点法。

7．四满：

位置：脐下2寸，前正中线旁开0.5寸。

主治：月经不调、带下、遗精、遗尿、腹痛、水肿、疝气、便秘。

操作手法：一指禅推、按、揉、点法。

8．商曲：

位置：脐上2寸，前正中线旁开0.5寸。

主治：腹痛、泄泻、便秘。

操作手法：一指禅推、按、掐、揉、点法。

9．神封：

位置：第四肋间隙，前正中线旁开2寸。

主治：咳嗽、气喘、胁胀满、呕吐、乳痈。

操作手法：擦、摩、揉、按、掐、一指禅推法。

10．俞府：

位置：锁骨下缘，前正中线旁开2寸。

主治：咳嗽、气喘、胸痛、呕吐。

操作手法：掐、揉、按法。

（九）手厥阴心包经

手厥阴心包经起于胸中，出属心包络，向下通过横膈，从胸至腹依次联络上、中、下三焦。胸部支脉，沿着胸中，出于胁部，至腋下三寸处（天池穴），上行腋窝中，沿上臂内侧行于手太阴和手少阴之间、进入肘窝中，向下行于前臂两筋的中间，进入掌中，沿着中指到指端（中冲穴）；掌中支脉，从劳宫分出，沿着无名指到指端（关冲穴），与手少阳三焦经相接。

手厥心包经主治：心痛、胸闷、心悸、心烦、肘臂挛急、掌心发热、癫狂及本经循行部位的其他病症。

1．天池：

位置：第4肋间隙，乳头外侧1寸。

主治：咳嗽、气喘、胸闷、胁肋疼痛、乳痈、瘰疬。

操作手法：揉、一指禅推法。

2．曲泽：

位置：肘横纹中，肱二头肌腱尺侧。

主治：心痛、心悸、胃痛、呕吐、泄泻、热病、肘臂挛痛。

操作手法：一指禅推、按、揉、点法。

3．间使：

位置：腕横纹上 3 寸，掌长肌腱与桡侧腕屈肌腱之间。

主治：心痛、心悸、胃痛、呕吐、热病、癫狂痫。

操作手法：一指禅推、按、揉、点法。

4．内关：

位置：腕横纹上 2 寸，掌长肌腱与桡侧腕屈肌腱之间。

主治：心痛、心悸、胸闷、胃痛、呕吐、癫痫、热病、上肢痹痛、偏瘫、失眠、眩晕、偏头痛。

操作手法：一指禅推、按、揉、掐法。

5．中冲：

位置：中指尖端的中央。

主治：心痛、昏迷、舌强肿痛、热病、小儿夜啼、中暑、昏厥。

操作手法：掐法。

（十）手少阳三焦经

手少阳三焦经，起于无名指端（关冲穴），向上出于第四、五掌骨间，沿着腕背，出于前臂外侧桡骨和尺骨之间，向上通过肘尖，沿上臂外侧，上达肩部，交出足少阳经后面，向前进入缺盆部，分布于胸中，联络心包，向下通过横膈，从胸至腹，属于上、中、下三焦。胸中支脉，从胸向上，出于缺盆部，上走项部，沿耳后直上，出于耳部上行额角，再屈而下行至面颊部，到达眶下部；耳部支脉，从耳后进入耳中，出走耳前，与前脉交叉于面颊部，到达目外眦，与足少阳胆经相接。

手少阳三焦经主治：腹胀、水肿、遗尿、小便不利、耳聋、耳鸣、咽喉肿痛、目赤肿痛、颊肿、肩臂肘部外侧疼痛及本经循行部位的其他病症。

1．关冲：

位置：第四指尺侧指甲旁约 0.1 寸。

主治：头痛、目赤、耳聋、咽喉肿痛、热病、昏厥。

操作手法：掐、按法。

2．中渚：

位置：握拳，第 4、第 5 掌骨小头后缘之间凹陷中，液门穴后 1 寸。

主治：头痛、目赤、耳鸣、耳聋、咽喉肿痛、热病、手指不能屈伸。

操作手法：掐、按、点、揉法。

3．阳池：

位置：腕背横纹中，指总伸肌腱尺侧缘凹陷中。

主治：目赤肿痛、耳聋、咽喉肿痛、疟疾、腕痛、消渴。

操作手法：掐、按、揉法。

4．外关：

位置：腕背横纹上 2 寸，桡骨与尺骨之间。

主治：头痛、目赤肿痛、耳鸣、耳聋、瘰疬、胁肋病、上肢痹痛、热病。

操作手法：掐、按、揉、一指禅推法。

5. 支沟：

位置：腕背横纹上3寸，桡骨与尺骨之间处。

主治：耳鸣、耳聋、暴喑、瘰疬、胁肋痛、便秘、热病。

操作手法：一指禅推、按、揉法。

6. 肩髎：

位置：肩峰后下方，上臂外展，当肩髃穴后寸许的凹陷中。

主治：肩臂挛痛不遂。

操作手法：一指禅推、按、揉、点法。

7. 翳风：

位置：乳突前下方，平耳垂后下缘凹陷中。

主治：耳鸣、耳聋、口眼㖞斜、牙关紧闭、齿痛、颊肿、瘰疬。

操作手法：点、揉、按法。

8. 丝竹空：

位置：眉梢处的凹陷中。

主治：头痛、目赤肿痛、齿痛、癫狂痫。

操作手法：掐、按、揉法。

（十一）足少阳胆经

足少阳胆经起于目外眦（瞳子髎），向上达额角部（颔厌），下行至耳后（风池），沿着颈部行于手少阳经的前面，到肩上交出手少阳经的后面，向下进入缺盆部。

耳部的支脉从耳后进入耳中，出走耳前，到目外眦后方；

外眦部分支，从目外眦分出，下走大迎，会合于手少阳经达到目眶下，下行经颊车，由颈部向下会合前脉于缺盆，然后向下进入胸中，通过横膈，联络肝脏，属于胆，沿着胁肋内，出于少腹两侧腹股沟动脉部，过外阴部毛际，横行入髋关节部（环跳）；缺盆部支脉，下行腋部，沿着侧胸部，经过季胁，向下会合前脉于髋关节部，再沿着大腿外侧，出于膝外侧，下行经腓骨前面，到达腓骨下段，再到外踝的前面，沿着足背进入第4趾外侧端（足窍阴）；足背支脉，从足临泣处分出，沿着第1、第2跖骨之间，出于大趾端，穿过趾甲，回过来到趾甲后的毫毛部（大敦、属肝经），与足厥阴肝经相接。

足少阳胆经主治：口苦、目眩、头痛、颔痛、目外眦痛，胸、胁、股及下肢外侧痛，肩背、腋下、足外侧痛，及本经循行部位的其他病症。

1. 瞳子髎：

位置：目外眦旁0.5寸，眶骨外缘凹陷中。

主治：头痛、目赤肿痛、目翳、青盲。

操作手法：轻揉、点、按、掐法。

2. 风池：

位置：胸锁乳突肌与斜方肌之间凹陷中，平风府穴。

主治：头痛、眩晕、目赤肿痛、鼻渊、耳鸣、颈项强痛、感冒、中风、热病、癫痫。

操作手法：按、拿、点、一指禅推法。

3. 肩井：

位置：大椎穴（督脉）与肩峰连线中点。
主治：头项强痛、肩背疼痛、上肢不遂。
操作手法：揉、按、一指禅推、拿法。
4．居髎：
位置：髂前上棘与股骨大转子高点连线的中点。
主治：腰痛、下肢痿痹、疝气。
操作手法：点、按、压、搽法。
5．环跳：
位置：股骨大转子高点与骶管裂孔连线的外1/3与内2/3交界处。
主治：腰痛、下肢痿痹。
操作手法：搽、按、点、压法。
6．风市：
位置：大腿外侧中间，腘横纹水平线上7寸。
主治：腰膝关节酸痛、偏瘫、遍身瘙痒。
操作手法：点、按、压、搽法。
7．膝阳关：
位置：阳陵泉穴上3寸，股骨外上髁上方的凹陷中。
主治：膝肿痛、小腿麻木。
操作手法：按、揉、点、压、一指禅推法。
8．阳陵泉：
位置：腓骨小头前下方凹陷中。
主治：膝关节酸痛、胁肋痛、口苦、呕吐、黄疸、下肢痿痹。
操作手法：拿、点、按、揉法。
9．外丘：
位置：外踝高点上7寸，腓骨前缘。
主治：胸胁胀满、下肢痿痹、癫狂。
操作手法：按、揉、点法。
10．光明：
位置：外踝高点上5寸，腓骨前缘。
主治：膝痛、下肢痿痹、目痛、夜盲、乳房胀痛。
操作手法：按、揉、点法。
11．绝骨（悬钟）：
位置：外踝高点上3寸，腓骨后缘。
主治：头痛、项强、下肢酸痛、咽喉痛、胸胁胀满、痔疾、脚气。
操作手法：拿、按、揉、点法。
12．丘墟：
位置：外踝前下方，趾长伸肌腱外侧凹陷中。
主治：踝关节痛、胸胁胀痛、下肢痿痹。
操作手法：拿、点、按法。

13．足临泣：

位置：足背四、五趾间缝纹端上 1.5 寸。

主治：足跗疼痛、胁肋痛、瘰疬。

操作手法：掐、点、按法。

14．足窍阴：

位置：第 4 趾外侧趾甲角旁约 0.1 寸。

主治：头痛、目赤肿痛、耳聋、咽喉肿痛、热病、失眠、胁痛、呃逆、月经不调。

操作手法：掐、点、按法。

（十二）足厥阴肝经

足厥阴肝经，起于足大趾上毫毛部（大敦穴），沿着足跗上行经过内踝前 1 寸处（中封穴）至内踝上 8 寸处交出于足太阴经的后面，上行至膝内侧，沿着股部内侧进入阴毛中，绕过阴部，上达小腹，挟着胃旁，属于肝脏，联络胆腑，向上通过横膈分布于胁肋，沿着喉咙后面向上进入鼻咽部，连接于“目系”，向上出于前额，与督脉会合于巅顶；目系支脉，下行颊里，环绕唇内；肝部支脉，经过横膈，向上流注于肺，与手太阴肺经相接。

足厥阴肝经主治：腰痛、胸满、呃逆、遗尿、小便不利、少腹肿、妇科、前阴病及本经循行部位的其他病症。

1．大敦：

位置：大趾外侧趾甲角旁约 0.1 寸。

主治：疝气、遗尿、经闭、崩漏、癫痫。

操作手法：掐、按、点法。

2．太冲：

位置：足背，第 1、第 2 跖骨结合部之前凹陷中。

主治：头痛、眩晕、口㖞、胁痛、遗尿、目赤肿痛、小儿惊风、下肢痿痹。

操作手法：拿、按、揉、点法。

3．蠡沟：

位置：内踝高点上 5 寸，胫骨内侧面的中央。

主治：小便不利、遗尿、月经不调、下肢痿痹、带下。

操作手法：一指禅推、点、拿、按、揉法。

4．中都：

位置：内踝高点上 7 寸，胫骨内侧面的中央。

主治：腹痛、泄泻、崩漏、疝气、恶露不尽。

操作手法：按、揉、点法、拿法。

5．膝关：

位置：阴陵泉穴后 1 寸。

主治：膝部肿痛、咽喉肿痛。

操作手法：点、拿、按、一指禅推法。

6．曲泉：

位置：屈膝，当膝内侧横纹头上方凹陷中。

主治：膝痛、腹痛、小便不利、遗精、阴痒、月经不调、痛经、带下。

操作手法：按、揉、一指禅推、点法。

7. 章门：

位置：第11肋端。

主治：腹胀、泄泻、胸闷、胸胁痛。

操作手法：点、揉、按法。

8. 期门：

位置：乳头直下，第6肋间隙。

主治：胸胁痛、腹胀、乳痛、呕吐。

操作手法：点、揉、按法。

（十三）督脉

督脉起于小腹内，下出会阴部，向后行于脊柱的内部，上行达项后风府，进入脑中，上行巅顶，沿前额下鼻柱。

督脉主治：神志病、热病、腰骶、背、头项、脊柱强痛、角弓反张及相应督脉循行部位的其他病症。

1. 长强：

位置：尾骨尖下0.5寸，约当尾骨尖端与肛门中点。

主治：腹泻、便秘、脱肛、便血、痔疾。

操作手法：点、按、揉法。

2. 腰俞：

位置：骶管裂孔处。

主治：腰脊强痛、下肢痿痹、月经不调。

操作手法：按、揉、一指禅推法。

3. 腰阳关：

位置：第四腰椎棘突下。

主治：腰脊强痛、遗精、阳痿、月经不调、下肢痿痹。

操作手法：按、揉、擦、一指禅推法。

4. 命门：

位置：第2腰椎棘突下。

主治：腰脊强痛、遗精、阳痿、月经不调、带下、泄泻。

操作手法：按、揉、擦、一指禅推法。

5. 身柱：

位置：第3胸椎棘突下。

主治：脊背疼痛、咳嗽、气喘、癫痫。

操作手法：揉、按、一指禅推法。

6. 大椎：

位置：第7颈椎棘突下。

主治：落枕、感冒、发热、头项强痛、咳嗽、气喘、骨蒸盗汗、风疹。

操作手法：一指禅推、点、按、揉法。

7. 风府：

位置：后发际正中直上1寸。
主治：头痛、项强、眩晕、咽喉肿痛、中风、失音。
操作手法：点、按、揉、一指禅推法。
8．百会：
位置：后发际正中直上7寸。
主治：头痛、头晕、昏厥、中风、失语、脱肛、阴挺、不寐。
操作手法：按、揉、一指禅推法。
9．神庭：
位置：前发际正中直上0.5寸。
主治：头痛、眩晕、失眠、鼻渊、癫痫。
操作手法：按、揉、一指禅推法。
10．人中（水沟）：
位置：在人中沟的上1/3与中1/3交界处。
主治：惊风、口眼㖞斜、昏迷、癫狂痫、腰脊强痛。
操作手法：掐法。
（十四）任脉
任脉起于小腹内，下出会阴部，上行于阴毛部，沿着腹内，向上经关元等穴，到达咽喉部，再上行环绕口唇，经面部入目眶下（承泣穴，属足阳明经）。
任脉主治：腹、胸、颈、头局部病及相应内脏病。
1．关元：
位置：脐下3寸。
主治：遗尿、小便频数、腹痛、遗精、痛经、月经不调、虚劳羸瘦。
操作手法：按、揉、一指禅推法。
2．气海：
位置：脐下1.5寸。
主治：腹痛、泄泻、便秘、遗尿、疝气、遗精、月经不调、经闭、虚脱。
操作手法：一指禅推、摩、按、揉法。
3．神阙：
位置：脐的中央。
主治：腹痛、泄泻、脱肛、水肿、虚脱。
操作手法：摩、揉、按法。
4．中脘：
位置：脐上4寸。
主治：胃痛、呕吐、吞酸、腹胀、泄泻。
操作手法：一指禅推、摩、按、揉法。
5．鸠尾：
位置：剑突下，脐上7寸。
主治：胸痛、腹胀、反胃。
操作手法：按、揉法。

6. 膻中：
位置：前正中线，平第4肋间隙处。
主治：咳嗽、气喘、胸痛、心悸、乳少。
操作手法：一指禅推、摩、按、揉法。
7. 紫宫：
位置：前正中线，平第2肋间隙处。
主治：咳嗽、气喘、胸痛。
操作手法：一指禅推、摩、按、揉法。
8. 天突：
位置：胸骨上窝中央。
主治：咳嗽、气喘、胸痛、咽喉肿痛、梅核气、噎嗝、瘿气。
操作手法：按、压、一指禅推法。
9. 承浆：
位置：颏唇沟的中点。
主治：口㖞、齿龈肿痛、流涎、暴喑。
操作手法：掐、按、点、揉法。

五、经外奇穴

1. 印堂：
位置：两眉头连线的中点。
主治：头痛、眩晕、失眠、鼻衄、鼻渊。
操作手法：一指禅推、按、揉、抹法。
2. 鱼腰：
位置：眉毛中点。
主治：眉棱骨痛、目赤肿痛、眼睑颤动。
操作手法：按、抹、一指禅推法。
3. 太阳：
位置：眉梢与目外眦之间，向后约1寸处凹陷中。
主治：头痛、目疾。
操作手法：按、压、揉法。
4. 安眠：
位置：翳风穴与风池穴连线的中点。
主治：失眠、眩晕、头痛、心悸、癫狂。
操作手法：按、点、揉法。
5. 颈臂：
位置：锁骨内1/3与外2/3交界处直上1寸。
主治：手臂麻木，上肢瘫痪。
操作手法：揉、按、点、一指禅推法。
6. 定喘：

位置：大椎旁开 0.5 寸。
主治：气喘、咳嗽。
操作手法：一指禅推、按、揉、掐法。
7. 结核穴：
位置：大椎旁开 1.5 寸。
主治：肺结核及其他结核病。
操作手法：按、揉、一指禅推法。
8. 夹脊穴：
位置：第 1 胸椎至第 5 腰椎，各棘突下旁开 0.5 寸。
主治：脊柱强痛，上下肢、脏腑、胸部疾病，有强壮作用。
操作手法：擦、捏、按、推、点、一指禅推法。
9. 腰眼：
位置：第 4 腰椎棘突下、旁开 3～4 寸凹陷中。
主治：腰痛、月经不调、带下、腰扭伤。
操作手法：㨰、按、拿、擦法。
10. 十七椎：
位置：第 5 腰椎棘突下。
主治：腰腿痛、下肢瘫痪、崩漏、月经不调。
操作手法：点、按、压法。
11. 十宣：
位置：手十指尖端，距指甲 0.1 寸。
主治：昏迷、高热、咽喉肿痛、癫痫。
操作手法：掐法。
12. 落枕穴：
位置：手背，第 2、第 3 掌骨间，指掌关节后约 0.5 寸。
主治：落枕、手臂痛、胃痛。
操作手法：掐、点法。
13. 腰痛：
位置：手背，指总伸肌腱的两侧，腕横纹下 1 寸处，一手两穴。
主治：急性腰扭伤。
操作手法：点、掐法。
14. 肩前（肩内陵）：
位置：腋前皱襞顶端与肩髃穴连线中点。
主治：肩臂痛、臂不能举。
操作手法：一指禅推、点、拿、按、揉法。
15. 环中：
位置：环跳穴与腰俞穴连线的中点。
主治：坐骨神经痛、腰痛、腿痛。
操作手法：一指禅推、点、按、揉法。

16．鹤顶：
位置：髌骨上缘正中凹陷处。
主治：膝痛、足胫无力、下肢瘫痪。
操作手法：按、揉、点、法。
17．胆囊穴：
位置：阳陵泉穴下约2寸。
主治：急、慢性胆囊炎，消化不良，下肢瘫痪。
操作手法：点、按、揉法。
18．阑尾穴：
位置：足三里穴下约2寸。
主治：急、慢性阑尾炎，消化不良，下肢瘫痪。
操作手法：点、按、揉法。

自 学 指 导

【重点难点】

1．经络和腧穴是学习推拿的重要内容，对经络的循行部位应有比较清楚的了解。特别对腧穴的位置和治疗作用应有很清楚的了解，重点掌握推拿常用穴位的临床应用。

2．对不同的穴位的手法治疗也是不同的，选择适当的手法是推拿治病的关键。

3．对腧穴和阿是穴的推拿手法操作，这是中医推拿的特点，在治疗疾病中起重要的作用，认真体会腧穴的治疗作用，反复实践，积累经验，逐渐掌握这一方法。

【学习思考题】

1．经络的定义。经络的组成。

2．腧穴的定义。

3．十二经的循行规律。

4．奇经八脉的组成。

5．十二经脉的循行。督脉、任脉的循行。

6．说出下列穴位的位置和治疗作用：合谷、曲池、肩髃、肩髎、天宗、小海、肩中俞、肩外俞、风池、肩井、心俞、肺俞、肝俞、胆俞、脾俞、胃俞、肾俞、大肠俞、关元俞、环跳、风市、阳陵泉、足三里、绝骨、太冲、承扶、殷门、委中、承山、昆仑、太溪、极泉、内关、大陵、腰俞、腰阳关、命门、膈俞、百会、神庭、鸠尾、中脘、气海、关元、大椎等。

第七章　骨伤科疾病推拿治疗

【目的要求】

1. 复习解剖学知识，重点掌握颈椎、腰椎、肩部、膝部等部位的解剖，对理解疾病的病因、临床表现及治疗都是很重要的。

2. 重点掌握颈椎病、腰椎间盘突出症、腰痛、肩关节周围炎的临床诊断、鉴别诊断及推拿治疗手法。

3. 从各种疾病的推拿治疗中了解推拿治病的规律。

【自学时数】

4 学时。

骨伤科疾病是推拿的主要治疗病症，因其见效快、安全、无创伤、无副作用、简单易行，越来越受到病人的喜爱，应努力继承和发扬这一传统疗法，为病人服务。骨伤科疾病的推拿治疗常是学习推拿的重要部分，颈椎病、肩周炎、腰椎间盘突出症、腰痛等常是推拿门诊最常见的病症。

第一节　颈　椎　病

颈椎病是中老年人的常见病、多发病，是由颈椎增生压迫或刺激颈部脊髓、颈神经根、椎动脉或交感神经而产生的颈、肩、臂、手、指麻木疼痛，甚至上、下肢功能障碍等症状的临床证候群，又称为颈椎综合征。对颈椎病的认识和研究是一个不断深入和发展的过程。早在两千多年前的中医经典著作《黄帝内经》对痹症就有详尽的论述，其中就包括有颈椎病，如：《素问·痹论》就有这样的论述："风、寒、湿、三气杂至，合而为痹。其风气盛者为行痹，寒气盛者为痛痹，湿气盛者为著痹也"。并按症状、部位又将痹症分为筋痹、骨痹、脉痹、皮痹。又如：《灵枢·经脉》篇尚有这样的记述："小肠手太阳之脉……是动则病……不可以顾，肩似拔，臑似折。是主液所生病者……颈、颔、肩、肘、臂外后廉痛"。"膀胱足太阳之脉……是动则病……项如拔，脊痛……是主筋所生病者……头顖项痛……项、背、腰、尻、腘、踹、脚皆痛，小趾不用"，其所述症状与颈椎病极相似。《伤寒论》中说："太阳病，项背强几几，无汗，恶风者，葛根汤主之。"在临床中应用葛根汤加减治疗由寒冷因素诱发的颈椎病均取得很好疗效。我国古代医家对颈椎病有很深刻的认识。在国外近百年才认识此病，1817 年 Parkinson 曾提到一例“风湿病”病人，在感觉颈部不适 2～3 天之后，疼痛扩散到上臂、前臂内缘及手指，疼痛剧烈，影响睡眠，其症状与颈椎间盘突出或神经根型颈椎病很相似。1892 年 Horslegs 第一次成功地为一个 20 岁的颈椎外伤合并有截瘫的病人做了椎板切除术，术中发现软膜与髓鞘有粘连、椎体后缘有横行骨嵴突向后方压迫脊髓，术后完全恢复正常。1934 年 Mixter 手术证实了颈椎间盘突出。1974 年天津骨科医院开展中西医结合治疗颈椎间盘突出，以按摩手法和中药治疗，取得了很好疗效。1975 年北京医学院第三附属医院开展了颈椎病的手术治疗，推动了对颈椎病的研究。对颈椎病的研究逐步深入，由非手术疗法进展到手术治疗，但近年来对中西医结合治疗颈椎病予以高度重视，对手法推拿治疗的疗效颇为满意，得到进一步提高和推广，但也使推拿医生清楚认识到，仍有一部分颈椎病病人是手术治疗的适应证，这也不容忽视，以免错过手术时机。

【解剖生理】

颈部脊柱支持头颅的重力，要有坚强的支持力，适应视觉、听觉和嗅觉的刺激反应，要有敏锐的反应性，可动性。颈在头和躯干之间较为窄细，并有重要的脊髓、动脉等密集其中，其活动度较大，在脊柱中也最早出现退行性改变。

颈部脊柱，由 7 个颈椎，6 个椎间盘和所属的肌肉、韧带组成。第 1 颈椎又称寰椎，没有椎体、棘突、关节突，形似环状，由前弓、后弓及两个侧块构成。第 2 颈椎又称枢椎，其特点为自椎体向上伸出一指状突起，称为齿突，与寰椎前弓后面关节面相关节。第 7 颈椎又称隆椎，因其棘突特别长，当头前屈时特别隆起，皮下容易触摸。典型的椎骨由前方的椎体和后方的椎弓组成（除第 1、第 2 颈椎），椎体和椎弓围成一孔，称为椎孔。椎孔相连组成椎管，容纳脊髓和神经根。椎弓呈弓形，由 1 对椎弓根，1 对椎板，4 个关节突和 2 个横突、一个棘突构成。椎弓根的上下缘各有一凹陷，分别为椎骨上切迹和椎骨下切迹，相邻椎骨的椎骨上、下切迹围成椎间孔，有脊神经根通过。椎板是椎弓后部呈板状的部分，为椎孔的后壁；两侧椎板后中央部彼此相连，在两侧与椎弓根相连。相邻椎骨的椎板之间有黄韧带相连，为椎管衬里，黄韧带肥厚可刺激脊髓。关节突有四个，每侧各有一个向上的关节突和一个向下的关节突，相邻椎骨的上下关节突构成关节，称为椎间关节，又称后关节或骨突关节。其关节囊较松弛，关节面有倾斜角，这对滑动运动十分有利。颈脊神经根位于此关节前方，当此关节变性发生增生变化时容易受到挤压。在椎体两侧上面稍后方有嵴状突起，称为钩突。椎体下面两侧稍后方，与下体椎体钩突对应部呈斜坡状，相邻椎骨的椎体钩突和椎体坡相对合，组成椎体侧方关节，又称钩椎关节，或 Luschka 关节。钩椎关节限制椎体向侧方移动而增加椎体间的稳定性，还能防止椎间盘向侧后方突出，但在发生增生性变化时，却能影响其侧方椎动脉的血液循环，并能压迫位于其后方的神经根。颈椎骨的横突较小，短而宽，在椎体椎弓根的侧方，其根部有一圆孔，称为横突孔，有椎动脉通过。

【病因病机】

各种急慢性损伤可造成椎间盘、韧带、椎间关节、钩椎关节等组织的不同程度的损伤，使颈椎的稳定性下降，促使颈椎退变、增生，从而压迫刺激神经、血管、脊髓产生临床症状。第 1、第 2 颈椎无椎间盘，又无椎间孔，故第 1、第 2 颈神经不易遭受直接外伤。

（一）椎间盘的退变是引起颈椎病的主要因素

椎间盘是由髓核、纤维环和软骨板构成，现将其退变分述于下：

髓核：髓核水分减少，纤维化，导致椎间盘变窄，这种变化大多在30岁开始，至50岁时变化很明显。椎间隙变窄，可使脊椎的稳定性下降，椎间关节囊松弛，关节腔变小，关节面易磨损而发生增生，同时钩椎关节面也可引起增生。

纤维环：20岁以后纤维环停止发育，开始变性，弹性减少，可在后外侧破裂，髓核由此突出。由于头颅重力及劳动、外伤等因素的影响，纤维环向周围膨出，其膨出之椎间盘可以钙化及骨化。

软骨板：软骨板变性，逐渐变薄，甚至为髓核所侵蚀发生缺损，软骨板变性使纤维环在软骨板的附着点变弱，并失去软骨板的半透膜作用，使得到体液营养物质的交换减少，促进了纤维环和髓核的变性。

（二）椎体骨刺形成

大量的尸体解剖资料证明，50岁以上男性，60岁以上女性大约90%存在有椎体骨刺。可由椎间隙变窄，椎间盘两端椎体周围的韧带松弛，前纵韧带及后纵韧带失去了防止脊柱过度活动能力，椎体的异常活动，刺激骨膜下新骨形成而成骨刺。椎体骨刺，连同膨出的纤维环、后纵韧带和创伤反应所引起的水肿或纤维化组织可形成一个突向椎管的突出物。

（三）关节突及其韧带的变性

由于椎间隙变窄，变窄椎间隙的稳定性差，黄韧带负担增大，久而久之，即增生变厚、钙化或者骨化。钙化或骨化的黄韧带可以压迫或刺激脊髓。椎间隙变窄，上下椎体接近，故椎间孔的上下径变窄。由于颈椎的小关节面具有自前上向后下倾斜的特点，故当椎间隙变窄时，上面的椎体即沿着这个斜面向后滑动而发生半脱位，造成椎间孔前后径变窄而压迫神经根。小关节和钩椎关节由于压力增加以及反复过度活动而发生骨刺。钩椎关节侧方增生可使椎动脉受压迫。椎体侧后方、后关节前缘，或钩椎关节后方增生，使椎间孔变小，可使神经根受压。后关节增生伴半脱位亦可对椎动脉产生刺激。椎体前缘增生，一般无特殊症状，少数病例可出现对食管、气管的颈前刺激症状。颈椎增生可直接压迫神经或血管，也可间接压迫或刺激神经或血管，常是由增生物对其周围组织的过度刺激而发生局部的损伤性的炎症或发生局部的肌肉痉挛，造成对神经或血管的刺激或压迫。

（四）颈椎发生退变

随着年岁的增长和急、慢性外伤的刺激，在20～30岁以后，颈椎开始发生退变，逐渐加重，是颈椎病的病理基础。寒冷刺激也常常是发病的诱因。因寒冷使肌肉收缩、甚至痉挛，增加了对椎间盘的压力，并增加了对神经根的刺激，使疼痛突发。因寒冷刺激而发病，常被误诊为风湿，临床检查和诊断时应引起注意。

【临床表现】

颈椎病的临床表现依据病变部位及受压组织的不同而有所不同。其症状轻的可以自行减轻或缓解，亦可反复发作；症状较重的可严重影响工作及生活，不经治疗，不易缓解。临床上可分为神经根型、脊髓型、椎动脉型及交感神经型颈椎病。

（一）神经根型颈椎病

神经根型颈椎病为侧后方突出物（颈椎骨刺或椎间盘突出）压迫或刺激颈部脊神经根所

致，在各型中发病率为最高，约占60%以上。神经根型颈椎病多发生于30岁以上的人，常有各种原因的外伤、头部的局部打击、过度低头或跌倒头部着地等原因，或颈部受寒冷刺激均可诱发本病。

颈肩背部疼痛，颈后、肩背或枕后疼痛，可呈持续性隐痛或酸痛，也可以是阵发性剧痛，不伴有颈椎病其他症状者，有时被称为颈型颈椎病或韧带关节囊型颈椎病，但一般不单独分作一型。

颈神经根的刺激或压迫症状，颈神经根受到刺激或压迫时，除颈、肩、背部疼痛外，尚有沿脊神经节段走行方向的烧灼样或刀割样疼痛，伴有针刺样或过电样串麻感。上部颈脊神经根（第4颈椎以上）受到刺激或压迫时，可以出现枕部疼痛或麻木感。

颈脊神经根受到刺激或压迫时，依受累神经节段分布出现下列症状：

颈3～4椎间隙以上，颈部痛、后枕部痛、枕大神经痛、枕部感觉障碍。

颈4～5椎间隙，刺激颈5神经根，颈部痛，经肩顶至上臂外侧和前臂桡侧至腕部有放射性疼痛及麻木。

颈5～6椎间隙，刺激颈6神经根，沿上述路线疼痛和麻木并放射至拇指和示指，肩胛骨内侧缘上部有压痛，颈5～6棘突旁常有压痛。

颈6～7椎间隙，刺激颈7神经根，麻痛症状沿上述路线至示指及中指，肱三头肌肌力减弱，腱反射迟钝，桡骨膜反射减弱，肩胛骨内侧缘中部压痛。

颈7胸1椎间隙，刺激颈8神经根，疼痛麻木沿上臂内侧和前臂尺侧至无名指和小指，无腱反射障碍，肩胛骨内侧缘下部压痛。

上肢可有发沉、无力、握力减退、持物坠落等现象。

颈部僵硬，活动受限，颈部肌肉紧张，颈椎的生理前凸减少，颈椎的后伸和向病侧弯屈的活动受到限制。受累脊神经在相应棘突旁有压痛，压之疼痛并可向远处放射。

臂丛神经牵拉试验，阳性。

椎间孔挤压试验，阳性。

颈神经根受到刺激时，其远隔部位早期表现为疼痛过敏，当神经受压较重或较久，其远隔部位表现为感觉减退。腱反射的改变，临床上常检查肱二头肌、肱三头肌肌腱反射及桡骨骨膜反射。当支配相应肌腱的神经兴奋时，则反射活跃；否则则反射减弱或消失。检查反射及感觉应双侧对比。

肌力的改变，神经根受到压迫后，轻者所支配的肌力减弱，重者可见到肌肉萎缩。

X线片可显示：侧位片可见到颈椎曲度改变，生理前凸减少、消失或呈反张，病变椎间隙变窄，骨刺、增生，轻度滑脱或项韧带钙化。斜位片可见骨刺突向椎间孔，椎间孔变小。

许多疾病可有颈、肩、上肢痛的症状，均应进行鉴别。临床常见的疾病有：颈部扭伤、颈肩部筋膜炎、肩周炎、网球肘、腕管综合征、颈椎结核、颈椎肿瘤，肱骨头缺血坏死、脊髓空洞症等，颈部的X线片及颈椎CT、MRI对颈椎病的诊断和鉴别诊断十分重要。

临床上颈椎病常与下列疾病鉴别：

颈肩部筋膜炎：虽然有颈肩部疼痛，颈部活动受限及手部麻木等症状，但没有颈脊神经的放射痛，没有反射的改变，椎间孔挤压试验及臂丛牵拉试验阴性。服用抗风湿药，症状可以明显好转。

胸廓出口综合征：是指臂丛神经和锁骨下血管在锁骨下第1肋骨间隙中，由于胸廓上口发生异常改变而受压引起的临床证候群。常由颈肋、第7颈椎横突过长，脊柱侧弯，肩部下垂及颈部软组织损伤等引起，可有颈、肩、腋、前臂和手部尺侧的放射性疼痛和麻木，疼痛多呈刺痛或灼痛，在手臂外展、外旋或上举时诱发或加重，同时可有手部发凉、苍白，甚至皮肤发绀或水肿，通过以下特点可与颈椎病相鉴别。深吸气试验阳性（Adson试验阳性），抬高颏部并使颈部过伸，头转向患侧，继而深吸气后闭住气，患肢脉搏减弱消失即为阳性。用力向下压迫患侧肩部，若加剧或诱发患肢疼痛，表明臂丛神经受压。无椎旁压痛，椎间孔挤压试验阴性，而臂丛牵拉试验可呈阳性。

颈髓肿瘤：患者可有颈、肩、枕、臂、手部疼痛和麻木，疼痛较剧，呈针刺样或刀割样，并呈进行性加剧，很少有间歇期，与颈椎病的反复发作，时轻时重不同，可有运动障碍，上肢呈弛缓性麻痹症，下肢为痉挛性瘫痪。X线可见椎弓根距离增宽、椎弓破坏、椎间孔加大、椎体后缘环形压迹，以及骨质破坏等。颈椎CT或MRI可确诊。

锁骨上肿物：多因肺尖部的原发肿瘤或转移瘤，锁骨上淋巴腺有增生或浸润造成对臂丛神经的压迫而产生疼痛、感觉障碍及肌肉萎缩。鉴别要点，锁骨上可触及肿物，肿物活体组织检查可以确诊。

（二）脊髓型颈椎病

脊髓型颈椎病多由颈椎间盘向后突出，椎体后缘骨刺，黄韧带肥厚，椎管狭窄，椎体滑移等原因对脊髓压迫或影响脊髓血液循环造成脊髓变性，产生肢体功能障碍，甚至二便功能障碍的证候群。脊髓型颈椎病约占颈椎病的10%左右。脊髓型颈椎病多以下肢症状起病，上肢症状有时轻微，颈肩疼痛症状或有或轻微，因此常引起误诊。

脊髓型颈椎病临床症状繁多，有感觉方面的，有运动方面的，有颈脊神经的，也有脊髓的。因此在早期应仔检查身体和密切观察病人的变化，以防误诊。

下肢症状：出现一侧或两侧下肢的神经功能障碍，可表现为单纯下肢运动功能障碍，如：无力、发抖、打软腿、易绊倒；也可表现为单纯下肢感觉障碍，如：双下肢发麻，双足感觉异常；或表现为感觉、运动均有障碍。

上肢症状：可出现一侧上肢或两侧上肢单纯运动障碍、单纯感觉障碍或者同时存在感觉及运动障碍。临床上常见症状有麻木、酸胀、烧灼、疼痛、发抖或无力感，可发生于一个手指或多个手指，手的尺侧或手背，也可出现于肩部或臂部。

有时也可出现同侧上下肢感觉运动障碍，有时也可出现一侧上肢和对侧下肢的感觉或运动障碍。也可出现头痛、头晕或头皮痛。病人也可出现排尿或排便障碍。

单侧脊髓受压：可出现典型或非典型脊髓半侧损伤综合征（布朗塞卡尔综合征）。表现为病变水平以下同侧肢体肌张力增高、肌力减退、腱反射亢进、浅反射减弱、病理反射阳性，甚至可出现髌阵挛或踝阵挛，并可有触觉及深感觉障碍；对侧以感觉障碍为主，而运动功能正常。脊髓双侧受压，早期可有感觉障碍及运动障碍，晚期均表现为不同程度上的运动神经元或神经束损害的不全痉挛性瘫痪，上肢瘫痪可为中枢性，也可为周围性；但下肢瘫痪均为中枢性，出现得早而重。瘫痪可分为四肢瘫、三肢瘫、双下肢瘫、双上肢瘫、偏瘫、交叉瘫等6大类型。

颈椎X线片可有退行性改变，如颈椎生理消失或反张、椎间隙狭窄、椎体后缘骨刺、钩椎关节和后关节增生、椎间孔狭小或椎体滑移。颈椎的CT和MRI可以确定诊断。

脊髓型颈椎病应与脊髓肿瘤、肌萎缩性侧索硬化症、横贯性脊髓炎、椎后纵韧带骨化症及脊髓空洞症等相鉴别。

脊髓肿瘤：其临床症状与脊髓型颈椎病很相似。但脊髓肿瘤X线平片可见椎间孔增大、椎体或椎弓破坏、CT或MRI可以确诊。

肌萎缩性侧索硬化症：初期主要表现为手和前臂的进行性肌萎缩、腿反射亢进、霍夫曼征阳性；进而可出现下肢痉挛性瘫痪，锥体束征阳性，侵犯脑干时可发生延髓麻痹而死亡。本病有脑干症状，无感觉及括约肌障碍，有广泛的肌纤维颤动，颈椎X线片多无改变。

横贯性脊髓炎：多为病毒、细菌、霉菌感染。其特点是多发于青壮年，起病急，可有感染病史，脑脊液可有细胞、蛋白增高，无颈椎病X线征象。

（三）椎动脉型颈椎病

椎动脉型颈椎病多由颈椎不稳、滑移、退变直接压迫刺激椎动脉或由刺激颈椎关节囊、韧带或椎动脉壁周围的交感神经引起椎动脉的痉挛而发生本病。其临床症状复杂，特点是椎动脉供血不足，约占颈椎病总数的10%～15%。

眩晕：大多数病人都有眩晕。可伴有复视、眼震、耳鸣、耳聋、恶心、呕吐等症状，常在头部后伸或转动到某一位置时诱发或加重。颈部活动与眩晕有关，当颈部屈伸或旋转到某一位置，可加重或引起眩晕，称颈性眩晕。

猝倒：病人肢体突然失去支持而猝倒。猝倒时尚能保持头脑清醒，猝倒后还能慢慢爬起来再走。肢体麻木、感觉异常、持物落地、还可出现失音、声嘶、吞咽困难及霍纳征（Horner征：瞳孔缩小、眼睑下垂、眼球下陷，视力模糊，伴有同侧面部充血、无汗）。

头痛：头痛多位于枕部、枕顶部或颞部，多呈跳痛，于晨起、头部活动或乘车颠簸时出现或加重。病人可有颈部肌肉发僵、活动受限及枕部压痛，项韧带部位有压痛，触摸之常有局部增厚及摩擦感。

颈椎X线片：正位片往往可见到钩椎关节退变（致密增高），椎间隙变窄，两侧钩椎关节间隙不对称。侧位片可见到椎间隙变窄，椎体滑移，椎间孔变小及项韧带钙化，斜位片可见到椎间孔变小及钩椎关节退变。

本病应与梅尼埃病鉴别：梅尼埃病又称内耳性眩晕或发作性眩晕，其眩晕、耳鸣、眼颤、恶心、呕吐、摔倒等症状与椎动脉型颈椎病很相似，但梅尼埃病一般与体位，颈部活动无关，无颈椎病体征及X线片改变。

（四）交感神经型颈椎病

交感神经型颈椎病是由颈椎退变直接或间接刺激交感神经引起的一系列症状。可由颈椎生理曲线的改变、小关节错位、椎体滑移、钩椎关节及椎体的骨赘等对椎动脉、硬膜、后纵韧带、关节囊等部位的交感神经末梢的刺激或压迫；也可由颈椎退变对颈脊神经的刺激引起交感神经的反射，产生交感神经型颈椎病，临床上出现某一脏器或器官的症状，常称为“颈性心律不齐”、“颈性视力障碍”、“颈性类冠心病征”、“颈性血压升高”。可以由颈椎病变引起，也可与其他内科疾病同时存在，如“颈性类冠心病征”既可有颈椎交感神经受刺激而引起的胸痛症状，又可有冠状动脉硬化引起的冠心病，因两病都是中老年人的常见病、多发病，临床上应仔细分析何种原因引起，或单独存在，或两病同时存在。

1. 交感神经兴奋症状：

头痛或偏头痛、头重、头昏、枕部痛或颈部痛，其头痛不被头部转动加重。

眼裂增大、视物模糊、眼窝胀痛、眼目干涩、视野内冒金星。

心跳加快、心律紊乱、心前区疼痛和血压升高。

周围血管痉挛、肢体发凉、局部温度偏低，表现为多汗，可出现于头部、颈部、双手、双足等。

2．交感神经抑制症状：

可有头昏、眼花、眼睑下垂、流泪、鼻塞、心动过缓、血压偏低、胃肠蠕动增加或嗳气等症状。

交感神经型颈椎病表现出一系列自主神经功能紊乱的表现，病人常首先就诊于内科，常常在排除内科疾病以后，结合颈椎X光片及其他物理诊断才有助于确诊本病。

颈椎病尚可引起“颈性吞咽困难”，可由颈椎骨质增生直接刺激或压迫食管后壁或植物神经受刺激或压迫引起食管痉挛或无力，而产生此种病症，一般没有疼痛，反复发作，并与颈部不适有联系，可自行缓解，手法可使大多数病人症状消除，只有少数病人须手术治疗。

另外尚可引起“颈性排尿异常”、“颈性听力障碍”。

颈椎病病情复杂，应根据病人颈部体征及神经、脊髓受刺激或压迫出现症状，结合X线片，头或颈部的CT或MRI等项检查全面细致分析病情，作出正确的诊断，给予恰当的治疗。对年老病人应结合临床做必要的的血液和物理检查，以排除心脑血管疾病。

【治疗】

首先确定颈椎病的诊断，排除其他疾病的可能性或认定同时伴有其他疾病。然后应分析属哪种类型，临床上常有两种或两种以上类型同时存在，即所谓混合型；也可以是单独以某一型的症状、体征出现为主。推拿手法治疗颈椎病大多可获得良好疗效，对神经根型颈椎病疗效显著；对交感神经型颈椎病也可收到很好疗效；对脊髓型颈椎病及椎动脉型颈椎病，根据病人具体病情可使部分病人取得很好疗效。手法使用时应轻柔和缓，力量大小应适中，可根据病人的耐受程度决定手法的轻重，决不可粗暴剧烈而急骤地旋转或屈伸头颈部，否则可引起颈椎椎骨、脊髓、神经及动脉的损伤，造成严重的后果，临床医生必须根据病情而谨慎从事。

推拿手法可使滑移的椎体和小关节复位，恢复颈椎正常的生理曲度，扩大椎间隙，缓解对神经、脊髓、动脉的刺激和压迫，消除疼痛，解除肌肉的痉挛，促进局部血液循环使受损害的组织得以恢复。

1．治疗原则：舒筋通络，理筋整复。

2．治疗方法：治疗时，患者坐位，医生站在病人后侧或患侧，首先用一指禅推法或㨰法施治于病人颈部、肩部、上背部及患肢部。

拿揉颈项部，重点拿肌肉痉挛部位，一手扶病人前额部，一手施用拿法；并可配合颈项屈伸，拿肩井、缺盆、上肢。

按揉病变棘突旁痛点及在棘上韧带有摩擦感的部位，治疗可持续1～2分钟。点按典型病人病变棘突旁痛点，麻痛常可向患侧放射，手法由轻而重，逐渐用力，持续一定时间。

点按俞穴：风池、天鼎、肩中俞、肩外俞、天宗、曲池、极泉、手三里、小海、外关、合谷、阳溪、养老等。

拔伸颈部，可用一侧肘关节屈曲托住下颌，另一侧用手托住病人枕部向上提拉；或医生用双手托住两颊部向上推起。

用颈部摇法或扳法，整复颈椎小关节紊乱。

搓抖上肢，拔伸手指关节。

用叩击法拍打或击打病人肩背部。

以上操作适用于各种类型颈椎病，根据各型特点，进行有针对性的操作，酌加以下治疗：

对神经根型颈椎病，应加强放松颈部肌肉，重点点按病变椎旁痛点，时间应长些。

对椎动脉型颈椎病应充分放松颈部肌肉，同时做头部的手法推拿。

对脊髓型颈椎病，出现下肢症状，应在腰骶部及患肢的前侧和后侧作充分㨰法和按揉法治疗，对下肢功能的恢复，有很好的治疗作用。对有尿潴留或大小便失禁的，用一指禅推法或按揉法于关元、气海、三阴交、肾俞、阴陵泉穴，酌加摩腹。

对交感神经型颈椎病，做头部的手法推拿，摩腹，点按膻中、百会、内关、气海穴。

点按穴位是中医推拿的重要治疗方法，也是中医推拿的精华，点按穴位的成功与否，关键在于取穴准确和持久按压的指力、点按椎旁放射性压痛点及风池、天宗、缺盆、极泉等穴位，对缓解肌肉痉挛，消除疼痛麻木，有很重要的作用，压力柔和持久，可持续 1～3 分钟左右，按压后病人当即感觉症状减轻。

颈椎旋转扳法（颈椎定点旋转复位法）可纠正错位的颈椎，恢复颈椎正常的生理曲度，解除错位颈椎对神经、脊髓、血管的刺激或压迫。使用颈椎旋转扳法的指征是患椎棘突的偏歪。以患椎棘突向右偏歪为例：病人取坐位，最好用比正常稍低些的方凳，医生站于病人背后，用左手拇指顶住向右偏歪棘突的右侧，令病人颈部前屈 40°，用医生右肘屈曲托住病人下颏部，手则扶住枕部，再向右侧旋转至 45°，医生用胸部抵住病人后头部，使病人颈部在施用扳法时保持前屈的角度，两手同时用力，使病人颈部向右向上做一扳动，可听到响声或偏歪棘突复位的移动感，医生可检查棘突是否复位，若复位成功，患椎棘突复位，颈部的活动恢复正常。对颈部肌肉较僵、颈部短粗的病人，手法复位不易成功，可用颈部拔伸及旋转来代替这种手法。对颈椎骨桥形成、脊髓型颈椎病或椎动脉型颈椎病，应慎用或禁用，对颈椎病同时患有心脏病、高血压病、脑动脉硬化症、年老体弱、骨质疏松症等应慎用此法。颈椎旋转扳法是推拿治疗颈椎病的很有效的方法，但应选好适应证，操作时强调用“巧力”、使用技巧，不可用暴力，动作要轻巧、平稳。在使用本法以前必须拍摄颈椎 X 线片，必要时做颈椎 CT 或 MRI，用以排除颈椎骨折、结核、肿瘤、骨病等疾患，确保本法使用的安全性。

在使用手法治疗时亦可配合使用颈椎牵引方法，一般先做牵引，然后做手法治疗。

颈椎牵引可解除颈部肌肉痉挛，减轻对椎间盘的压力，增大椎间隙和椎间孔，有利于颈椎小关节错位的恢复。

通常采用枕颌带进行颈椎牵引。牵拉力量应从小至大，从 4 千克开始，根据患者性别、年龄、体质强弱等确定牵引力量，一般以 5～10 kg 为佳，牵引时令病人颈部前屈 15°。牵引时间一般每日 1 次，每次 30 分钟左右。大部分病人在牵引时颈肩臂的症状可减轻，如果牵引时症状加重，继续加大牵引力，仍然症状加剧，可能不是牵引的适应证。一般 10 次为一疗程，休息 1 周，继续牵引，对脑动脉硬化及心脏病病人应慎用。

在治疗期间，各型颈椎病病人都要注意休息，在急性发作期应卧床休息 1～2 周。选择合适的枕头，仰卧时枕头可低些，以仰卧时舒适为宜，侧卧时枕头应与肩宽的高度一样，有利于颈部肌肉放松，最好做个阶梯式的枕头。避免颈部受到寒冷刺激，避免颈部受到震动或外伤，上肢也不应提拿重物或做过累的劳动。同时亦可服用舒筋活血、祛风止痛、补益肝肾的中药。

临床上推拿治疗颈椎病的手法繁多，视病情的不同，可运用各种不同方法治疗。一般10次为一疗程，一疗程后应休息几天再继续治疗。

经推拿手法治疗后，尚有少数病人，症状未得缓解或加重，疼痛麻木严重影响病人工作及生活；或脊髓受累症状加重，不能缓解；或椎动脉受到骨刺压迫，刺激不能缓解；或椎体前方骨赘引起食管或神经受压症状者应考虑手术治疗。

第二节　落　　枕

落枕又称失枕，常由睡卧姿势不当或鼾睡当风引起急性颈部肌肉痉挛、强直、酸胀、疼痛，以致颈部僵硬，转动失灵。轻者3～5天即可自愈，严重者疼痛可向头部及上肢放射，迁延数周不愈。若成年人反复发生落枕，常是早期颈椎病的表现。推拿治疗落枕疗效很好，常常可手到病除。

【病因病机】

落枕常由睡眠姿势不良或枕头高低不合适引起，使一侧肌群长时间处于过度伸展状态而引起拉伤，发生痉挛；也可由颈肩部暴露感受风寒湿邪，使脉络阻滞，发生拘急疼痛，特别是伏天天热，开窗而睡，发病较多；颈部的扭伤或扛抬重物，致使部分肌肉扭伤或拉伤。本病常累及胸锁乳突肌、斜方肌、提肩胛肌。

【临床表现】

常以病人一侧颈项部肌肉痉挛、僵硬、酸痛为主要症状，有时常可波及两侧颈项部肌肉，常累及胸锁乳突肌、斜方肌、提肩胛肌。若一侧胸锁乳突肌受累，可使病人头向患侧倾斜，下颌转向健侧。颈部僵硬，活动明显受限，向患侧活动受限更加明显，重者疼痛牵及头部、上背部及上臂部。病变处肌肉紧张有压痛，可拍颈部X线片，以排除颈椎骨折、脱位及颈椎病，颈椎结核等疾病。

【治疗】

1. 治疗原则：舒筋活血、通络止痛。以使颈部气血畅通，肌肉放松，疼痛消除，活动自如。

2. 治疗方法：病人坐位，医生用一指禅推法及㨰法施治于颈项部及肩部，以患侧为主，并要病人配合做头部的屈伸及旋转活动。

再用拿法拿颈项部及肩部的肌肉，以紧张或痉挛部位的肌肉为重点，由轻而重，逐步提拿，使之放松，并可弹拨紧张、痉挛的肌肉。

点按或拿风池、肩井、缺盆、天宗、外关、落枕穴，及病变处阿是穴。

放松病人颈项部肌肉后，用摇法治疗，使颈部做轻柔的旋转，摇动数次后，在颈部稍前屈位时，迅速向患侧做颈部的斜扳法，手法轻巧稳健，迅速灵活，不用暴力，旋转幅度不能超过正常生理范围，以病人能忍受为度，常可听到响声，亦可用颈部旋转扳法。

按揉颈项两侧肌肉，亦可用擦法施治于患部，亦可在颈肩部用热敷或拔火罐疗法。

颈项部若肌肉痉挛较重，不可强行使用扳法，在点按穴位后，肌肉若放松，方可使用。使用扳法时，不可一味强求有弹响声。颈项部要注意保暖，枕头高低要合适。

第三节　颈椎关节错位

颈椎受到外界暴力或活动不协调或退行性改变等原因，引起解剖位置微小改变，造成颈椎间关节轻微错位而出现临床症状。

【病因病机】

由于颈椎上下关节面近似水平（前高后低），周围韧带又比较松弛，因此颈部活动范围较大而灵活，并可做较大幅度的旋转运动，在受到外力或活动不协调时易引起轻微移位。头颈部受到外界暴力的冲击，或者颈椎已有退行性改变，即使受到轻微外伤，都可引起颈椎关节的轻微移位或滑膜嵌顿。

颈部的不协调活动，如颈部的急剧的屈伸或扭转，或头颈部经常处于一侧过度旋转位，或颈部主动或被动做超过正常范围的活动，或颈部活动过急过猛均可引起颈椎小关节移位。长时间的头部强制位置，也可使颈椎移位。

颈椎的先天缺欠，如：枢椎的齿状突发育不全或缺如，造成椎间连结不稳，受到较小的外力，亦可引起颈椎错位。

小儿上呼吸道感染、颈部感染、扁桃体炎、中耳炎等炎症，引起滑膜炎症反应，导致关节囊或韧带的炎症反应，使关节囊或韧带松弛，造成连结不稳。若一侧发生炎症，患侧颈项部出现肌紧张或痉挛，使两侧肌力平衡失调，引起自发性半脱位，寰枢椎半脱位发生于小儿，常由炎症引起。

【临床表现】

多数人有外伤史或上呼吸道病史。可有头颈部外伤，或乘车时因急刹车引起头颈部急剧地前后摇动，引起发病。小儿上呼吸道感染两周后常是引起寰枢椎自发性半脱位原因。

颈项部疼痛强硬，活动困难，动则痛甚，后伸受限更明显，头颈部呈强迫体位，头向一侧倾斜。自发性半脱位者有局部炎症，及全身症状，多发于儿童。

颈部强硬，颈肌紧张痉挛有压痛，颈项部病变部位棘上或棘间、棘旁可触及条索状反应物或韧带摩擦感，并有压痛，错位颈椎棘突可有偏歪现象。

X线片，可显示颈椎强直，生理前凸消失或呈侧弯或反张。在寰枢椎错位时，颈椎开口位，可显示齿状突与两侧块间隙不对称。

颈椎错位应与落枕、颈椎骨折、脱位相鉴别。

【治疗】

1. 治疗原则：舒筋通络，理筋整复。

2. 治疗方法：在颈椎棘突两侧用轻柔的按法、揉法或一指禅推法治疗，以放松紧张的肌肉。

拿风池、肩井，点按风府、天柱、天鼎、天宗、手三里、合谷、外关等穴位，按揉痉挛肌肉部位，由轻而重，然后弹拨之。

在令病人尽量放松颈部肌肉的情况下做牵引复位，病人低坐位，头前屈 10°～15°，医生站于病人后方，用一侧上肢屈肘托住病人颏部、另一手扶住枕部，轻轻上提，可持续 1～2 分钟，可试做左右旋转，大约 30°～40°，左右各 1～2 次。

做颈部轻柔的按揉法，擦颈项部，以透热为度。

由炎症引起的自发性半脱位，首先治疗炎症，可使用中西药治疗，然后再做手法复位。在诊断清楚，有 X 线片或 CT 片的情况下，也可考虑使用颈椎旋转扳法复位，要慎重，颈项强硬较重，扳法使用不成功不可强行使用。使用旋转扳法时也不强求有复位的弹响声。在疑有寰枢椎半脱位者，更应慎重使用旋转扳法。可考虑使用颈椎拔伸法或颈椎牵引法。

第四节　前斜角肌综合征

臂丛神经及锁骨下动脉受前斜角肌压迫而出现神经、血管压迫症状者称前斜角肌综合征。

【病因病机】

前斜角肌起自颈 3～6 椎的横突前结节，止于第 1 肋骨的内上缘和斜角肌结节上。中斜角肌则起于颈 2～6 横突的后结节，止于第 1 肋骨的上缘。二斜角肌的终止部附近较坚韧，缺少弹性，前中斜角肌的间隙有锁骨下动脉及臂丛神经通过，其中由颈 8、胸 1 神经所组成的臂丛神经下干，紧靠锁骨下动脉的后侧绕过第 1 肋骨的上面，当前斜角肌发生痉挛、肥厚和纤维化时或在肩下垂、高位胸骨、或臂丛神经偏后等变异，均可发生神经血管的压迫症状。由于斜角肌有抬高第 1 肋骨的作用，当手搬抬重物时或牵拉伤时可诱发本病。

【临床表现】

主要表现为下臂丛和血管症状。

神经症状：前斜角肌有局部疼痛和肌痉挛，出现患肢放射痛和麻木触电感，以肩、上臂内侧、前臂和手的尺侧及无名指、小指为明显，患处伴有麻木、蚁行、刺痒感觉，高举患肢减少上肢下垂的重力时，则症状明显减轻，感到舒适，用力向下牵拉患肢则症状加重。有交感神经刺激症状时，出现面色苍白出汗、瞳孔扩大、患肢发凉，严重者引起交感神经麻痹而表现为霍纳征。

血管症状：早期因血管受压引起动脉血流不畅，造成患肢供血不足，患肢冰冷。晚期出现血管阻塞症状，患肢冰冷、苍白，以致手指发生溃疡坏死。

病程久者，患肢肌肉萎缩，以手部为明显，握力减弱，甚至丧失。

头部向对侧侧屈，向患侧旋转、深吸气，可诱发或加重疼痛。锁骨上窝稍显胀满，触诊斜角肌紧张，压痛并可有变硬或增粗感，深呼吸试验阳性。

【鉴别诊断】

1. 胸廓出口综合征：本病又称肋锁综合征，即神经血管经锁骨与第1肋骨之间穿过，有时因第1肋骨高位，使锁肋间隙变窄，尤其当肩部下垂后伸时引起卡压症状。与前斜角肌综合征临床症状相似，但病人前斜角肌没有压痛及肌紧张。

2. 颈肋或第7颈椎横突肥大：本病为先天畸形，临床症状与前斜角肌综合征相似，体检时可触及局部有硬物突起，X线片可发现颈肋。

喙突胸小肌综合征：又称超外展综合征临床症状与前斜角肌综合征颇相似，但必须在肩部后伸、下垂、颈部过度后伸和上肢强度外展高举时，才出现压迫症状。

锁骨上窝肿瘤：多见于中老年转移性肿瘤，除锁骨上窝有局限性肿块可能触及外，病人同时有原发病的症状和全身慢性消耗性症状。

【治疗】

1. 治疗原则：舒筋通络，以解除前斜角肌的痉挛。

2. 治疗方法：首先用轻柔的一指禅推法，揉法，拿法，㨰法施治于颈项部及肩背部，以患侧为主。按揉、弹拨前斜角肌的起止点及肌腹，同时配合头部、肩部各个方向的被动活动，使前斜角肌在松弛及紧张的状态下接受治疗，以消除其紧张和痉挛。

点按或按揉风池、天柱、天鼎、缺盆等穴位。上肢放射痛明显的加按天宗、肩贞、小海、曲池、合谷、外关、后溪；肩背痛明显者可按附分、魄户、膏肓、神堂、譩譆、膈关；前胸痛可按中府、云门、气户穴。推桥弓、按揉颈项肩部软组织，搓抖双上肢，结束治疗。

治疗期间，可用三角巾悬吊患肢，以利患肢休息，注意颈项部免受寒冷刺激，经推拿治疗无效，可考虑其他方法治疗，其中包括手术治疗。

第五节 肩关节周围炎

肩关节周围炎又称肩周炎，是以肩部疼痛和运动功能障碍为主要临床表现的病症。本病常因露肩当风、感受风寒湿邪而引致发病，因此中医又称为漏肩风。由于本病多发生于50岁左右的中老年人，故又称“五十肩”或“老年肩”。临床上表现出一组明显的症状，就是肩关节僵硬、活动受限、肩关节周围广泛粘连。又称为“凝肩”、“冻肩”、“冻结肩”或“肩不举”更说明肩关节的功能障碍，上举明显受限。

【病因病机】

本病的发病多与气血不足，风寒湿邪侵袭或外伤劳损有关。

（一）气血不足

中年以上，年老体衰，气血不足；或因过度劳累而致肝肾不足，筋脉失养，血不养筋，筋脉拘挛而痛。内经的《素问·上古天真论》说“男子七八，肝气衰，筋不能动，天癸竭、精少、肾气衰、形体皆极。”正说明肝肾不足对本病的发病也起着重要的作用。

有人认为肩周炎的发病与内分泌失调有关，这也可能是由肝肾不足所致。

（二）风寒湿邪侵袭

过度疲劳，劳汗当风，睡觉时肩部外露感受风寒之邪；或久居寒湿之地，使风寒湿邪乘虚侵袭，使血流不畅，经脉阻滞，筋脉拘挛疼痛，筋急肉痿。

（三）肩关节的外伤与劳损

肩关节是全身活动范围最大的关节，关节盂浅，肱骨头相对较大，关节囊松弛，韧带薄弱，活动灵活，但稳定性相对较差。肩关节周围肌肉、韧带维持关节的稳定，在长期的活动中或在突然的外力作用下肩关节周围肌肉、韧带、肌腱及关节囊容易受到劳损或外伤，特别是肌腱、韧带的起止点更易受损，引起局部充血、水肿、渗出、纤维化、增生、粘连等一系列炎症反应，产生疼痛，同时疼痛引起保护痉挛，活动减少，致使肩关节周围广泛的无菌性炎症，最终导致肩关节周围组织的粘连，肩关节活动受限。

（四）继发性肩周炎

常由肩关节以外的疾病引起，如颈椎病、偏瘫、心肌梗死（只发生在左肩）、肺部肿瘤，上肢或锁骨骨折等经常发生继发性肩周炎，应引起医生的注意，临床上发现这些病人，常以肩周炎的症状而首先就诊，临床医生应做必要的检查以除外之。

【临床表现】

肩周炎多见于50岁左右的中老年人，女性多于男性，右肩发病稍多于左肩，常因遭受寒冷刺激、劳累、扭伤等原因诱发。临床上分为急性期和慢性期。

（一）急性期

急性期又称疼痛期，是肩周炎的初期，临床主要表现为肩部疼痛，疼痛多位于肩部前上方，肩峰内下方的三角肌前部附着点及肱二头肌腱长头及短头的附着点，疼痛可涉及肩胛区、上臂和前臂。开始呈阵发性疼痛，因天气变化或劳累等因素疼痛逐渐加重，发展成为持续性疼痛，由酸痛发展为剧痛或刀割样痛，最后形成夜间自发痛，病人夜间无诱因疼痛，难以入睡，不能患侧卧，忍受不了任何触碰和牵拉。肩关节外观可以正常，但各方向活动受限，以外展、外旋或后伸内旋为明显，肩峰、结节间沟、喙突等处有局限压痛。一般可持续三周至三个月。

（二）慢性期

慢性期又称僵硬期，病人夜间自发痛消失，疼痛逐渐减轻或消失。由于肩关节囊、肌腱、韧带的粘连，使肩关节僵硬，各方向的活动受限，外展、后伸内旋、内收均受限，特别是当肩关节外展时出现典型的“扛肩”现象，梳头、穿衣、脱衣等动作难以完成，严重者盂肱关节完全僵直，肩部的活动依靠肩胸关节的活动来代偿。病程较长者，三角肌、冈上肌、冈下肌及上臂肌肉萎缩，出现肩峰突起，上臂上举、后伸均不能。一般持续2～3个月，个别病人可持续1～2年。肩周炎的X线检查，一般无特殊意义，部分病人可有肌腱附着处或结节间沟处增生或钙化现象，以及长时间的肩关节粘连引起的肩关节骨质疏松现象。

【鉴别诊断】

根据病人的病史、症状、体征作出肩周炎的诊断并不困难，但应通过X线和其他方法排除下列疾病。

颈性肩痛：由于颈椎病、颈部外伤、肿瘤、颈肋和胸廓出口综合征均可出现肩痛，称为颈性肩痛。这些疾病除了肩痛外，均有患肢的神经功能障碍，肩关节活动受限不明显，肩关节周围压痛不明显，却在颈项部有许多阳性体征存在。

胸腹内脏疾病引起的肩痛：心血管疾病引起的左肩痛，肝胆疾病引起的右肩痛。其特点除肩部疼痛外，肩关节活动正常，局部无阳性体征，而内脏疾病本身的症状和体征均较明显。应除外由肺部肿瘤、糖尿病、骨折等原因引起的继发性肩周炎。

【治疗】

1. 治疗原则：部分肩周炎病人有自愈倾向，但大部分病人须经有效的治疗才能迅速痊愈。对肩周炎的治疗应采用分期治疗，治疗原则如下：

急性期：疏通经络、活血止痛。轻柔的手法在局部治疗，局部及近端点穴为主，辅以肩部的扳法，而且要轻柔，不可强扳。

慢性期：疏通经络、松解粘连、滑利关节。以肩关节的扳法、摇法为主。辅以肩部的点穴及其他轻柔手法，可用较重的扳法。

2. 治疗方法：病人坐位，医生站在病人患侧，用㨰法或一指禅推法施治于患侧肩前部、上臂部，及肩背部，往返数次，同时配合做肩部被动的外展及外旋。

病人坐位，医生拿肩井、拿患肢，从肩部拿至腕部，按揉或点按肩髃、肩髎、天宗、肩贞、曲池、手三里、外关、合谷等穴位。

弹拨肩前部痛点如喙突、结节间沟，肩上部三角肌止点部位的痛点，肩后部的痛点，重点弹拨痛点部位的条索样结节及肌腱张力较高处，由轻而重，由浅入深，耐心反复弹拨，有止痛及松解粘连作用。

医生站于病人后方，一手扶肩，一手托住肘部，做肩关节摇法，幅度从小到大，摇动数次；然后医生一手固定患侧肩胛骨，另一手托住患肢肘部上抬，做患肩外展动作，逐渐加大扳动幅度。

用肩部扳法、上举扳法、内收扳法、后伸扳法、外展扳法。

患肩提拉法：医生站于患肩外侧，用双手握住患肢腕部及手指，将患肢提起，向上方提拉，牵拉时令患者放松肩部，牵动幅度由小到大，急性期病人痛甚，不可牵拉过猛，病人不能忍受。对身体素质较好病人，在慢性期重力提拉可增大肩部活动范围，减轻粘连。

后伸扳法：医生站于病人后侧，一手扶在健侧肩部，另一手握住患侧的腕部，握腕之手将患肢由前方扳向背后，在背后向上沿背部向上扳动，逐渐增加扳动幅度，直到患手能触到健侧肩胛骨。

用擦法、揉法施治于患肩及上肢部。

搓抖患肢，结束治疗。

在治疗的同时应配合肩部的功能锻炼，要求病人坚持锻炼，持之以恒，循序渐进。常用的锻炼方法有以下几种。

弯腰晃肩法：弯腰伸直患臂，做肩关节的环转运动，动作由小到大，由慢到快。

爬墙活动：面对墙壁站立，用双手手指沿墙壁缓慢向上爬动，使上肢尽量高举，若一侧患病，可对比两侧爬墙高度，然后再缓缓向下回到原处，反复数次，在病人处于急性期阶段，操作次数不宜过多，以患肢不疲劳为度。

体后拉手：双手向后，在背后由健侧手拉住患侧腕部，渐渐向上拉动，反复进行。

外旋锻炼：患者背靠墙而立，双手握拳屈肘，两臂外旋，两肘不能离开身体，尽量使拳背碰到墙壁，反复数次，开始外旋活动较小，逐渐增大外旋活动范围，直至拳背触到墙壁。

第六节　肱二头肌长腱滑脱

肱二头肌长腱，起自肩胛骨盂上结节，向下越过肱骨头进入结节间沟的骨纤维管内。结节间沟内侧为肩胛下肌，外侧上部为冈上肌和喙肱韧带，下部为胸大肌覆盖。肱二头肌长腱在结节间沟处受滑膜包围，形成长约5厘米的腱鞘。正常的肱二头肌长腱在肩关节活动时，有纵向滑动，在外展外旋时滑动范围较大，在骨纤维管变浅或横韧带松弛或破裂时，就有滑脱的可能性。

【病因病机】

由于肩关节外展外旋时，肱二头肌长腱在结节沟内活动范围较大，所以在肩部过度外展外旋或突然用力做外展外旋时，使胸大肌或肩胛下肌的抵止部发生急性或慢性的撕脱，使肱二头肌长腱滑动于结节间沟内缘，形成滑脱，如果小结节先天发育不良，结节间沟内侧壁坡度变小，加之中年以后，关节发生退行性改变，结节间沟底部骨质增生，结节间沟变浅，容易引起肌腱习惯性滑脱。

【临床表现】

习惯性肱二头肌长腱滑脱，大多有轻度外伤史，结节间沟处剧烈疼痛、肿胀、上臂无力、活动受限，肩部在外展外旋或前屈外展时可摸到弹跳感，闻及弹响。治疗不及时或不彻底，可引起肌腱炎，使局部粘连，经常疼痛。

外伤滑脱，常因肩关节脱位或肱骨外科颈骨折等严重损伤引起，多在脱位或骨折整复后而被整复，也可因肩部急性外伤使结节间沟前侧横韧带撕裂而发生滑脱。临床表现为肩前部疼痛，肱骨呈内旋位，关节丧失外展、内收、外旋、内旋等各方向的活动，只胸肩关节活动尚存。患肢在走路时不能随身活动，只能以健侧之手托住患肢，以减少活动或由上肢重量所造成的疼痛。

【治疗】

推拿治疗肱二头肌长腱滑脱有较好的效果。但习惯性滑脱手法整复后易复发，对外伤性滑脱推拿治疗效果较好。

1．治疗原则：理筋整复。

2．治疗方法：病人坐位，医生用㨰法或一指禅推法、揉法治疗肩前及肩外侧，同时做小幅度肩部外展，拿肩井，拿肩部及上肢，点按肩前俞、肩髃、曲池、手三里、缺盆、合谷等穴。

病人坐位，患肢放松，自然伸直，医生一手握患肢腕部，另一手扶在患肩前内侧，用拇指顶住肱骨小结节前缘，两手相对用力拔伸，同时作患肩外展外旋，可将外展达60°，然后将患肩急速内旋，在内旋同时拇指用力从肱骨小结节前缘向外上方推顶、弹拨，做3～4次，然后用拇指或手掌按在肩前部，整复成功后，患肢应适当固定，患肢在内收内旋位用三角巾悬吊2～4周，并应减少肩部活动。

在做肱二头肌长腱复位手法时，医生两手要用力协调，应在拔伸的同时做急速内旋，以促进复位。

第七节　肱二头肌长腱腱鞘炎

【病因病机】

在肩外展外旋时，肱二头肌长腱在其腱鞘内滑动的幅度很大，长期的体力劳动，加剧了肌腱与腱鞘的摩擦，造成腱鞘滑膜层慢性损伤，损伤性炎症使腱鞘变窄，影响肌腱在腱鞘内滑动。或中年以后因退行性改变，结节间沟粗糙或结节间沟底部骨质增生，沟床变浅，增加肌腱的摩擦，从而发生腱鞘炎。肱二头肌长腱的慢性习惯性滑脱，也可造成腱鞘损伤而发生本病。

【临床表现】

肩前部或整个肩部疼痛，以结节间沟部位疼痛为明显，活动时疼痛加重，在外展外旋肩部时疼痛加剧，患者习惯于患肩处于内收内旋位，肩部因疼痛而功能活动受限。

【治疗】

1．治疗原则：舒筋通络，活血化瘀。

2．治疗方法：病人坐位，医生用㨰法或揉法施治于患侧肩部，拿肩部及上臂部，以三角肌周围为重点，同时配合肩部的外展外旋，幅度从小到大，逐步增加。

病人坐位，医生点按、弹拨患肢结节间沟部位，弹拨的同时配合肩部外展外旋，点按肩髃、肩髎、曲池、手三里、合谷穴。

用擦法擦患肢三角肌部位及结节间沟部位。

搓抖上肢，结束治疗。

嘱患者注意患肢不要做大幅度的主动外展外旋，不能提拿重物，注意肩部保暖。

第八节　肱二头肌短头肌腱损伤

肱二头肌短头起自肩胛骨喙突，短头肌腱粗而短；肱二头肌长腱细而长，有结节间沟、腱鞘、韧带保护；而短头无保护，当上臂旋转时，肱骨小结节与短头肌腱有摩擦。在肩关节外展时短头可被拉伸 2cm，而在肩关节后伸时可被拉 3cm，在这两种活动中，长腱无明显拉力增加，表明在肩关节外展、后伸、上举等活动中肱二头肌短头起重要作用。

【病因病机】

人体在劳动或锻炼时，经常用力作肩部外展后伸活动或猛然用力外展后伸肩部，使肱二头肌短头发生急性或慢性损伤或劳损，产生无菌性炎症，如治疗不及时或治疗不当，或反复遭受损伤，使肌腱变硬，弹性减低，继而发生挛缩，使短头缩短，使喙突处疼痛及肩部外展后伸受限。

【临床表现】

病人多有外伤、劳损史，肩前喙突部疼痛，外展后伸时疼痛加剧，肩部内收、内旋时疼痛减轻。喙突部有压痛，并可触及肿胀或粘连的肱二头肌短头。

【治疗】

1．治疗原则：舒筋活血。

2．治疗方法：首先用㨰法或一指禅推法施治于患肩，以肩前部为重点；点按喙突、肩前、曲池、合谷；弹拨喙突，同时配合做肩的外展外旋，由轻而重，逐渐用力；用擦法或揉法治疗患肩。

可配合做患肩的热敷或中药熏洗。

第九节　冈上肌肌腱炎

【病因病机】

冈上肌起于肩胛骨冈上窝，止于肱骨大结节顶部，在上臂外展时起起动作用，当上臂外展 60°～100°时，肩峰与肱骨大结节之间间隙最小，冈上肌易受到肩峰与大结节的挤压和摩擦。因而在肩部做大量外展活动或肩在外展起动时用力过猛，均可促使冈上肌损伤，久而久之，使肌腱劳损，退变而产生无菌性炎症；同时由于冈上肌肌细胞活力下降、pH 值增高促进了钙盐沉着，冈上肌肌腱炎容易继发冈上肌肌腱钙化。

【临床表现】

多在肩部扭伤或过度劳累后发病，肩部疼痛，多局限于肩峰大结节处，疼痛可放射到颈部、肩部，并向下至肘部、前臂及手指。

肩关节活动无明显受限，在肩外展 60°～120°范围时疼痛加剧，疼痛可在上述活动范围内影响肩部外展活动，亦可在肩部外展起动的 30°以内出现肩部疼痛。

冈上肌可有不同程度的压痛，但以冈上肌肌腱抵止部的肱骨大结节处压痛最为明显。

冈上肌肌腱炎与冈上肌肌腱钙化的临床表现相似，但后者在 X 线片上可见到钙化影。

【治疗】

1. 治疗原则：活血化瘀，舒筋通络。

2. 治疗方法：病人坐位，医生用㨰法、指揉法或一指禅推法施治于冈上肌部位及肩背、肩前部、上臂部，可同时配合肩部的外展活动，以上均施治于患侧。拿肩井、拿上肢，点按肩井、肩髃、肩贞、肩髎、曲池、合谷、天宗等穴。

病人坐位，医生一手托住患肢，一手弹拨患肩大结节部位，由轻而重，逐渐深入，同时配合肩部外展，可使外展时疼痛减轻。

按揉患肩、擦患肩、搓抖患肩。

医生操作时手法宜轻柔，逐渐用力，变痛为不痛，使活动恢复正常。

第十节　肩峰下滑囊炎

【病因病机】

肩关节周围有许多滑液囊，其中最大的为肩峰下滑囊，又称为三角肌下滑囊，位于三角肌下面和冈上肌上面，滑囊内部有滑液膜覆盖，其主要作用是减少肱骨大结节与肩峰及三角肌的摩擦。当肩部遭受明显的撞击或长时间的劳累，产生滑囊水肿、增厚的无菌性炎症，进而发生滑囊壁内互相粘连，妨碍上臂外展和旋转。肩峰下滑囊炎常继发于冈上肌肌腱炎，因冈上肌肌腱在肩峰下滑囊的底部，因此二者常互相影响，在肩峰下滑囊发生病变时，也常隐藏着冈上肌肌腱病变。

【临床表现】

肩外侧深部疼痛，从肩峰向下放射至三角肌止端，上臂外展外旋时疼痛加剧，肩峰及三角肌有明显压痛，急性期因滑囊水肿，三角肌前缘可出现圆形肿胀。

初期肩关节活动受限较重，后期因滑囊壁逐渐增厚，并与腱袖粘连，使肩关节活动障碍，在早期冈上肌和冈下肌出现肌肉萎缩，进一步三角肌也发生萎缩。

【治疗】

急性期宜消瘀止痛，手法宜轻柔。病人坐位，医生以轻柔的一指禅推法、㨰法或揉法施治于患肩的前部及三角肌部位，点按肩峰及三角肌周围的痛点，由轻而重，不可用重力按压，用擦法施治于三角肌部位，最好能配合使用红花油等递质，以增强消瘀止痛的作用。

慢性期宜活血化瘀、滑利关节。患者坐位，医生一手扶患肢于稍外展位，另一手用㨰法施治于患肩肩峰及三角肌部位，反复数遍，然后弹拨肩峰及三角肌部位的痛点，再用按揉及拿法施治于患肩，可配合做肩部的外展活动。以增加肩关节的活动范围，最后在患肩用擦法治疗，以透热为度，搓抖患肢，结束治疗。

对急性期病人治疗不宜手法过重，点按穴位宜轻柔，注意肩部保暖，可根据急慢期病人的情况，酌情令病人做患肩的功能锻炼。

第十一节　肱骨外上髁炎

肱骨外上踝炎又称网球肘。

肱骨外上踝为肱桡肌和前臂伸肌总腱附着部位，由于附着部位软组织的急慢性损伤而引起肘关节肱骨外上髁的疼痛，并影响伸腕和前臂旋转功能的综合征，称为肱骨外上髁炎。

【病因病机】

本病可因急性扭伤或拉伤引起，但多数为缓慢起病，无明显外伤史，多见于反复做前臂旋转或用力伸腕的成年人。

肱骨外上髁伸肌腱附着点的急慢性损伤。急性扭拉伤可使肱骨外上髁的肌腱撕裂或断裂，经过修复形成瘢痕组织或形成骨膜下血肿，血肿机化、钙化，形成无菌性炎症、骨质增生，刺激神经末梢，引起疼痛。慢性的长期劳损，使肌腱退行性变，形成无菌性炎症，引起疼痛。

桡侧副韧带或环状韧带的慢性劳损。肘关节的桡侧副韧带短而坚韧，近端附着于肱骨外上髁，远端一部分附着于环状韧带，环状韧带附着于尺骨桡切迹。桡骨的环状关节面与尺骨的桡切迹形成桡尺近侧关节，环状韧带将桡骨小头包绕其中，前臂旋转时，桡骨绕尺骨转动，经常做前臂旋转运动可使桡侧副韧带、环状韧带受影响，过度的劳损，引起附着点肱骨外上髁的炎症，产生疼痛。

【临床表现】

本病好发于前臂劳动强度大的工作，如木工、钳工。绝大多数发生于中年人。

肱骨外上髁局部的疼痛，呈持续性酸痛，程度不等，伸腕、前臂旋转时疼痛加剧，疼痛可波及前臂桡侧及腕，前臂无力，握力减弱。

患肢肘关节及前臂桡侧无明显肿胀及畸形。肘关节屈伸功能正常，前臂旋转可有疼痛。肱骨外上髁局限性疼痛。

抗阻力伸腕试验阳性：

伸肘，前臂旋前，抗阻力伸腕，肱骨外上髁疼痛为阳性。

密耳（Mill）试验阳性：

屈肘，手握空拳，前臂旋前，腕关节尽量屈曲。然后将肘关节伸直，在前臂伸直时肘关节肱骨外上髁处疼痛，即为阳性。

X线检查，多数为阴性，少数病人可在肱骨外上髁见到骨质密度增高或浅淡的钙化斑。

【鉴别诊断】

肱骨内上髁炎：肱骨内上髁及附近酸痛，在做前臂旋前及主动屈腕时疼痛加剧，同时沿尺侧屈腕肌向下放射，屈腕无力。

尺骨鹰嘴滑囊炎：又称矿工肘，尺骨鹰嘴处的肿胀，呈圆形或椭圆形，大小不等，伴有压痛，常因局部撞伤或反复摩擦等机械性刺激而引起。

【治疗】

1. 治疗原则：舒筋通络、理筋整复、活血止痛。

2. 治疗方法：病人坐位，医生站于病人患侧，自肘上部向下沿前臂伸肌方向施用滚法治疗，往返数次，点按、弹拨肱骨外上髁处的痛点，由轻而重，逐渐深入，以患者能忍受为度，可持续1分钟左右，配合点按曲池、合谷、手三里、阳溪。

自肘关节肱骨外上髁处沿前臂桡侧至腕部施用拿法治疗数次。

肘关节活动法，（以右侧为例）将患肢伸直，医生右手虎口对患者右手腕关节背侧，握住患肢腕部并使之处于旋后位，左手掌托在肘关节处，拇指按于肱桡关节处，其余四指握在肘关节内侧，使腕关节掌屈，并做肘关节的轻度屈伸活动，左手在肘关节由屈向伸活动时，从肘后向前推顶，使肘关节过伸，有时有弹响声，手法操作要轻巧，不可粗暴，可调整肱桡关节恢复正常位置。

用擦法在肱骨外上髁部位治疗，以透热为度。

搓抖患肢，结束治疗。

可配合使用局部封闭疗法。

第十二节　肱骨内上髁炎

肱骨内上髁炎是以肱骨内上髁处疼痛，前臂旋前、主动屈腕受限为主要症状的病症。又称学生肘。

【病因病机】

肱骨内上髁是前臂屈肌总腱的附着部，由于劳动或生活的需要，经常反复用力屈肘时，用力做屈腕及前臂旋前的活动会使尺侧腕屈肌强力收缩，从而使肱骨内上髁屈肌腱附着点发生急性损伤或慢性劳损，形成无菌性炎症而发病，亦可在跌扑受伤、腕关节背伸、前臂外展、旋前姿势时可引起肱骨内上髁处屈肌起点撕裂伤，产生血肿，形成纤维化。

【临床表现】

患侧肱骨内上髁处及附近疼痛，在前臂旋前、主动屈腕时疼痛加重，并可沿尺侧屈腕肌向下放射，屈腕无力。

肱骨内上髁处压痛明显，尺侧屈腕肌处有广泛压痛。

X线检查，个别病人在肱骨内上髁处显示有增生改变。

【治疗】

1. 治疗原则：舒筋通络，活血化瘀。

2. 治疗方法：用按揉法从肱骨内上髁处开始，沿尺侧屈腕肌到腕部进行治疗，手法轻柔，逐渐深入，点按小海、少海、青灵及肱骨内上髁处的阿是穴，以有酸胀得气为度。弹拨肱骨内上髁处及其周围。并沿尺侧屈肌做拿法，从肘至腕。然后用擦法从腕擦向肘部，内外侧均擦，以尺侧透热为主。亦可在局部使用活血化瘀中药进行熏洗，以促进活血化瘀作用。

第十三节　腕管综合征

腕管综合征是指正中神经在腕管内受到挤压而出现以手指麻木为主的一系列神经症状。腕管是掌根部的一个骨韧管，由腕关节掌侧腕横韧带与腕骨连接构成，很像一座拱桥，其背面由8块腕骨组成，掌面由坚韧的腕横韧带构成；腕管内有1根正中神经和9根指屈肌腱通过，（拇长屈肌腱和4个手指的指浅、深屈肌腱）正中神经位于肌腱与腕横韧带之间，故易受压迫。

【病因病机】

正常腕管虽然较大，但为肌腱和正中神经所占据，空隙较小，任何使腕管缩小或使内容物增大的因素，都将使正中神经受到挤压。

腕管内容物的体积增大：长期反复用力使用腕及手，在手指和腕的活动中屈肌腱和正中神经长期与腕横韧带摩擦，使肌腱腱鞘肿胀、膨大，产生无菌性炎症，使管腔狭窄，压迫正中神经发病。

腕管容积减小：当腕部遭受损伤，如局部骨折脱位、骨质增生、韧带增厚等都可使管腔变小，使正中神经受压。

另外，风湿或类风湿疾病可使肌腱、滑膜、韧带等组织发炎、水肿而使正中神经受压。

【临床表现】

初期，病人感觉患手桡侧三个半手指麻木、疼痛或刺痛，夜间加重，可影响睡眠，常于起床甩手或摩擦双手得以缓解，劳累后症状加剧。疼痛可向肘部或肩部放散。叩击腕部掌面正中时，可引起手指正中神经分布区放射性触电样刺痛；腕关节掌屈90°，40秒钟后可出现手指麻木和疼痛，甩动手指，症状可缓解。

后期，患侧大鱼际肌萎缩，(包括拇短屈肌，拇对掌肌）肌力减弱，拇食、中指及无名指桡侧的一半感觉消失，拇指无力，拇指与小指对掌不灵。肌肉萎缩程度与病程长短成正比。拍腕部X线片，以排除腕部骨性改变。

【治疗】

1. 治疗原则：舒筋通络，活血化瘀。

2. 治疗方法：病人坐位，前臂伸出，掌侧向上，将前臂及腕置于桌上或床上，用一指禅推法及㨰法在前臂沿屈指肌腱方向操作，先轻后重，灵活轻巧，不用蛮力，反复治疗，重点在大鱼际及腕管部位。然后用擦法擦腕掌部，以透热为度。

点按大陵、鱼际、内关、曲泽穴。

捏腕法：患者正坐，前臂放于旋前位，手背朝上，医生双手握患者掌部，右手在桡侧，左手在尺侧，而拇指平放于腕关节背侧，以拇指指端按入腕关节背侧间隙内。在拔伸情况下摇晃腕关节，然后，将手腕在拇指按压下背伸至最大限度，随即屈曲，并左右各旋转其手腕2～3次。

可配合使用舒筋通络、活血化瘀中药外敷或外洗，注意腕部及前臂的休息，或用纸板将腕部固定于休息位。

第十四节　桡尺远端关节分离伴韧带损伤

桡尺远端关节即下桡尺关节，由桡骨远端半月切迹与尺骨小头的桡侧半球形关节面所构成。前臂在旋前旋后运动中，桡骨围绕尺骨转动。自桡骨尺侧缘，至尺骨茎突基部，有尖端向尺侧的三角软骨，称三角纤维软骨盘，其前后两缘有韧带相连结，起增强关节活动性，防止前臂在旋前、旋后时将三角软骨撕裂的作用。软骨的上、下方有滑膜囊，又称囊性隐窝，借以缓冲对三角软骨盘的冲击力。三角软骨中心部分很薄，其与桡骨连接处较与尺骨连接处薄弱。这样的解剖结构说明三角软骨作用是连接下桡尺关节的重要组成部分，并限制前臂过度的旋前旋后动作。

【病因病机】

大多数病人有明显外伤史，如前臂旋转力量及范围过大，这样首先引起三角软骨盘前后两条韧带的紧张，如旋转暴力继续增加，可引起韧带撕裂伤，以至断裂。这时暴力如果终止，三角软骨盘不受损伤，但下桡尺关节也可松动分离。如旋转暴力未终止而继续增加，三角软骨盘没有韧带的保护，可由它连结的薄弱部分，即桡骨相连处撕裂，造成下桡尺关节松动分离。如果腕部受到冲击暴力，而囊性隐窝抵消不了时，暴力会损伤三角软骨盘最薄弱的部分，三角软骨盘拉伤可单独发生，也可并发于桡骨远端骨折及下桡尺关节脱位。长期运用前臂旋转劳动而使腕部韧带产生慢性劳损者，更易遭致损伤发生本病。

也有少数人的三角软骨盘先天发育不全，从小就双前臂的下桡尺关节分离，活动度超过正常范围。

【临床表现】

急性期，下桡尺关节背侧轻度肿胀，并有患侧腕部疼痛无力感，握力减退，疼痛以尺侧最为突出，局部有明显压痛，前臂旋前旋后活动受限，活动则疼痛加剧。患者下桡尺关节松弛，尺骨小头较正常隆起，容易前后推动且有松动感。X 线片显示，下桡尺关节较健侧增宽。急性期过后，腕部尺背侧继续疼痛乏力，握力减弱，不能平举重物或用力做腕部扭转活动。检查时，腕关节、腕关节尺背侧间隙有明显压痛。如果推动尺骨小头向掌侧或背侧时，出现疼痛及“咯吱”响声，部分患者下桡尺关节仍较健侧松弛，前臂旋转时，出现清脆的响声或交锁现象。

【治疗】

1．治疗原则：理筋整复。

2．治疗方法：急性期，先用手法将分离的桡尺骨远端复位，患者正坐，伸臂掌心向下。医生与患者并行站立，一手拿住尺骨远端，一手拿住桡骨远端，上臂与胸壁夹紧患肢上臂，与拿桡尺骨远端的双手相对牵引，同时双手前后略错动下桡尺关节，并挤按两骨使其复位，在按挤力量保护下，医生转身使患臂屈肘，前臂旋后，伤手摸肩进行操作。术后，医生仍需在按挤保护住下桡尺关节情况下，令患肘伸直，前臂旋前，恢复原体位。以上手法反复操作两次后，用绷带略加压力包绕 5～9 层，起保持作用，2～3 周后可戴护腕，逐渐练习腕部活动。

对后期患者，可戴护腕保护下桡尺关节，避免前臂做过度旋转动作，局部可用捻法、摇法治疗。

陈旧性损伤也可用上法治疗，固定时间以 3～4 周为宜。

第十五节　腰痛的辨证与分类

腰痛是临床上最常见的证候之一，也是较难诊断的证候，其发病率很高，尤以青壮年及体力劳动者为多见，由于病因不同，临床上其症状也各有特点。

腰痛一证，在中国古医籍中有很多论述，《内经》有“腰背痛”、“腰尻痛”、“腰腹痛”、“腰胁痛”等记载；在张仲景的《金匮要略》中有“虚劳腰痛”的记载；在朱丹溪的《丹溪心法·腰痛》中把腰痛病因归纳为“湿热、肾虚、瘀血、挫闪、痰积”五类，其中肾虚为最重要；在王肯堂的《证治准绳·腰痛》中说“腰痛”有风、有湿、有寒、有热、有挫闪、有瘀血、有滞气、有痰积，皆标也。肾虚，其本也。中国古代医家认为“腰者，肾之府”，故大多数腰痛皆与肾虚有关。

【腰痛的辨证】

腰痛的病因很多，根据腰痛的病因病机及推拿临床实践把腰痛分为以下几型：

（一）痹证腰痛

感受风寒湿邪引起腰痛，久居湿地，劳汗当风或因正气不足而病邪入侵，致使经络阻滞，气血不通，引起腰痛。

腰部冷痛重着，俯仰屈伸作痛，转侧不利、不能久坐久立，得热则痛减，气候变化则疼痛加剧。

推拿治疗可考虑在腰背部用提拿手法，令病人微微汗出，使风寒之邪得以散除。在治疗后可用火罐在腰部治疗。拔火罐也有很好的祛风胜湿散寒的作用。

（二）外伤腰痛

由外伤原因引起的，其外伤可能很重，也可能很轻微，临床可分为闪腰、扭腰、挫腰。因用力不当或动作不协调，如剧烈咳嗽、喷嚏等原因而引起的腰部损伤，称闪腰；因搬抬重物或用力做很重的提拉动作而引起腰部损伤称扭腰；因跌扑、撞击等强大外力引起腰部损伤称挫腰。上述原因引起腰肌、筋膜、韧带损伤而致气血运行不畅，气滞血瘀，阻塞不通，发生腰痛。

腰痛如刺，痛有定处，屈伸不能，转侧不利，行走、呼吸、咳嗽，均引起疼痛加剧。

推拿治疗以点按病变部的俞穴和阿是穴为主，加之放松局部紧张的肌肉，使气血通畅，疼痛消除。

（三）腰肌劳损

由于长期从事过重的体力劳动，或劳动姿势不正确，如经常弯腰工作，或反复的急性扭伤而形成慢性劳损，或由腰部结构的缺欠，如水平骶椎，腰椎骶化等因素引起的慢性腰痛。腰骶部长期酸痛，时轻时重，在劳累后加剧，休息后减轻，腰背部肌肉紧张，压痛广泛，局部压痛不明显。

（四）腰椎骨错缝

由于姿势不良或动作不协调引起小关节紊乱，破坏了脊柱力的平衡和运动的协调。腰部后凸和倾斜，站立时，髋膝屈曲，不能行走，腰部不能后伸，腰部有叩击痛，可有病变的棘突偏歪或棘突间隙不等宽。应以腰椎斜扳法或旋转扳法，使小关节恢复正常位置，常可手到病除。

（五）经络阻滞腰痛

由于劳损、腰椎退变、外伤等原因引起经络阻滞，发生腰痛。特别是足太阳经及足少阳经阻滞引起的腰腿痛。如《灵枢·经脉》篇说“膀胱足太阳之脉……是动则病……腰似折，髀不可以曲，腘如结，踹如裂……是主筋所生病……腰、尻、腘踹、脚皆痛、小指不用。”放松肌肉，点按腧穴及椎旁痛点以疏通经络，消除疼痛。

（六）肾虚腰痛

腰为肾之府，乃五脏六腑藏精之所，若先天禀赋不足，久病体弱，年老体衰，或强力伤肾，均可使肾脏精亏引起腰痛。

腰酸隐痛，腰膝酸软，喜按喜揉，稍有劳累腰痛即发，偏于阳虚则少腹拘急，面色白，手足不温，舌淡，脉沉细；偏于阴虚，则内热心烦，头晕耳鸣，口干舌燥，舌红少苔，脉弦细。

推拿治疗应考虑点按肾俞、命门、太溪、直擦督脉、横擦腰骶部。酌情可服壮腰健肾丸及六味地黄丸或知柏地黄丸。

【腰痛的分类】

腰痛是个症状，不是一个疾病，腰痛的病理基础经常在脊柱以外的部分，这应引起临床医生的注意，腰痛的病因很多，分类方法也很多，现将腰痛分为以下几类：

（一）内脏性腰痛

内脏性腰痛可由肾脏、盆腔脏器引起，或由后腹膜肿瘤引起。腰痛很少是内脏疾病的惟一症状，认真地问诊可以发现其他症状。内脏腰痛的病史，可通过一个重要的特点与由脊柱病引起的腰痛区别开来，那就是疼痛不被腰部活动而加重或被休息而减轻。患有由内脏病引起的腰痛，将因疼痛的折腾而得到缓解。然而患有化脓性椎间盘炎的腰痛病人将完全静止不动。内脏性腰痛病人没有腰部的压痛点、活动受限及腰部检查的阳性体征。

（二）血管性腰痛

动脉瘤或周围血管疾病可引起腰痛或类似坐骨神经痛的症状。腹部动脉瘤的存在可引起令人讨厌的对腰部活动无关的深部腰痛。臀上动脉缺血可引起有跛行的臀部痛，因走路而加重，站立而减轻，疼痛可在坐骨神经的分布区放射到腿，然而疼痛不会被其他加在脊柱的压力而加重，如前屈弯腰。间歇时也与神经根被刺激产生的坐骨神经痛相似。腿痛无力，因走路加重，站立减轻，临床医生应检查双足背动脉的搏动及双足的温度，双足被抬举以后的颜色变化，必要时做下肢肢体血流图、下肢多普勒、下肢彩色超声以确定下肢血管疾病。

（三）神经性腰痛

中枢神经系统的损害，像丘脑瘤可产生灼痛样腿痛。任何原因引起的蛛网膜刺激或硬脊膜瘤均可引起腰痛。神经纤维瘤、腰部神经根的囊肿或肿瘤，这些病理损害引起的腰痛与腰椎间盘突出引起的症状，难以区别，然而神经性腰痛的病人常要下床走动以减轻疼痛，腰椎间盘突出症的病人常常起床困难、行走困难，这与腰椎间盘突出症的病人不尽相同。CT 或 MRI 及椎管碘油照影可以确定诊断（MRI 具有更大的诊断意义）。

（四）心理性腰痛

心理暗示造成临床医源性疾病时有发生，然而单纯心理诱导产生腰痛是不多见的。因此，医生必须查出重要的潜在的病理过程的存在，不能轻易下神经衰弱的诊断。

神经衰弱的病人可以有腰痛，可轻可重，时好时坏，遇轻微劳动可加重，然而腰部活动正常，腰部没有固定的压痛点，腰部检查无阳性体征，同时应做 X 线及有关检查以保证除外器质性病变。

（五）脊柱性腰痛

脊柱性腰痛应该限定于脊柱及相关结构引起的疼痛，疼痛被一般的特定活动加剧，躺卧时在一定程度上缓解。

腰痛是由脊柱的骨质部分的损伤或骶髂关节的变化、大多数由腰部软组织的损伤引起。

1. 腰部软组织病变：腰部的肌肉、韧带、筋膜等的急、慢性损伤，如腰背筋膜、腰臀筋膜、棘间韧带、棘上韧带、黄韧带、梨状肌等组织的急、慢性损伤。

2. 椎间盘病变：腰椎间盘突出。

3. 腰部关节炎：创伤性关节炎、增生性关节炎、强直性关节炎。

4. 腰椎骨质本身病变：骨折、骨结核、骨肿瘤、骨的急、慢性感染、老年性骨质疏松、退行性变（骨质增生）等。

5. 腰部的先天畸形：腰椎滑脱、水平骶椎、腰椎骶化、先天性隐性脊柱裂、脊柱侧弯症等。

第十六节　腰椎间盘突出症

腰椎间盘突出症又称为腰椎间盘纤维环破裂症，本症多由腰椎间盘发生退行性改变以后，由某种原因引起纤维环部分或完全破裂，连同髓核一并向外膨出，压迫神经，引起腰痛、腿痛等一系列的神经症状，称为腰椎间盘突出症。

本症易发于 20～40 岁之间，男性多于女性，少年儿童极少发病，典型病例很少发生于老年人。

本症绝大多数发生于第 4、第 5 腰椎或第五腰椎与第 1 骶椎椎间盘，临床上是引起腰腿痛，特别是根性坐骨神经痛的最常见的病因，本症对病人健康危害很大，常常严重影响病人的工作和生活。

1934 年由 Mixter 和 Barr 经手术证实间盘突出对神经的压迫，阐述了腰椎间盘突出症的实质，深刻地认识了腰腿痛，腰腿痛的间盘时代开始了。手术对本症的治疗有很好的疗效。由于中西医结合的发展，逐渐认识到推拿对本症也有很好疗效，逐步受到国内外医生的公认。

本病的病变出现在腰椎管内，属督脉循行部位，依据髓核突出的位置不同，表现足三阳经循行部位的症状，系足三阳经经络阻滞所致。如《灵枢·经脉》篇说："胃足阳明之脉……是动则病……股伏兔、骭外廉、足跗上皆痛，中趾不用。"似腰 3～4 间盘突出所致大腿前侧痛；又说"胆足少阳之脉……所生病者……髀膝外至胫、绝骨、外踝前及诸节皆痛，小趾次趾不用。"似腰 4～5 椎间盘突出所致腿痛；又说："膀胱足太阳之脉……是动则病……腰似折，髀不可以曲，腘如结，踹如裂……所生病者……腰、尻、腘、踹、脚皆痛，小趾不用。"似腰 5～骶 1 椎间盘突出所致腿痛。可见我国古代医家对疾病的深刻认识，为手法疏通经络，消除疼痛提供了依据。

【病因病机】

（一）腰椎间盘的结构特点

椎间盘是椎体之间的连接部分，除第 1、第 2 颈椎间无椎间盘外，成人共有 23 个椎间盘，其长度总和约等于脊柱全长的 1/4，椎间盘的厚度相当于椎体的 1/3。

椎间盘是由髓核、纤维环和软骨板 3 部分组成。

纤维环：是坚强的有韧性的纤维软骨组织，呈向心性排列的板层，并与上下两个相邻软骨盘周围相连，各层纤维斜行于上下两椎体之间，各个邻层的纤维斜行的方向亦恰恰相反，因此深浅各层纤维相互交错成方格排列，把髓核围在中央。纤维环可使上下两块软骨板牢固连结，还能使椎间盘与椎体之间牢固连接，防止髓核向周围突出，并可加强上下椎体之间的联系，加大椎体相互分离的活动范围，限制椎体过度旋转。腰椎间盘的纤维环其后部比前部相对要薄，形成了腰椎的生理前凸，也是髓核容易向后突出的解剖学上的薄弱环节。

髓核：髓核是居于纤维环与软骨板之间的半胶状物质。本身富于弹性而且张力大，无一定形状，随脊柱的姿势而改变形态，髓核有弹簧样的作用，可吸收对脊柱的震荡，减缓外来的冲击，并能承担和均匀分配椎体间的压力，保持脊柱的弹性和稳定性。青年人髓核含水量为85%，随年龄的增长含水量逐步降低，髓核组织逐渐被纤维软骨所代替。

软骨板：是由透明软骨所构成，上下各1块，形成椎间盘的上下部，其平均厚度为1mm，分别与上下两个椎体紧密相连，有半渗透膜作用，是髓核的水分和代谢产物的通路，可维持纤维环和髓核的营养，维持髓核的正常充盈，软骨板在青少年时其作用为软骨源性生长带，在成年人时为纤维环的纤维附着固定环。软骨板缺乏血液供应，因此当软骨板损害后，既不产生疼痛症状，也不能自行修复。

（二）导致本症的主要病因

椎间盘的退行性变化，外伤，劳损以及遭受寒冷刺激。

1. 椎间盘的退行性变化：一般在20～30岁之间，纤维环开始变性，弹性减小，如果这些变性或弹性减退的纤维环遭受到外力，如腰部扭伤或跌扑，极易造成纤维环的破裂，因为髓核退变比纤维环发生较晚，因此在这个年龄，髓核尚保持其较好弹性，髓核必被挤入裂隙之间，影响裂隙的愈合。即使裂隙很小，髓核尚未突破纤维环。因其裂隙的存在，在日后的生活中和工作中，不断地活动和挤压会使裂隙不断发展，或有扭伤，或有轻微的腰部损伤，甚至是一些微不足道的动作，如突然的咳嗽、喷嚏、弯腰、久坐等引起纤维环破裂，出现神经根受压的症状，绝大多数出现典型的根性坐骨神经痛。

髓核在30～40岁时，髓核内纤维组织增多，但尚未引起椎间隙变窄，髓核的弹性相对变小，其突出的可能性也变小，髓核变性是一种保护性反应。

软骨板的变性可影响纤维环和髓核的营养，软骨板受到损害后，对纤维环和髓核都产生不良影响，软骨板损伤处，纤维环因失去附着点而变弱，变弱的纤维环抵御外力下降，因而容易破裂发病，软骨板变性，通透性下降，液体交换减少，促进了纤维环和髓核的退行性变。

至50岁时，髓核、纤维环和软骨板变性都十分明显，椎间盘的萎缩很广泛，受到损伤后破裂和突出都是细小的，故不易引起典型的根性坐骨神经痛。若破碎的纤维环被挤入椎管内，则引起急性典型症状。若髓核变性已至晚期，而纤维环尚保持完整，则椎间隙变窄，致椎体边缘有骨刺或唇样变发生。

2. 外伤：外伤是引起纤维环破裂的重要原因，大多数患者都有外伤史，其外伤程度不尽相同，如腰部的扭伤、拉伤、闪挫、跌伤，特别在弯腰搬拿重物时更易引起本病。由于腰椎排列呈生理前凸，椎间盘前厚后薄，髓核位于中央偏后，当弯腰向前时，椎间隙变为前窄后宽，椎间盘变为前薄后厚，髓核向后移动，同时受到体重及肌肉、韧带的强力的影响，髓核产生强大反抗性弹力，这种弹力使髓核向后移去，如果负重很大，这种向后的弹力就更大，有可能使髓核向后侧方冲破纤维环形成膨出或突出，压迫神经或马尾。若椎间盘本身已有缺陷，那么髓核向后突出的发生就更容易了。

3. 劳损：椎间盘在日常工作或生活中，由于久坐、久立或弯腰等活动受到挤压而变形，从而暂时降低其吸水能力，至压力解除后，变形和吸水能力才能恢复。若长时间地处于久坐，久立和弯腰或搬抬重物，使髓核长时间不能得到正常的充盈，而椎间隙变窄，纤维环被过度的挤压膨出于椎体缘之外，不仅由内向外受到挤压力，而且还受到椎体边缘的摩擦，纤维环受损伤，髓核经损伤处向外突出，同时若有纤维环本身的变性，那么更易造成纤维环的破裂，形成腰椎间盘突出症。临床上常见到原先仅有慢性劳损性腰痛，因工作过累，长时间坐、立，长时间乘车，路途颠簸而发生本病。

4．遭受寒冷刺激：有少数病人，既无外伤史，也无劳累史，仅仅遭受寒冷刺激而发病。寒冷刺激可能是本病的诱发因素。因风寒湿侵袭人体后，可使腰背部肌肉收缩和痉挛，增加对椎间盘的压力，如果椎间盘已有变性，可发生纤维环破裂而发病。因有风湿侵袭的明显因素，常被误诊痹证。这也就是40至50岁病人常因遭凉而发病，而年轻人很少发生这种现象的原因。

人体直立时，腰椎呈生理前凸，髓核在椎间盘的中央偏后，其前侧的纤维环较后侧的厚，因后侧正中的纤维环有后纵韧带加强，故髓核的后外侧的纤维环较为薄弱。后纵韧带在脊柱的全长中都无间断，但自第一腰椎平面以下，后纵韧带渐渐变窄，至第5腰椎和第1骶椎间，宽度只等于原来的一半。由于第4、第5腰椎和第五腰椎与骶椎间隙承担着腰部前屈运动的95%，支持着人体60%以上的体重，故下腰段脊柱的活动范围和负重最大，腰骶部是承受动、静力最大的部分，椎间盘也远较其他部位椎间盘易发生变性和损伤，这些结构方面的弱点就造成了髓核易向后方两侧突出。

（三）髓核突出的类型

1．根据髓核突出的方向，可分为三种类型：

（1）向后突出：临床上的椎间盘突出皆属此型，因为向后方突出的髓核可压迫神经根，产生明显症状，故为三类中最重要者。

（2）向前突出：不能引起特殊症状，故无临床意义。

（3）向椎体内突出：是髓核向软骨板内突出，突出物压入椎骨的松质骨，形成杯状缺口，经过较长时间以后，缺口边缘可以钙化，多发于青年。

2．向后突出，根据突出部位，分三型：

（1）单侧型：临床最为多见，髓核突出只限于一侧，只引起一侧神经根受压。

（2）双侧型：髓核向后纵韧带两侧突出，两侧下肢均有坐骨神经痛，但往往是一先一后，当一侧症状出现时，另一侧症状多已减轻或消失，似有交替现象。两侧症状同时存在，多是一轻一重，一侧消失，一侧存留。这种类型临床上较少见。

（3）中央型：病变椎间隙处的后纵韧带断裂，突出物自后中部突出，若突出物较小，不压迫两侧神经根，只压迫马尾神经，无论在哪个椎间隙，受压者均为第3、第4、第5骶神经，产生鞍区麻痹和大小便功能障碍的症状。如果突出物很大，则可引起一侧或双侧典型的坐骨神经痛及马尾神经受压症状。

3．根据髓核突出程度，可分为三型：

（1）幼弱型（隐藏型）：为纤维环不完全破裂，环自内向外形成裂缝，但裂缝不大，外层尚保持完整，其破裂部受椎间隙压力挤压，髓核自裂缝向外膨出。若环内壁裂缝大，椎间隙压力高，则突出物膨出就大。反之，则突出物就小或消失，其症状时好时犯，时轻时重，这是因突出物大小变化引起临床症状的变化。

（2）成熟型（破裂型）：纤维环完全破裂，髓核从破裂纤维环的断处，自椎间隙向外膨出。有的突出物上被以薄膜，从而与附近组织隔开，不致发生粘连。有的外无被膜，其突出的断端可能与附近组织发生粘连。也有的突出物与破裂的纤维环的断端以蒂相连，游离于椎管内，造成对神经根压迫位置的改变，以至发生脊柱侧弯忽左忽右的变化。有时破裂的纤维环组织和髓核大块突出，可压迫马尾神经，表现为中央型突出的症状。

（3）移行型（突出型）：介于幼弱型和成熟型之间，纤维环接近完全破裂，髓核膨出亦较大，可转变为成熟型完全突出或缩回椎间隙而消失。

【临床表现】

（一）临床症状

下腰部疼痛：多数病人有数日或数周腰痛或反复发作的腰痛，也有突然受外伤或紧张体力劳动或身体不协调的轻微活动引起急性腰痛。腰痛程度轻重不一，严重者可影响翻身和坐立以至睡眠。一般休息后症状减轻，咳嗽、喷嚏或大便用力时可使腰痛加剧。

下肢放射痛：95%的腰椎间盘突出发生于第4、第5腰椎或第5腰椎与第1骶椎间隙的椎间盘，主要表现为一侧下肢坐骨神经区域放射痛，常在腰痛消失或减轻时出现，也可能与腰痛同时出现。疼痛由臀部向下放射至大腿后侧、小腿外侧，甚至到足背外侧、足跟、足趾，影响站立和行走，睡眠时取健侧卧位，病侧屈膝屈髋以减轻疼痛，如果突出部位在中央，则有马尾神经症状，双侧突出则放射可能为双侧性或交替性。若第2、第3或第3、第4腰椎间隙椎间盘突出则可出现股神经或闭孔神经的放射性疼痛。

腰部活动障碍，腰部各方面活动均受影响，多以向前屈及向患侧侧屈受限较明显。

脊柱侧弯：多数病人有不同程度的腰脊柱侧弯。侧凸的方向可以表明突出物的位置与神经根的关系。若突出物位于神经根的外上方，则腰脊柱必凸向患侧；若突出物位于神经根的内下方，即神经根与马尾成角处，则腰脊柱侧凸向健侧。若突出物位于神经根的前方或恰在上下两神经根间滑动，则腰脊柱可交替性侧凸。

主观麻木感：病程较久者，常有主观麻木感。多局限于小腿外侧、足背、足跟或足趾。中央型髓核突出可发生鞍区麻痹。

患肢温度下降：不少患者感觉患肢发凉，医生客观检查，可发现患肢温度较健侧降低，个别病人足背动脉搏动减弱，是由于交感神经受刺激引起，应与下肢脉管炎相鉴别。

（二）临床检查

本症的体格检查对确定诊断和确定治疗都有十分重要意义，临床常按下面顺序检查。

1. 腰脊柱的形态：为减轻神经根受压的程度，以缓解疼痛，有利于突出物的还纳和纤维环的修复，患者多自然地将腰固定于某种适当的姿势，可表现出腰部脊柱生理曲线前凸减小、前凸消失或腰部脊柱反弓后凸、侧凸等多种姿势的异常，检查腰部脊柱形态时，病人取站立位并充分暴露腰部、背部，并用示中二指触诊胸腰部棘突，可清楚了解腰部脊柱形态，病人取卧位时，常可使侧凸的姿势消失。

2. 腰脊柱的功能活动：绝大多数病人有腰部功能活动受限的表现，各方面活动均受限，以前屈受限为最多，其次为后伸或侧屈。由于突出物的大小、形态、活动度及与神经根的关系各不相同，腰脊柱活动受限的方向与程度也各有不同。

3. 压痛点：大多数病人在患侧第4、第5腰椎或第5腰椎与第1骶椎椎间隙旁有明显压痛，用力按压可向患侧下肢放射，在环跳、委中、阳陵泉、绝骨等穴也常有程度不同的压痛。

4. 特殊检查：

（1）直腿抬高试验及附加试验阳性。

（2）挺腹试验阳性，腹压增高则腰痛加剧，且有下肢放射性疼痛。

（3）屈颈试验阳性，严重者坐位屈颈试验不能完成。

5. 腱反射及皮肤感觉的改变：

腰第3至腰第4椎间盘突出压迫第3、第4腰神经根，引起同侧膝腱反射减弱或消失；腰第4至腰第5椎间盘突出，第5腰神经根受压，一般膝腱反射、跟腱反射正常；腰第5至骶第1椎间盘突出，第1骶神经根受压，同侧跟腱反射减弱或消失。

腰第4至腰第5椎间盘突出，腰5神经根受压，引起小腿外侧及足大趾根部感觉减退；腰第5至骶第1椎间盘突出，骶1神经根受压，引起同侧外踝及足背外侧感觉减退。

6. 肌肉萎缩的测定：病情较长或病情较重者，大多数有患侧下肢肌肉萎缩，常发生于股四头肌及腓肠肌，明显萎缩通过望诊即可确定，也可通过测定两侧膝上10cm周径及小腿最大周径来检查是否有肌肉萎缩，测量时取的位置高低应两侧一致，皮尺的紧张也应一致，以免产生误差。

7. X线片检查：腰椎X线片可作为腰痛病人的常规检查，但不能作为诊断的主要依据，主要目的是用来排除腰椎的结核、肿瘤、骨折等其他骨质病变。

正位片，本病病人腰椎常显示出不同程度的侧凸，椎间隙两侧宽窄不等。

侧位片，可显示腰椎生理前凸减少、消失、后凸、病变椎间隙变窄，有时可有病变椎间隙前后等宽，甚至前窄后宽。

8. CT断层扫描：CT现已广泛应用于临床，通过腰椎断层扫描摄片，可显示出椎间盘突出的部位和大小，对硬膜囊和神经根的压迫程度；可显示关节突退变性肥厚，椎弓根切迹处骨性嵌压，侧隐窝狭窄；可显示出椎间盘的钙化、黄韧带肥厚及椎管狭窄，对腰椎间盘突出症的诊断有确定意义。有条件也可作磁共振（MRI）可更清楚地显示腰椎间盘的突出，具有更重要的诊断意义。MRI对椎间盘及软组织的诊断优于CT，对骨质增生等骨质病变的诊断CT优于MRI。

【鉴别诊断】

临床上许多疾病可引起腰腿痛，与腰椎间盘突出的症状相似，因此在治疗前要做好鉴别诊断，通过仔细的询问、查体和必要的现代化检查以确定诊断。

（一）腰椎或骶髂关节结核

病人可有腰痛及下肢放射痛，腰部怕受震动，患部常有剧烈疼痛，并伴有结核中毒症状：低热、午后潮热、盗汗、乏力、红细胞沉降率加快，有结核病史（骨结核都是继发性结核），早期X线显示骨质疏松，晚期可有椎体破坏，脊柱成角畸形。

（二）马尾肿瘤

发病年龄较高，为慢性进行性疾病，其疼痛为持续性，疼痛剧烈无间歇缓解现象，夜间较突出，常有多数神经根受累，双下肢均有疼痛，可伴有真性尿失禁，臀部、马鞍形区域感觉障碍。但腰部脊柱侧弯及运动障碍，腰部压痛等体征不明显。椎管碘油照影，可确定诊断，MRI对本病有重要的诊断意义。

（三）急性腰扭伤

可有外伤史和腰腿痛，但坐骨神经痛是反射性的，故只有自觉性腿痛，且区域不明显，而坐骨神经无明显压痛，直腿抬高试验阴性，或仅轻度阳性。最好的鉴别方法是病变局部普鲁卡因封闭后，其疼痛及反射痛明显减轻或消失，X线片无异常所见。

（四）脊椎肿瘤

对年龄较大的坐骨神经痛的病人，要考虑到恶性肿瘤的转移，腰椎常是前列腺癌、甲状腺癌、乳癌、肾癌的转移部位。

临床表现顽固的腰背痛和放射性的根性神经痛，疼痛持续而剧烈，休息、药物、理疗都不能使疼痛缓解，X线片早期可见骨质疏松，晚期骨质破坏。CT或MRI可以确定诊断。

（五）腰椎管狭窄

严格地说腰椎间盘突出也是椎管狭窄的一种。而椎管狭窄则是在先天发育缺欠的基础上再加上后天的退变的因素所造成。可表现为间歇性跛行或坐骨神经痛，但其查体体征直腿抬高试验往往是阴性，麻木和运动障碍不如腰椎间盘突出那样显著，腰后伸可引起腿痛腿麻，腰前屈或卧位时麻木立即消失，CT可以确诊。

（六）骶髂关节损伤

常有外伤史，表现为腰骶部疼痛和坐骨神经痛，检查可发现骶髂关节部疼痛明显，而下腰椎棘突旁疼痛不明显，患侧“4”字试验阳性，床边试验阳性。

（七）下肢动脉疾病

血栓闭塞性脉管炎，股动脉硬化，多发性动脉炎，常可引起下肢的疼痛和麻木，检查时可发现足背动脉搏动减弱，在做双下肢上举30～40秒后放下，或双足下垂，对比两足的颜色，如果一侧显得苍白，可考虑一侧供血不足。做下肢肢体血流图或下肢多普勒检查，或下肢彩色超声波可以确诊。

（八）梨状肌综合征

本病起病可急可缓，常有外伤、过劳或着凉史，出现患侧干性坐骨神经痛。首先出现臀部疼痛，并向大腿后侧、小腿后外侧乃至足背或足外缘放射。病程较长，患侧臀肌萎缩，触诊梨状肌可发现该肌紧张、压痛或呈条索状隆起。腰部一般无压痛，直腿抬高试验阳性，梨状肌紧张试验阳性，屈颈试验阴性。

【治疗】

1．治疗原则：舒筋通络、理筋整复、活血止痛。

拉宽椎间隙，降低椎间盘内压力，增加椎间盘外压力，促使突出物缩小。

改变突出物的位置，松解粘连，减轻或消除对神经根的压迫。

放松肌肉，促进局部气血循环，促使受伤的神经根恢复。

2．治疗方法：

（1）病人俯卧，医生用一指禅推法、㨰法、按法、揉法施治于腰部、患侧臀部、大腿后侧、小腿后侧及小腿外侧，放松肌肉。

（2）用拇指、中指拿下腰部及第3腰椎横突的两侧。

（3）用拇指或肘尖点按病变腰椎棘突旁痛点，按压后疼痛可沿患肢放射至臀、大腿后侧及小腿和足，由轻而重，逐渐深入，可持续1分钟或2分钟左右。

点按患侧肾俞、大肠俞、气海俞、环跳、风市、委中、阳陵泉、承山、承筋、昆仑等穴位。对腰椎生理曲度消失或后凸的病人，可用双手叠掌向下按压腰部，恢复腰部脊柱生理曲度。

（4）扳肩和腰部后伸扳法：

病人俯卧，医生一手按在病变的腰部，另一手扳肩部，两手一扳一按，相反用力，使腰部后伸；或医生一手按在病变的腰部，另一手伸到两下肢膝关节稍上部位，扳起下肢，两手同时相反用力，一按一扳，使腰部后伸，促进突出物缩小。

（5）握双足旋转提拉：

病人俯卧，医生站于病人足侧，用双手握双足足掌，提小腿，使屈曲 90°，连续做交替旋转运动，使骨盆交替起伏活动，带动腰部运动，然后尽力屈曲双小腿，使足跟靠近臀部，强迫腰弯前凸，握双足使病人双下肢伸直，向后提抖 3 次，可令病人双手抓住床前。

（6）腰部斜扳法：

病人侧卧位，使患侧在上，两上肢屈肘，前臂放于胸前，下侧腿伸直，上侧腿屈膝屈髋，医生面对患者站立，一肘抵在肩前，另一肘压在大转子后上方，两肘同时用力，但压在大转子一肘用力较大，使腰部旋转，常可听到响声，为扳法成功，用力要巧，不要粗暴。腰部板硬，不能扳动，不要强行硬扳。

（7）病人仰卧位，屈膝屈髋，医生一手扶在双膝部，另一手握在双踝部，作左右旋转活动 6 次；然后作患侧直腿抬高动作，由小到大，逐渐增大活动范围；握双足屈膝屈髋，向下使下肢伸直，做 3 次牵拉活动。

在用推拿手法治疗时可考虑配合使用牵引疗法，牵引可使椎间隙增大，使椎间盘间隙压力减小，使后纵韧带紧张，有利于突出的髓核部分缩小或改变与神经根的关系，有利于侧凸畸形的消除和疼痛症状的缓解和消失。

牵引可用手法牵引、门框牵引、骨盆牵引或特制牵引床牵引。

手法牵引：病人俯卧位，一名助手将病人肩部紧紧固定，另两名助手握住病人的双踝，令三助手牵引，医生双手叠掌放于腰部，在助手用力牵引时向下按压，反复牵拉按压 5～10 次。

骨盆牵引：用牵引带固定胸部和骨盆，用重锤或齿轮发力使腰部拉开，每次牵引 20～30 分钟，每日 1 次，10 次为一疗程。

对有心脑血管疾病或年老体弱或同时患有其他器质性疾病的病人应慎用或禁用。

绝大多数病人在足够的拉力下，会觉得患肢疼痛减轻或消失，这也是力量是否充分的标志。如果牵引后疼痛加重，继续加大力量，疼痛减轻，可继续牵引；疼痛不能减轻或疼痛麻木加重则考虑不是牵引的适应证。

临床对少年腰椎间盘突出症及多发性腰椎间盘突出症（即 2 个或 3 个椎间隙间盘突出）治疗难度较大，对中央型腰椎间盘突出症也应慎重使用手法治疗，特别不能使用暴力强拉强压手法。

临床对腰椎间盘突出症，病程较长，反复发作，症状逐渐加重，经非手术疗法（推拿、牵引等）无效或效果不显著者；或病人症状严重，严重影响病人工作生活；或出现马尾神经受压，可考虑手术治疗。

腰椎间盘突出症的病人应卧床休息，以睡硬床为好。避免腰部着凉，或居处潮湿之地。避免腰部负重及过度的弯腰。在病情缓解时可适当做腰背肌的锻炼。

由于 CT 和 MRI（磁共振）的广泛应用，许多腰痛病人虽无下肢的放射痛，但经 CT 和

MRI 诊断为腰椎间盘突出症。对这类无神经根刺激症状的腰椎间盘突出症的病人，应使用腰部及下肢的放松肌肉及点穴的治疗方法，避免使用剧烈的腰部的扳动及下压手法，以柔和手法消除腰痛为佳，使腰痛消失而不出现下肢放射痛。

第十七节　急性腰扭伤

急性腰扭伤是腰部肌肉突然受到扭闪、挫伤、跌扑等外力而损伤，当即出现腰部疼痛和活动受限，是临床上常见的病症，以青壮年体力劳动者为多发。如果急性腰扭伤得不到有效的治疗或反复发生，急性腰扭伤则可转变为慢性的腰部疼痛。

【病因病机】

腰部是人体躯干的活动枢纽，支持着人体 1/2 的重量，腰部是负重大，活动多的部位，在持重或运动中易受到损伤。

（一）外伤的原因

遭受巨大的暴力或跌扑，肌肉、韧带不能抵抗这种冲击而损伤。外力虽然不大，但由于没有精神准备或姿势不良，肌肉的保护作用没有充分发挥出来而受伤。或虽然有精神准备，但因搬动物体距身过远，超过肌肉所承担的力量而被拉伤。

（二）腰部受伤部位

腰骶关节：这是脊柱运动中心，腰骶韧带易受到拉伤。

骶髂关节：是躯干与下肢桥梁，体重和外来冲力多集中在这些部位，受伤机会较多。

骶棘肌：突然受到外力或负重过大，迫使肌肉收缩，使肌纤维拉伤。

黄韧带：弯腰时受到重力或弯腰时跌落，可有椎管症状，腰腿痛。

祖国医学对本病有较深刻的认识。《金匮翼》上说：“瘀血腰痛者，闪挫及强力举重得之。盖腰者，一身之要，屈伸俯仰，无不由之。若一有损伤，则血脉凝涩，经络壅滞，令人卒痛不能转侧，其脉涩，日轻夜重者是也。”

【临床表现】

外伤史、跌扑扭转、牵拉，负重过大，前屈后伸超过生理范围。

腰痛，受伤较重者当即腰痛，受伤较轻者，几小时或次日后腰痛。

腰部脊柱变直，由腰肌紧张引起。也可有腰脊柱侧凸，多向患侧倾斜，由一侧腰肌痉挛引起。腰部活动受限，大多以前屈受限为明显。在腰肌紧张部位有压痛，在腰骶韧带、腰椎棘间韧带、第 3 腰椎横突、髂嵴及髂后上嵴有压痛，由于损伤部位不同，压痛出现位置也不同。可有摸趾试验阳性。

【治疗】

1. 治疗原则：舒筋通络，活血止痛。

2. 治疗方法：病人俯卧位，医生用㨰法、按法、揉法施治于腰部及臀部，以疼痛部位为重点治疗。双手叠掌按压腰部。

点按腰部的阿是穴及肾俞、命门、腰阳关、大肠俞、环跳、委中、承山、昆仑等穴。

病人俯卧位，医生沿骶棘肌纤维方向用擦法，透热为度，擦时须涂凡士林。

病人侧卧位，患侧在上，医生做腰部的斜扳法，先扳患侧，再扳健侧。

病人仰卧位，医生用双手扶病人膝部及握双踝部做屈膝屈髋旋转，左右各 3 次，然后再双手握病人双足做双下肢轻柔的牵拉 3 次。

病人应卧硬床，可配合服用活血化瘀中药或腰部外敷活血化瘀中药。

第十八节　慢性腰肌劳损

腰肌劳损是指腰骶部肌肉、筋膜等软组织的慢性损伤，是一种很常见的慢性腰痛，临床上又称为腰背筋膜炎。

【病因病机】

1．慢性劳损，在工作或生活中长期保持一种姿势，一种体位或一种动作，如经常用同一侧肩部扛抬重物，或长期弯腰工作等使一侧或两侧腰部肌肉、筋膜紧张、疲劳而引起腰痛。

2．风寒湿邪侵袭腰部肌肉筋膜，使之紧张收缩、痉挛，气血阻滞、经络不通，造成慢性腰痛。

3．急性损伤的后遗症，急性损伤后，未作及时治疗，或治疗不彻底，或反复多次受到损伤，局部出血、渗出，产生纤维化或瘢痕组织，压迫或刺激神经引起腰痛。

4．先天性畸形，腰椎骶化、椎间小关节不对称、或隐性骶椎裂等引起慢性腰痛。

【临床表现】

1．长期腰痛史，反复发作，时轻时重。

2．腰部一侧或两侧酸痛，压痛较广泛，多呈酸痛，于劳累后加剧，休息减轻，并与气候变化有关。

3．腰部活动不灵活，受限不十分明显。

4．可因受凉或劳累急性发作，腰痛明显，腰肌痉挛，腰平直或侧凸，下肢活动时腰痛加剧。

5．拍腰部 X 线片，以除外骨折、结核、肿瘤等疾病。

【治疗】

1．治疗原则：舒筋活血，温经通络。

2．治疗方法：病人俯卧位，医生用㨰法或按揉法施治于两侧腰肌。

用肘压法在第 3 腰椎横突处、腰骶部及两侧髂嵴处治疗，对疼痛较重部位可压 1～2 分钟。

点按肾俞、命门、腰阳关、大肠俞、环跳、风市、委中、承筋、承山、昆仑等穴。

直擦督脉、膀胱经，横擦腰骶部。

拍打腰部两侧腰肌。

用腰椎斜扳法，左右各扳1次。

对由风寒湿邪引起的，首先用拿法沿两侧膀胱经自下而上拿3～5遍，最好令病人微微汗出为佳。亦可拔火罐在两侧腰肌治疗；配合活血化瘀，祛风除湿药内服或外敷。

工作时注意腰部休息，注意变换姿势，纠正不良姿势，睡硬床，束宽腰带，避免腰部受凉，加强腰部肌肉锻炼。

第十九节　腰椎退行性脊柱炎

退行性脊柱炎又称为肥大性脊柱炎、增生性脊柱炎、脊柱骨性关节炎，是脊柱在退行性改变的基础上发病，腰椎关节是脊柱中负重较大和活动范围较大的关节，容易发生本病，退行性变发生于椎体、椎间盘和小关节。椎体边缘的唇形变或骨刺形成，也是诊断本病的标志和依据。

【病因病机】

腰椎退行性变与年龄有关，年龄愈大其发病率愈高，不同部位的骨质增生，多发生于生理曲线的凹侧，脊柱侧弯患者，骨质增生亦发生于侧弯的凹侧，由于椎体前缘承担身体的重量较后缘大，故椎体前缘骨刺较后缘的多。

脊柱曲线凹侧的椎体缘，由于杠杆的作用，所承受的压力较大，压力是引起骨刺的主要原因，骨刺是椎体对压力的反应，所以年龄越大，磨损压迫的时间就长，形成骨刺的机会就增加，胸椎前缘骨刺最多，颈椎、腰椎后缘骨刺发生率较高。

脊柱屈曲时，椎体前缘承担了整个身体的重力，当脊柱后伸时，则一部分重力移于椎弓和后关节，因前屈活动较多，故椎体前缘骨刺发生率较后缘为高。椎体所受压力超过椎体正常能承受的范围就易产生骨刺。椎间盘变性，失去弹性，椎间隙变窄，前后纵韧带松弛，椎体两端受到震动和冲击，引起骨刺形成。任何病理改变，无论局部或全身性，凡使骨质变弱者，均可引起骨刺形成，全身性疾患可引起骨刺形成者，最常见为老年骨质疏松症。骨刺产生是变性脊柱的保护性反应，故一般只在初发生时，有些疼痛与不适，至已发展成熟后，症状时常消退，只是腰部发硬，活动不灵活，尤其是脊柱前缘增生，往往不会引起明显症状，但骨刺是一种病理因素，尤其是后缘骨刺，可以压迫脊髓，在椎小关节或椎间孔处，可压迫或刺激脊神经，均可引起临床症状。但要正确分析增生部位与出现的临床症状，是否符合神经节段分布，判断症状出现是否由骨质增生引起。

【临床表现】

病人多在40岁以上，男性多于女性。

早期主要为腰部钝痛，酸痛及僵硬感，起病大多较为缓慢，疼痛不十分严重，时隐时现，有时稍轻，有时稍重。

早晨起床时腰部疼痛僵硬较重，翻身不便，稍事活动后可减轻或消失，但活动稍久，特别是疲劳后，症状又会加重，经休息后症状又缓解，疼痛常与气候变化有关。患者不能久坐、久立或长时间坚持某种固定的姿势，必须频频变换体位以减轻腰痛。

腰部肌肉紧张，局部有压痛，腰部活动受限，腰部平直，一般腰部检查为阴性。

若骨刺发生于椎体后缘，可压迫或刺激神经根出现根性坐骨神经痛或股神经痛，可一侧或双侧，常在腰部活动时加剧，有时与腰椎间盘突出的临床表现相似。

X 线检查，腰椎正侧位片可见椎体边缘呈唇样增生或骨刺，多见于椎体前缘和上下缘的后侧，腰部生理曲度变直。

同时 X 线片可以排除结核、肿瘤、骨折等其他骨病。

CT 可以确诊，并可排除其他疾病。

【治疗】

1．治疗原则：行气活血，舒筋通络。

2．治疗方法：病人俯卧位，医生用㨰法、一指禅推法、按法施治于腰椎两旁两侧腰肌；用掌根按压腰部脊柱，并按揉脊柱两旁之夹脊穴。

用拇指点按，或用肘压法，按压肾俞、命门、腰阳关、气海俞、大肠俞、环跳、风市、委中、承山、承筋、昆仑等穴。

用㨰法从腰向臀部及大腿、小腿的后侧施治。

病人侧卧位，用斜扳法，左右各 1 次。

病人俯卧位，用掌擦法或掌侧擦法施治于腰骶部，以透热为度。

病人仰卧，医生用㨰法施治于大腿前侧、外侧及小腿的外侧。

病人仰卧位，医生令病人屈膝屈髋，一手扶于双膝，一手握双踝部，做左右旋转各 3 次，然后用双手握病人双足，向下牵拉 3 次。

注意腰部保暖，卧硬板床，避免腰部着凉，适当进行腰背部肌肉锻炼。

第二十节　第 3 腰椎横突综合征

第 3 腰椎横突综合征是由第 3 腰椎横突上附着的韧带、肌肉、筋膜损伤而影响或刺激腰神经后支出现腰臀痛的病症。第 3 腰椎位于腰椎生理弧度前凸的顶点，是腰部活动的中心，为腰椎前屈、后伸、左右旋转的枢纽，在腰部活动时，由于第 3 腰椎横突最长，其承受的杠杆作用最大，横突两侧附着的韧带、肌肉、筋膜所受的牵拉力最大，损伤的机会也多，是腰痛的一种常见病因。

【病因病机】

由于外力或寒冷刺激使一侧腰背肌肉紧张或痉挛，引起同侧或对侧肌肉筋膜在牵拉的作用与反作用力的影响下损伤，由于第 3 腰椎横突较长，与腰背筋膜深层接触更为紧密而且活动范围广泛，附着在第 3 腰椎横突的肌肉、韧带、筋膜容易发生拉伤，损伤后轻则出现水肿，重则出现渗出、血肿，引起腰背肌肉紧张或痉挛，局部形成索条样结节，影响或刺激腰神经的后支，可产生腰痛及臀部疼痛，由于第 3 腰椎横突紧密地接触腰背筋膜，而该横突活动范围较大可引起腰背筋膜增厚，对经过的腰神经后支产生卡压或粘连，影响神经的营养，使神经水肿、变粗，引起腰臀痛。

【临床表现】

病人大多一侧腰及臀部疼痛，沿大腿后侧向下放射至膝关节以上，一般不窜到小腿，弯腰及旋转腰部疼痛加剧，咳嗽、喷嚏对腰臀痛无明显影响。

第 3 腰椎横突尖端有明显压痛，并可触及条索样肌肉痉挛结节，左侧多于右侧。第 3 腰椎横突尖端压痛，按压之并可向同侧臀部放射，不超过膝关节。

病程较久，患侧臀部可有肌肉萎缩。

X 线片可有患侧第 3 腰椎横突稍长。

【治疗】

1. 治疗原则：舒筋通络，散瘀止痛。

2. 治疗方法：病人俯卧位，医生用㨰法施治于患侧的腰臀部，反复操作数次。再用一指禅推法在肾俞、命门、第 3 腰椎横突尖端处治疗。点按第 3 腰椎横突处的索条样结节，然后弹拨局部，由轻而重。

用擦法擦腰部及腰骶部。

病人侧卧位，用斜扳法，左右各 1 次。

搓揉腰部。

可用中药在患部热敷。

在病变部使用点法或弹拨法时，不用暴力，由轻而重，由于病人局部很痛，手法过重会增加病人痛苦。避免腰部着凉和过劳。可适当做腰部肌肉锻炼。

第二十一节　腰椎后关节紊乱症

腰椎后关节紊乱症又称为腰椎骨错缝，是引起腰痛的常见原因之一，往往由于急性扭伤而发病，久治不愈而成为慢性腰痛，可有局部肌肉痉挛、疼痛、腰部活动功能障碍。

脊柱由脊椎、椎间盘及椎旁韧带所组成，三者共同维持脊柱的形态，并构成其功能活动的解剖基础。前、后纵韧带对椎间盘和椎体起保护作用，并对其运动范围加以限制；棘上韧带对棘突的活动有限制作用，维护小关节活动于正常范围内。脊柱正常运动依赖于肌力的平衡作用。

腰椎小关节即关节突关节，由上椎体的下关节突和下椎体的上关节突及关节囊所组成，具有引导脊柱运动方向，稳定脊柱的功能。腰椎间关节面呈矢状位，其活动范围较大，可侧屈和前后屈伸；腰骶关节的小关节面呈斜位，介于冠状位和矢状位之间，关节囊较松弛，可做屈伸和旋转各种运动。

【病因病机】

在日常活动中，一些微不足道的动作如刷牙、咳嗽、喷嚏、扫地等可引起腰椎小关节紊乱症。由于腰部稍前屈，在肌肉放松的情况下，突然旋转或屈伸腰部，使腰部肌肉不协调收缩，发生闪腰或扭腰。

在腰脊柱过度前屈和旋转同时进行时，腰椎后关节后缘间隙张开，部分关节囊被过分伸展，关节囊后侧的滑膜层紧贴关节间隙，同时由于后关节腔间隙拉开，就可能在关节腔内造成负压，使滑膜进入关节间隙，此时若做急剧的腰部后伸运动，滑膜就可能来不及退出而嵌入，造成腰椎小关节滑膜嵌顿，多发生于腰骶关节。滑膜因嵌顿而出现剧烈疼痛，引起腰部肌肉痉挛，腰部活动严重受限。

因椎间盘变性、椎间隙变窄，使后关节间隙缩小，关节受到磨损而发生后关节创伤性炎症，引起后关节骨质增生或滑膜增厚，使后关节平衡失调，若做弯腰或旋转腰部的运动，就容易发生腰椎小关节紊乱症。

【临床表现】

多有慢性腰痛病史，时轻时重，劳累后加剧，常因弯腰或旋转腰部而突然发病，腰痛突然发病，疼痛难忍，表情紧张，不敢稍动，腰部前屈、后伸均明显受限，腰肌全部处于紧张状态。腰椎滑膜嵌顿时，可见腰椎后凸，或患腰倾斜的强迫体位，站立时，髋膝屈曲；卧位时，屈身侧卧，腰肌处于痉挛状态。腰部检查，无神经根性刺激症状。双拇指触诊病变棘突，可有棘突偏歪，棘上韧带增厚，病变棘突旁有程度不同压痛及叩击痛。

【治疗】

1. 治疗原则：理筋整复，活血祛瘀。

2. 治疗方法：病人俯卧位，医生用㨰法施治于腰臀部，用一指禅推法在腰部夹脊穴、压痛点、大肠俞治疗。点按腰部痛点、大肠俞、环跳、委中，必要时可用肘压法治疗。

病人仰卧位，做双侧屈膝屈髋运动，医生双手扶患者膝部，使病人腰部尽量屈曲到最大限度，幅度由小到大，反复几次后，达到最大限度，可使嵌顿滑膜解脱，复位后应卧床休息1周。

病人侧卧，用斜扳法，先扳患侧，然后扳健侧，左右各1次。

为使腰椎后关节错位复位，还可做腰椎旋转扳法，以棘突向右偏为例。

病人正坐方凳上，两腿分开与肩等宽，医生坐患者背后，右手自患者右腋后伸向前，按于患者颈项部，左手拇指顶在右偏棘突的右侧，一助手用双膝夹住患者左膝关节，双手按在左大腿中部，医生右手拉患者颈项部，使身体向前屈45°，并向右侧转40°，在最大限度旋转时，医生右上肢使患者躯干向后上旋转，同时左手拇指向左推顶棘突，相对用力扳动，手法操作成功，即可感觉指下棘突有弹跳感和弹响声。

亦可做如下旋转扳法：

患者正坐，双腿靠拢，双手抱于胸前。医生面对患者站立，用双腿夹持患者双腿，一手扶于肩前，另一手扶另一肩后，相对用力，轻轻旋转躯干至45°时，突然用力，轻巧旋转，手法操作成功，可听到弹响声。

在整复手法操作之前，须拍患者腰椎正侧位 X 线片，以除外腰椎骨质病变；在操作时不要使用暴力，用力要轻巧；扳法不成功，腰部过于僵硬，扳不动时，不要强求有弹响声。在整复手法成功后，腰椎小关节错位复位，应让患者卧床休息几日，不宜做弯腰活动及体力劳动。

第二十二节　肩胛肋骨综合征

肩胛肋骨综合征又称肩胛间综合征，多因肩胛骨和胸廓之间的活动经常不协调所致，临床上出现颈肩上背及两肩胛骨之间的部分疼痛和酸痛。

【病因病机】

本病发生主要累及肩胛提肌和大小菱形肌。

肩胛提肌上端起于上 4 个颈椎横突的后结节，下端止于肩胛骨内侧角及脊柱缘的上部，主要有上提肩胛骨上角的作用，如果肩胛骨不动，则可使颈部脊柱向收缩侧侧屈，该肌受肩胛背神经支配。经常从事耸肩、抬肩工作，可使肩胛提肌因收缩过度，产生疲劳性损伤，经常从事低头，伏案工作，产生牵拉性损伤。

大小菱形肌起于第 6、第 7 颈椎及第 1 至第 4 胸椎的棘突，止于肩胛骨脊柱缘，有上提和内收肩胛骨作用，受肩胛背神经支配，经常做耸肩和肩后伸活动，可使菱形肌受到收缩性慢性劳损或牵拉性损伤。

由于某些劳动方式需要肩胛骨不断地处于过度外展的姿势，致使肩胛骨由弯度较小的胸廓背侧经常移动，因而肩胛提肌以及大小菱形肌在肩胛骨内上角与内侧缘的附着点处的肌肉筋膜，由于长期牵拉、摩擦则易发生慢性劳损和急性捩伤。

【临床表现】

主要表现为肩胛区疼痛，并可有患侧的头枕部、肩臂部、肩胛骨内上角处的疼痛，上背部常有沉重束缚感，疼痛可向前胸部扩散，颈部活动可轻度受限，严重者胸背不能挺直，不能久坐，疼痛可使胸部呼吸动作受限。

可在颈部患侧摸到压痛点，患侧颈部肌肉紧张，在肩胛骨内侧角及脊柱缘，常可摸到呈纵条形索状剥离的“筋束”，并在局部有摩擦感、摩擦音。

一般无神经系统体征。

【治疗】

1. 治疗原则：舒筋活血、解痉止痛。

2. 治疗方法：病人坐位，医生在患侧颈肩部使用一指禅推法和㨰法治疗；按揉患侧肩部，肩胛间区及颈部肌肉紧张部位，按揉方向先与肌纤维方向垂直，然后与肌纤维方向平行，最后点按肌肉痉挛部位的阿是穴 1 分钟。点按风池、风府、大椎、天髎、扶突、膏肓、肩中俞、肩外俞、天宗等穴。

重点弹拨患侧肩胛骨内侧角、风门、大杼、天髎、膏肓等穴；拿肩井、风池。

在肩胛间区用提拿法，由下而上，提拿 3 遍，然后用擦法。横擦肩胛间区，以透热为度。

本病发生多与劳动或生活时的活动与姿势有关，要避免做引起劳损的动作，适当做颈肩部及背部的功能锻炼。

注意保暖，避免颈肩背部着凉。

对顽固难愈的病人可在痛点部位用三棱针点刺，然后拔火罐放血，病久入络，放血有时有较好的效果，对血液病及血小板减少的病人等应禁用。

第二十三节　胸胁迸伤

胸胁迸伤是由于外伤引起胸胁部气机阻滞，出现胸部疼痛，活动受限的一种病症。

本病多见于体力劳动者，因抬举重物，用力不匀或动作不协调损伤胸廓关节或软组织而引起胸痛。

因直接暴力或撞击造成胸壁挫伤，肋骨骨折及并发内脏损伤所引起的胸痛，不属于本病讨论范围。

【病因病机】

本病多因急性外伤引起，如提拉抬举重物，姿势不良，用力不当，旋转扭错而致胸壁固有肌肉的拉伤，引起受伤肌肉痉挛，或导致肋椎关节半脱位，滑膜嵌顿等。

胸固有肌群又称呼吸肌，有肋间外肌、肋间内肌、胸横肌和肋下肌，不恰当的弯腰提拉或抬举重物时，均可使这些肌肉受到牵拉或挤压而受伤、扭转而痉挛，进而影响肋间神经，发生疼痛。

肋椎关节由肋骨的后端与胸椎构成，包括肋骨小头关节和肋骨横突关节，前者是由肋骨小头关节面与胸椎椎体两侧的肋凹及椎间盘构成，后者是由第 1 至第 10 肋的肋结节关节面与相应胸椎横突上的肋凹构成。该两关节都是平面关节，关节囊较松弛，关节周围有坚强的韧带，两关节活动不在一个平面上，肋骨小头关节和肋骨横突关节虽是两个独立的关节，但在功能上实属一个联合关节。在正常情况下这两个关节活动协调一致，但当身体受到突然的扭转外力时，则可引起关节半脱位，压迫肋间神经，引起疼痛。同时在身体扭转时，可以造成某一方位的关节间隙张开，而松弛的关节滑膜嵌入其间，关节滑膜中有感觉神经末梢，故嵌入后即可引起疼痛。

【临床表现】

大多有典型外伤史或扭伤史。伤后表现一侧胸肋部疼痛，呈胀痛、窜痛、有时痛无定处，病人不能俯仰转侧，睡卧时翻身困难、咳嗽，深呼吸时引起疼痛加剧。或突然背部发作疼痛，疼痛可自背部沿肋间向胸前部放射，身体转动活动受限，呼吸不畅，起卧困难，在病变椎旁可有明显压痛，按压可诱发或加重疼痛。胸壁固有肌拉伤，在相应肋间隙可见肿胀、压痛。

一般无需其他辅助检查即可确诊。应该将本病与胸膜炎或气胸引起的胸痛相鉴别。对老年病人尤须注意排除脊椎肿瘤或肺部肿瘤等病引起的胸痛，可拍摄 X 线片或 CT 或 MRI（磁共振）以资鉴别。

【治疗】

1. 治疗原则：舒筋通络、活血止痛、理筋整复。

2. 治疗方法：病人仰卧或健侧卧位，医生在病人患侧胸胁部施用摩法或轻柔擦法及一指禅推法，以疼痛部位为重点进行治疗。

按揉章门、期门、日月、膻中、中府、大包、天突等穴，边按揉穴位边令病人做深呼吸运动。

病人俯卧位，医生用一指禅推法或㨰法在背部治疗，以疼痛部位为主，然后沿背部膀胱经自上而下操作数次。

病人俯卧位，医生双手叠掌按压在胸椎疼痛的部位上，突然向下按压，常可听到局部有弹响声，病人即刻感到轻松。

医生站于患侧，双掌分别以掌根同时按压两侧背肋部，顺序自上而下操作至病变处，常可听到“格嗒”的弹响声，病人感觉立即轻松，关节得到复位，或滑膜嵌顿得以解除。

病人端坐于低凳上，医生站于病人患侧，用双手紧握病人之手，使患侧上肢做由下而上的提举运动，幅度由小到大，运动数次，使病人患肢肌肉放松，趁其不备，医生突然用力把患侧上肢向上提拔。或病人坐位，医生以一前臂自前侧插于患侧腋下，并向上用力提拉以拔伸患侧肩部，拔伸时可将移位的肋椎关节和痉挛的肌肉拉顺，故拔伸后病人疼痛减轻，呼吸顺畅，需要时可重复操作 1 次。

病人坐位，嘱病人用力吸气，医生用一手之掌根自上而下叩击患侧胸背部，则疼痛可以消失，需要时可重复 1～2 次。

病人坐位或健侧卧位，医生在患侧胸背部或胸胁部（视疼痛部位而定）沿肋间隙方向用擦法，透热为度，必要时擦后可用热敷或用活血化瘀止痛的中药内服或外敷。

病人在疼痛消失后，1～2 周不宜过度用力。病人应睡硬床，以仰卧为佳。

第二十四节　胸椎后关节紊乱症

胸椎后关节紊乱症又称胸椎小关节错位。本病是临床上常见的损伤，是引起胸背痛的常见病因之一。一般多见于体力劳动者，好发于第 3 至第 6 胸椎，可因急性扭伤引起，也可由慢性劳损而致。

【病因病机】

急性外伤：有明显外伤史，多因扭转或撞击，使胸椎后关节发生微小错位，引起关节滑膜、韧带、神经受到嵌顿、挤压、牵拉等刺激而发生紊乱，并反射性地引起肌肉痉挛，为减轻疼痛，错位的关节活动受到限制，产生一系列临床症状和体征。

慢性劳损：无明显外伤史。可由胸椎间盘退变变薄，椎间隙变窄，胸椎后关节的关节囊、韧带松弛，而使胸椎后关节发生微小错位。亦可因长期在不协调的姿势下工作和生活，使肌肉、筋膜长期处于过度收缩、扭转、牵拉状况而发生慢性劳损，由于软组织的拉力不平衡容易发生胸椎后关节的微小错位。

【临床表现】

本病临床上可分为急性和慢性两种情况。

急性：有明显外伤史，伤后突然感到胸部脊柱一侧疼痛剧烈，患侧肌张力增高，患侧胸部脊柱运动轻度受限，前屈或后伸时疼痛加剧。如胸部脊神经受累，可引起一侧胸肋痛或沿肋间神经放射，可伴有胸闷及上肢上举受限。

慢性：病人缓慢起病，病人一侧或两侧背部疼痛、板滞，以一侧为明显，疼痛由病变胸椎部向一侧胸背或肋间神经方向放射，天气变化及过度劳累可使疼痛加重，胸部前屈能使背部掣痛难受。

急性、慢性病人均有病变胸椎棘突偏歪，在患椎棘突上或棘突旁有不同程度的压痛，可触及条索状肌紧张和摩擦音。

X线片无骨质改变，受累间隙可变窄。

【治疗】

1. 治疗原则：舒筋通络，整复错位。

2. 治疗方法：病人俯卧位，在胸部垫一枕头，医生用一指禅推法或𢴤法施治于胸背部，上下反复操作数次。用拇指按揉上胸段夹脊穴、阿是穴及病变棘突旁的条索状肌紧张结节。按揉肩井穴、天宗穴。在上背部沿督脉及膀胱经施用擦法治疗，以透热为度。

病人俯卧位，医生双手叠掌放于病变胸椎棘突上，一助手用双手拉住患者双腋部，另外两助手用双手分别握住病人双足，三助手同时用力牵拉，在牵拉时医生双手掌重叠下压，常可听到胸椎弹响声，说明复位成功。对身体粗壮病人用此法较好，对瘦弱病人可不用助手牵拉，医生用双手叠掌按压病变胸椎也可复位。

病人坐位，也可使用扩胸牵引扳法或胸椎对抗复位法。

在做复位手法时应令病人肌肉放松，不要精神紧张，操作前应拍胸椎X线片，以除外其他骨质病变。病人应注意工作学习的姿势，避免过劳，应做扩胸锻炼。

第二十五节　骶髂关节半脱位

骶髂关节由骶骨外侧部耳状关节面与髂骨内侧面的耳状关节面构成。两骨的耳状关节表面均粗糙不平，但互相嵌合，关节腔狭小，呈裂隙状。关节囊紧附于关节面的周缘，外有坚韧的韧带紧束，故骶髂关节具有很好的稳定性。骶髂关节运动范围极小，可做轻微的上下及前后活动，前后活动时骶髂关节可发生轻微旋转，但超过生理范围的扭转则可发生关节错位。

【病因病机】

本病的发生大多是因弯腰负重或搬抬重物时姿势不当，肌肉平衡失调，突然扭转腰部而使骶骨与髂骨扭错致突起和凹陷部排列紊乱，失去正常凹凸间相嵌的关系，导致关节间隙相应加宽。甚至关节滑膜在关节腔负压的作用下吸入关节间隙，发生嵌顿引起疼痛。或在骶髂关节附近肌肉韧带松弛的情况下，突然的伸屈躯干、扭转，引起骶髂关节扭错移动。骶髂关节半脱位，根据骶骨与髂骨相对位置的变化，有向前和向后半脱位两类。

【临床表现】

病人伤后即感患侧腰骶部剧痛，患侧下肢不能支撑，站立走路时疼痛加剧，站立时躯干向健侧倾斜，健腰负重，病肢不敢触地，勉强步行必须用手扶住患髋，以足尖触地。坐位以健侧坐骨负重，卧位必须取健侧卧位，用双手抱膝，咳嗽、喷嚏时疼痛加重。腰部肌肉紧张，腰部脊柱侧弯凸向健侧。患侧骶髂关节相应部位有压痛，尤其是按压髂后上棘时疼痛更明显，检查时，“4”字试验阳性，床边试验阳性，单髋后伸试验阳性，骨盆挤压分离试验阳性。

X线片常无明显改变，有时正位片可见患侧髂后上棘稍高于健侧；斜位片显示患侧骶髂关节间隙稍宽于健侧。

本病应排除骶髂关节部位的结核、肿瘤等病证的存在，方可推拿治疗。

【治疗】

1. 治疗原则：舒筋通络、理筋整复。

2. 治疗方法：病人俯卧位，医生用㨰法施治于患侧腰部及骶髂关节部位，点按大肠俞、关元俞、八髎、环跳、委中、承山、昆仑等穴位。

病人仰卧位，医生站于患侧（以右侧为例）用右腋下夹住病人右足踝部，右肘屈曲位，以前臂背侧托病人小腿后面，左手搭于患肢膝关节的前侧，右手搭于左侧前臂中1/3处，然后用力夹持下肢，向下牵引1~2分钟。

整复向前扭转错位方法：

病人健侧卧位，健侧下肢伸直，患肢在上，屈曲90°，医生站于病人身后，一手向前抵住患侧骶髂关节，一手握住患肢踝部，向后扳至最大限度，然后两手做相反方向推拉。

病人仰卧位，医生站于病人患侧，一手握住患肢的踝关节，另一手扶住患侧膝部，做最大限度的屈膝屈髋，尽量使大腿能贴近胸部，再做伸膝和患肢的拔伸动作。

整复向后扭错移位方法：

病人健侧卧位，健侧下肢伸直，患侧屈膝屈髋，医生面对病人站立，一手扶住病人肩前部以固定躯体，另一手按住患侧臀部，向前移动至最大限度，两手同时相对用力斜扳。

病人俯卧位，医生站于患侧，一手向下压患侧骶髂部，另一手托住患肢膝上部，两手相对用力，使患肢后伸到最大限度，两手同时做反方向的扳动。整复时可听到复位关节的弹响声。

病人俯卧位，医生站于健侧，在患侧骶髂部用按法、弹拨法治疗；再用擦法治疗腰骶部，以透热为度。在整复错位中，手法作用力中心应在骶髂关节，手法轻巧，不用暴力，复位后注意休息。

第二十六节　半月板损伤

【病因病机】

半月板为纤维软骨样组织，垫于股骨与胫骨之间，缓冲磨损，增加膝关节的稳定性。半月板可随着膝关节的运动而向前、向后或内后侧活动。膝关节伸直时，关节附近的韧带和肌肉均保持紧张，关节稳定，无外展、内收和旋转活动，不易因外力引起半月板损伤。当膝关节半屈曲位时，下肢负重，足部固定，关节周围肌肉及韧带松弛，关节不稳，如突然过度内旋伸膝或外旋伸膝，半月板来不及退回，嵌入而被挤压，可引起外侧或内侧半月板撕裂或损伤。临床以内侧半月板损伤较多见，半月板撕裂类型：纵行撕裂、横行撕裂、边缘撕裂。其中纵形撕裂，边缘撕裂常因破裂处套在股骨髁而发生“交锁”，而横行撕裂不易发生交锁。少数病人虽无半月板撕裂，但也可出现类似症状，如过度活动性半月软骨、半月软骨周围炎等。

【临床表现】

半月板损伤病人多有明显的外伤史，特别在足部固定时，屈膝过度内旋或外旋使半月板受到损伤。

膝关节的肿胀疼痛，半月板边缘破裂，可因血管破裂而产生膝关节积血，肿胀疼痛，在主动伸直活动或患肢站立时疼痛加剧。

膝关节交锁，破裂移位的半月板，游离于关节间隙中，使关节活动明显受限，患肢不能负重，临床称为“交锁”。病人膝关节处于半屈曲位，可因自行活动或医生牵拉旋转膝关节，病人可感到有异物滑过而解锁，随即关节活动恢复正常屈伸。长时间不能解锁，可考虑手术解除。

膝关节滑落感，半月板损伤后，走路时感觉关节不平，有滑落感，尤其走在高低不平的道路上或上下楼梯时更为明显。

肌肉萎缩，由于膝关节疼痛和废用，可以出现肌肉萎缩，以股四头肌最为明显。在行走时病人常感到患肢无力而出现“腿软”。

压痛点，压痛点多位于半月板前缘或前角，膝关节处于半屈曲位，用拇指触按髌韧带内侧及外侧，平膝关节间隙的前缘，可发生疼痛。

膝关节活动时可有弹响。

膝关节旋转试验（麦氏征）阳性，膝关节研磨试验阳性。

膝关节 X 线片无特殊表现。

【治疗】

1．治疗原则：祛瘀止痛，理筋整复。

2．治疗方法：病人仰卧，医生用㨰法、揉法施治于患肢膝关节周围，及大腿前侧、外侧及小腿外侧。

点按风市、血海、梁丘、阳陵泉、足三里及膝关节及股四头肌处的阿是穴。

对膝关节交锁者，可令病人仰卧，屈膝屈髋至90°。一助手持握股骨下端，医生握患足作牵引，再内外旋转小腿，使小腿尽量屈曲，再伸直下肢，可解除交锁；可做膝关节的屈曲和旋转（与麦氏征活动相反）可解除交锁。

最后做膝关节及大腿、小腿内侧、外侧擦法治疗，由轻而重，透热为度，治疗时膝关节应根据病人情况，可屈曲或伸直。

对交锁不能解除，保守治疗无效，可手术切除半月板，术后推拿对恢复膝关节功能也起很好的作用。

第二十七节　膝关节创伤性滑膜炎

膝关节滑膜是组成膝关节的重要结构，也是全身关节滑膜面积最大的，在膝关节腔内除股骨下端、胫骨平台和髌骨的软骨面外均有滑膜覆盖。滑膜富有血管，血运丰富，滑膜细胞分泌滑液，可保持关节软骨面滑润，增加关节活动范围，在膝关节前上方有一个很大的滑膜囊，即髌上滑囊，位于股四头肌下部和股骨之间，又叫股四头肌滑液囊，与膝关节相通。

【病因病机】

由于暴力创伤、扭伤、过度劳损、关节附近骨折或外科手术等因素使滑膜损伤，充血渗出，产生大量积液，可刺激神经产生疼痛。积液中含有血浆、白细胞、吞噬细胞、可发生纤维性机化。滑膜在长期慢性刺激下逐渐增厚，引起关节粘连，影响正常活动，日久股四头肌萎缩，使关节不稳。

【临床表现】

多有膝关节外伤史，膝关节肿胀、疼痛、压痛，膝关节滑膜有摩擦发涩声响。膝关节内积液较多则疼痛较重。膝关节屈伸功能受限，在主动伸直膝关节或抗阻力伸膝时，髌下部疼痛加剧，浮髌试验阳性。慢性创伤性滑膜炎，可有膝关节酸痛无力，活动增加或过度劳累则膝关节肿胀明显，关节活动受限不明显，于膝关节活动时可触及细碎的摩擦感，局部可有轻度压痛、股四头肌可有萎缩，浮髌试验阳性或阴性。

膝关节创伤性滑膜炎，其积液常于伤后数小时出现；而膝关节因外伤积血，常于伤后立即出现，伴有局部及全身温度增高。

【治疗】

1．治疗原则：活血祛瘀，消肿止痛。

2．治疗方法：病人仰卧，医生用㨰法、揉法施治于大腿前侧、外侧及膝关节周围；点按髀关、伏兔、双膝眼、足三里、阳陵泉、阴陵泉、足三里、三阴交、解溪、昆仑等穴；膝关节伸直，用擦法自小腿前侧、内侧、外侧经过膝关节擦至大腿，擦时应轻柔灵巧，不可使用蛮力。对膝关节积液较多者可适当减少关节活动，以免活动过多增加积液，并有利于关节积液吸收，待积液减少时，可适当增加膝关节活动，避免膝关节的肌肉萎缩和关节粘连。

对严重积液者可用关节穿刺法将积液抽出，穿刺时要注意严格消毒。

第二十八节　髌下脂肪垫劳损

【病因病机】

髌下脂肪垫位于髌骨下面，髌韧带后面与关节囊之间。膝关节的滑膜在髌骨下方两侧向后突，形成皱襞，其内夹有脂肪组织，称为脂肪垫。脂肪垫呈钝三角形，充填于膝关节前部的间隙，有稳定膝关节和减少摩擦的作用。本病常由于外伤引起脂肪垫水肿、渗出，形成髌韧带与脂肪垫的粘连，影响膝关节活动功能。也可由于长期磨损引起脂肪垫充血、肥厚，发生无菌性炎症，与髌韧带粘连，使伸膝功能受限。

【临床表现】

多有外伤史或劳损史。多见于青壮年人，常由于经常爬山、下蹲或步行引起。膝关节酸痛，关节完全伸直时酸痛加剧。膝关节前髌韧带两侧有轻度肿胀，劳累后疼痛加剧，关节活动障碍不明显，膝关节痛可向后放射至腘窝、沿小腿后部肌肉至跟骨部。晚期可有少量关节渗出液。检查膝关节时，令病人患肢伸直，肌肉放松，医生一手将髌骨推向前下方，使其下缘向前翘起，另一手手指按压髌骨下缘后方的脂肪垫附着处，病人可感觉剧烈疼痛。X线片可排除骨与关节病。

【治疗】

1．治疗原则：舒筋通络，消肿止痛。

2．治疗方法：病人仰卧，患肢伸直，医生用㨰法施治于大腿前侧、外侧、膝关节周围及小腿前侧，反复治疗数次。

点按风市、髀关、伏兔、梁丘、血海、阴陵泉、阳陵泉、足三里、三阴交、昆仑等穴，及弹拨髌骨下方阿是穴。

病人仰卧位，屈膝屈髋90°，一助手固定股骨下端，医生双手握住患侧踝关节，对抗牵引，同时做旋内旋外动作，使小腿内、外旋转，然后屈伸几次。

在膝关节周围用一指禅推法或轻柔㨰法治疗数分钟，然后医生用擦法施治于膝关节及大腿前侧、外侧，自小腿向大腿方向使用擦法，以膝关节为重点，透热为度。患肢不宜过度劳累，避免着凉。

第二十九节 髌骨软化症

【病因病机】

髌骨在膝关节中有重要的作用，它能保护股骨的髌面，传递股四头肌的力量，加强股四头肌的肌力和维持膝关节在半屈位时的稳定性。如果膝关节在半屈曲位过度地屈伸、扭转，髌骨关节面受到经常摩擦，挤压或撞击，妨碍软骨的新陈代谢，导致髌骨软骨病变，同时关节滑膜，髌韧带也可能有一定程度的充血、渗出等变化。

【临床表现】

病人最初感到膝部隐痛、乏力，休息后症状减轻。继而疼痛逐渐加重，髌后持续性疼痛，劳累后尤甚，可突然下跪，上下楼梯困难，严重影响行走。髌骨压痛明显，抗阻力伸膝试验阳性。

X线片，早期没有明显改变，后期的侧位片或切线片可见到髌骨边缘骨质增生，髌骨关节面粗糙不平，软骨下硬化，髌股关节间隙变窄等改变。

【治疗】

1. 治疗原则：舒筋通络止痛。

2. 治疗方法：病人仰卧位，屈膝130°左右，医生点按血海，梁丘、膝眼、阳陵泉、阴陵泉、三阴交、太溪等穴。医生再用㨰法施治于膝关节周围。

病人仰卧位，患肢伸直，医生用擦法施治于小腿外侧、前侧、膝关节周围及大腿前侧、外侧、以透热为度。

用一指禅推法及指揉法在髌骨及其周围治疗数次。

最后医生一手握患肢踝部，一手按住髌骨，屈伸膝关节。

避免膝关节过度活动，可用手自我按摩膝关节周围及髌骨处，避免膝部着凉。

第三十节 膝关节侧副韧带损伤

【病因病机】

膝关节韧带丰富，有内外侧副韧带和交叉韧带。内侧副韧带呈三角形，位于股骨髁与胫骨髁之间，其内面与内侧半月板中后部的外缘相连。膝关节完全伸直与屈曲时，韧带紧张，半屈位时，韧带松弛。外侧副韧带起于股骨外上髁，止于腓骨头韧带，与半月板之间不发生联系。屈膝时此韧带松弛，伸膝至150°时开始紧张，因此膝关节半屈位时，其稳定性相对较差，有小范围的侧向及旋转活动，如突然受到外翻或内翻应力即可引起内侧或外侧副韧带损伤。由于膝关节呈轻度生理性外翻，且膝外侧容易受到外力的冲击，使膝关节过度外翻，故膝关节内侧副韧带损伤在临床上多见。韧带的损伤可分为部分断裂，完全断裂。推拿适用于韧带的扭伤及部分撕裂，完全断裂可手术治疗。

【临床表现】

多有明确外伤史，内侧副韧带拉伤或部分撕裂者，膝关节内侧疼痛，局部压痛，膝关节内侧有局限性肿胀，膝关节屈伸活动受限，小腿被动外展时疼痛加剧。内侧副韧带完全断裂时，可摸到断裂的间隙，膝关节侧向活动试验阳性，并可见到膝关节的超关节外翻活动。X线片，可见到膝关节内侧间隙明显加宽（与健侧对比）。

【治疗】

1．治疗原则：舒筋通络，消肿止痛。

2．治疗方法：病人仰卧，患肢屈曲外旋，用一枕头垫于膝关节的外后方，点按血海、曲泉、阴陵泉、及膝关节内侧阿是穴，点按阿是穴手法应由轻而重，持续1～2分钟。用揉法施治于膝关节内侧。

病人仰卧，患肢伸直，医生用擦法施治于小腿内侧，膝关节内侧及大腿内侧。

外侧副韧带损伤较少见，其症状与治疗方法与内侧副韧带损伤相似。

第三十一节　踝关节扭伤

【病因病机】

踝关节扭伤常因在不平路面行走、跑步、跳跃、或下楼梯时，踝关节跖屈位足向内或向外翻转，使踝外侧或内侧韧带受到损伤。损伤轻者韧带扭伤或部分撕裂，重者韧带完全断裂或伴内外踝骨折，损伤轻者可使用推拿手法治疗。

踝关节扭伤临床上以内翻位损伤最常见，主要原因有：外踝细长靠后且低于内踝，内踝宽扁而靠前；外侧韧带较内侧薄弱，较易发生损伤；使足内翻背屈的胫前肌比使足外翻背屈的第3腓骨肌坚强得多。而在内翻位受伤时，以距腓前韧带最易损伤。

【临床表现】

有踝关节扭伤史，伤后踝关节局部肿胀疼痛，足不能着地，内踝或外踝前下方有压痛，皮肤可呈紫色。外踝扭伤者，将踝关节内翻则外踝疼痛加剧。踝关节活动受限，日久，踝关节肿痛减轻，但行走活动时疼痛加重。

内踝扭伤较少见，内踝肿胀疼痛，可伴有外踝骨折，因此内外踝肿胀疼痛，应仔细检查，以除外骨折、脱位。

骨折病人其压痛主要在踝骨断端，沿小腿纵轴方向叩击足底，则断端疼痛剧烈，活动时可闻及骨擦音。脱位者后踝部有明显畸形，即使无畸形，仍应注意到有潜在的已自行复位的踝关节脱位。

X线检查对踝关节扭伤无诊断意义，但有助于排除踝关节脱位及骨折。

【治疗】

1. 治疗原则：活血化瘀、消肿止痛。

2. 治疗方法：病人仰卧，医生用一指禅推法、㨰法施治于踝关节周围，手法轻柔，从远端向近端治疗。用擦法自足背沿踝关节擦向小腿，向心性使用擦法。

点按风市、足三里、太溪、昆仑、丘墟、绝骨、解溪、太冲及踝关节处阿是穴。

病人仰卧，医生一手紧握患足足趾，另一手握患足足跟，双手同时用力拨伸，在牵引下做内翻及外翻活动，扩大关节外侧或内侧间隙，再做左右摇摆，上下屈伸1～2次。

急性期踝关节肿胀较重，手法宜轻柔，以免加重损伤性出血，不能作热敷，注意休息。卧位时，患足最好垫高，可外敷活血化瘀中药。

第三十二节 踝管综合征

踝管综合征是神经、血管在踝管内受压而引起的一组症状。踝管又称跖管，位于足内踝的后下角，它的浅面为跨于胫骨内踝和跟骨结节间的分裂韧带，深部为跟骨、距骨和关节囊，是一个缺乏弹性的骨纤维管，管内有肌腱（由前外向后内，排列顺序为：胫后肌腱、趾长屈肌腱和𧿹长屈肌腱）、血管（胫后动、静脉）和神经（胫后神经）通过。血管和神经在趾长屈肌腱和𧿹长屈肌腱之间。胫后神经在出踝管时分出支配足底和足内侧的终末支——跖内、外神经，前者为感觉支，后者为运动支。

【病因病机】

踝关节的反复扭伤及足部的长期劳损使踝管内肌腱因反复摩擦而产生腱鞘炎，腱鞘肿胀，踝管内容物增大，产生神经、血管受压症状。另外，分裂韧带的退变增厚，踝管内跟骨骨刺形成或骨折等原因都可导致踝管狭窄，产生神经、血管受压症状。

【临床表现】

多有足部劳损史或踝关节扭伤史。早期症状为足底和足跟内侧疼痛、麻木，站立、行走或劳累后明显。休息后症状减轻。若病程较长，可有跟骨内侧和足底麻木感，蚁行感，重者可出现足趾皮肤干燥、发亮、汗毛脱落及足部肌肉萎缩。

检查时，叩击患足内踝后方可有疼痛麻木感加剧，足极度背屈时，症状可加重。X线片，少数病人可见到距骨、跟骨内侧有骨刺形成。

【治疗】

1. 治疗原则：舒筋通络，活血祛瘀。

2. 治疗方法：病人仰卧，患肢外旋，医生用一指禅推法、㨰法施治于患足踝关节内侧。点按三阴交、太溪、仆参、涌泉等穴位。弹拨内踝后方，弹拨方向与肌腱成垂直方向进行。再用按揉法自足部经内踝后方沿胫骨后缘至小腿后部。最后用擦法从足弓沿肌腱方向擦至小腿，以透热为度。注意踝关节保暖，避免踝部扭伤及劳损。

第三十三节　跟 腱 损 伤

【病因病机】

跟腱由腓肠肌和比目鱼肌的腱组织组合而成，是踝关节跖屈的主要动力肌，该腱止于跟骨结节。跟腱与其表层的深筋膜之间有一种腱围组织，其结构近似滑膜，共 7～8 层，各层之间虽有结缔组织联系，但互不粘连，腱围组织在踝关节屈伸过程中起润滑作用，以避免跟腱磨损。跟腱损伤常因急性拉伤，急速起跑或猛然的跳跃，因肌肉急速收缩，拉伤腱围组织；也可因长期远行或一次远行引起劳损，引起腱围的劳损撕裂渗血，导致腱围各层之间及腱围之间产生粘连。

【临床表现】

跟腱疼痛，早期疼痛发生于活动开始时，一旦活动开后，疼痛可减轻，突然跑跳疼痛加重，凡牵拉跟腱的活动均引起疼痛，如上下楼。跟腱周围压痛表浅，跟骨结节亦可有压痛，捻动跟腱疼痛明显。晚期可出现跟腱变形，表面可摸到硬结，捻动时可有摩擦感，失去弹性，局部增粗成梭形，患足用足尖站立可引起跟腱疼痛。可双侧对比检查跟腱的触痛及跖屈时引起疼痛的程度。

【治疗】

1. 治疗原则：舒筋活络，活血化瘀。

2. 治疗方法：病人俯卧位，医生按揉阳陵泉、承筋、承山、昆仑、太溪等穴。在患足前面用垫垫高，在小腿后侧，沿小腿向下至足跟用㨰法及一指禅推法治疗，往返数次，由浅至深。

在跟腱及其两侧用弹拨法治疗，重点弹拨跟骨结节及摩擦感部位，再用擦法在跟腱及其两侧沿跟腱擦向小腿，以透热为度。

治疗期间应注意休息，避免远行或跳跃，行走时尽量足掌着地。

自 学 指 导

【重点难点】

骨伤科疾病是推拿治疗的重点，腰椎间盘突出、颈椎病、肩周炎更是重中之重，这三种疾病是推拿门诊最常见的疾病，也是学生必须掌握的内容。推拿手法的治疗作用越来越受到广大病人的认可，特别是改变了腰椎间盘突出只强调手术治疗的局面，充分发挥中医传统疗法优势。但是，对腰椎间盘突出、颈椎病、肩周炎等疾病的推拿治疗，应在中医辨证的指导下进行。同时也要在现代医学检查的帮助下，保证诊断的正确性。通过对以上三种疾病的诊断和治疗，举一反三，逐渐掌握骨伤科疾病的治疗规律：放松肌肉，以病变部位为重点；点按腧穴及病变部位的痛点，逐渐用力，持续一定时间；整复关节；整理手法，放松关节，放松肌肉。急性腰扭伤是推拿临床最常见的病症，推拿治疗的疗效很好，常可收到立竿见影的效果。为明确诊断，应做腰部X线检查，以排除骨折、结核、肿瘤等疾病。治疗时应充分放松腰部肌肉，以患侧为主。除点按腰部腧穴，重点点按患处痛点，由轻而重，逐步用力，持续一定时间。腰部扳法对腰部小关节有调整作用，先患侧后健侧。

肩周炎是临床常见的病症，轻者可自愈，重者治疗时间较长。首先应分清急性期或慢性期，掌握分期治疗原则，选择恰当手法治疗。对疼痛剧烈者，应排除肿瘤、颈椎病等引起的肩痛，可做胸部、颈部的X线或CT检查。对怀疑患有心脑血管疾病的病人，手法要轻柔，不可强摇强扳。由糖尿病、脑出血、肿瘤引起的继发性肩周炎，治疗效果较差。

【学习思考题】

1. 颈椎病与落枕的鉴别?
2. 网球肘的诊断和推拿治疗。
3. 腰椎间盘突出与第3腰椎横突综合征的鉴别?
4. 腕管综合征的诊断与推拿治疗。
5. 腰痛的辨证。
6. 腰痛的分类。
7. 急性腰扭伤的诊断，推拿治疗。
8. 肩胛肋骨综合征的诊断与推拿治疗。
9. 胸胁迸伤的病因病机。
10. 胸胁迸伤的推拿治疗。
11. 网球肘的推拿治疗。
12. 半月板损伤的诊断与推拿治疗。
13. 膝关节侧副韧带损伤的推拿治疗。
14. 踝关节损伤的推拿治疗。
15. 踝管内有哪些组织通过?

16．腰椎退行性脊柱炎的临床表现。

17．腰椎退行性脊柱炎的推拿治疗。

18．急性腰扭伤的病人腰部哪些部位常受到损伤？

19．慢性腰扭伤的常见病因是什么？

20．腰椎后关节紊乱症的临床表现。

21．骶髂关节半脱位的临床表现。

22．骶髂关节半脱位的手法复位治疗。

23．踝关节扭伤临床上为什么以内翻位损伤为多见？

24．软组织损伤的一般治疗规律。

25．颈椎病的椎间盘有哪些退变？（纤维环、髓核、软骨板）

26．神经根型颈椎病、脊髓型颈椎病、椎动脉型颈椎病、交感神经型颈椎病的临床表现，诊断要点。各与哪些疾病相鉴别。

27．颈椎病的推拿治疗。

28．颈椎病的哪些情况可考虑手术治疗？

29．颈椎病的牵引应注意什么？

30．《灵枢·经脉》篇对颈椎病有怎样的论述？

31．颈椎病在治疗期间应注意哪些问题？

32．推拿对颈椎病有什么治疗作用？

33．在颈椎病中肩胛骨内侧缘（脊柱缘）的上、中、下部压痛点可提示哪些颈部脊神经受压？

34．在颈椎病中第 5 颈神经受压的临床症状有何特点？

35．肩关节周围炎还有哪些名称？

36．肩关节周围炎的急性期有何特点？

37．肩关节周围炎的临床表现。

38．肩关节周围炎的分期治疗原则。

39．继发性肩关节周围炎常见于哪些疾病？

40．为什么腰椎间盘突出常在弯腰用力时发病？

41．为什么腰椎间盘突出常被误诊为“风湿”？

42．腰椎间盘突出的诊断要点。

43．腰椎间盘突出的推拿治疗。

44．推拿对腰椎间盘突出的治疗作用。

45．怎样通过腱反射及小腿和足部的感觉变化来确定腰椎间盘突出的位置？

46．腰椎间盘突出应与哪些疾病鉴别？

47．用牵引治疗腰椎间盘突出应注意什么？

48．腰椎间盘突出症出现哪些情况应考虑手术治疗？

49．没有神经刺激症状的腰椎间盘突出推拿手法治疗应注意什么？

第八章　内科妇科杂病推拿治疗

【目的要求】

1. 掌握胃脘痛、泄泻、半身不遂、头痛、眩晕、失眠、痿证、单纯性慢性鼻炎等病证的病因病机、治疗和辨证加减。
2. 熟悉胃下垂、呃逆、呕吐、便秘、 面瘫、痹证、近视眼等病证的治疗和辨证加减。
3. 了解感冒、消渴、痛经、月经不调、产后耻骨联合分离症等病的治疗方法。

【自学时数】

3学时。

推拿治疗内科妇科杂病是通过推拿手法在一定部位和穴位的操作来实现的。通过经络和腧穴对人体气血和脏腑的调节作用，达到阴阳平衡，脏腑功能正常。脏腑功能的恢复往往需要较长时间，因此，医生治疗时要有耐心，手法轻柔，每次治疗手法操作时间较长，治疗疗程较长。

第一节　感　　冒

感冒俗称伤风，是指气候寒温失常，风邪侵袭人体，以致肺卫功能失调，出现鼻塞、流涕、喷嚏、头痛、恶寒、发热、全身不适等主要临床表现的一种外感病证。本病四季均可发病，多发于秋冬之交和冬春之交的季节，因其时气候多变之故。

早在《内经》中已有记载感冒主要是外感风邪所致。《素问·骨空论篇》说："风从外入，令人振寒，汗出头痛，身重恶寒。"感冒病情有轻重的不同，轻者多为感受当令之邪，一般通称伤风；重者多为感受非时之邪，称为重伤风。如在一个时期内广泛流行，证候多相类似者，称为时行感冒。

【病因病机】

感冒是由于六淫、时行病毒侵袭人体而致病。以风邪为主因，风邪虽为六淫之首，但在不同季节，往往与其他当令之时气相合致病，一般以风寒和风热两者为多见，若四时六气失常，春时应暖而反寒，夏时应热而反冷，秋时应凉而反热，冬时应寒而反温，则更易发病。

至于外邪侵犯人体是否发病，关键在于正气之强弱，同时与感邪的轻重有一定关系。当人体卫外功能减弱，肺卫调节疏懈，而外邪乘袭时，则易感受发病。如气候突变，寒温失常，卫外之气不能调节应变，而易发病。或因生活起居不当，寒温失调，以及过度劳累，而致肌腠不密，外邪侵袭为病。若体质偏弱，卫表不固，稍不谨慎，吹风受凉之后，则可见虚体感邪。在禀赋素质不同的情况下，最易内外因相互作用而发病，如素体阳虚者易受风寒，阴虚者易受风热，痰湿偏盛者易受外湿。

风性轻扬，多犯上焦。肺处胸中，位于上焦，主呼吸，气道为出入升降的通路，喉为其系，开窍于鼻，外合皮毛，职司卫外。故外邪从口鼻、皮毛入侵，肺卫首当其冲，感邪之后，很快出现卫表及上焦肺系症状，以致卫表不和而见恶寒、发热、头疼、身痛；肺失宣肃而见鼻塞、流涕、咳嗽、咽痛。因病邪从表自上而入，内合于肺，故尤以卫表不和为其主要方面。由于四时六气不同，以及人体素质的差异，故临床表现的证候有风寒、风热和暑湿兼夹之证。

【临床表现】

感冒的临床表现，初起一般多见鼻塞、流涕、喷嚏、声重、恶风，继则发热、咳嗽、咽痒或痛、头痛、身痛不适等。因本病为邪在肺卫，故辨证多属于表实证，但必须根据证情，求其病邪的性质，区别风寒、风热和暑湿兼夹之证。有虚体感冒之证，属体弱卫外不固，以致反复感邪，经常缠绵难愈。

（一）风寒感冒

恶寒重，发热轻，无汗，头痛，肢节酸疼，鼻塞声重，时流清涕，喉痒，咳嗽，痰白质稀，口不渴或渴喜热饮，舌苔薄白而润，脉浮紧。

（二）风热感冒

身热重，微恶风，汗出，头胀痛，咳嗽，痰粘或黄，咽燥，或咽喉乳蛾红肿疼痛，鼻塞，喷嚏，流黄浊涕，口渴欲饮，舌苔薄黄，脉浮数。

（三）暑湿感冒

身热，微恶风，汗出热不解，肢体酸重或疼痛，头昏重胀痛，咳嗽痰粘，鼻塞流浊涕，心烦口渴，渴不多饮，胸闷，泛恶，小便短赤，舌苔薄黄而腻，脉濡数。

（四）气虚感冒

恶寒较甚，发热，无汗，身痛倦怠，咳嗽，咳痰无力，舌苔淡白，脉浮无力。

（五）阴虚感冒

身热，微恶风寒，少汗，头昏，心烦，口干，干咳痰少，手足心热，舌红少苔，脉细数。

【治疗】

治疗应采取发散解表的原则，风寒治以发汗解表，风热治以解表泄热，暑湿治以祛湿解表，虚体感冒则应扶正与解表并施，不可专行发散，重伤肺气。

（一）基本治法

手法：按法、揉法、拿法、一指禅推法、抹法、扫散法、擦法。

取穴及部位：攒竹、印堂、太阳、迎香、风池、肩井、肺俞、膀胱经背部第一侧线（即脊柱左、右各旁开1.5寸处，从风门至白环俞）、合谷。

〔操作要求〕

1．患者取坐位，医生立于患者前侧。用一指禅推法或大鱼际揉法在整个前额部操作，约5分钟，再用分抹法在前额、目眶上下缘及鼻翼两侧操作，反复5～8遍，接着双手同时用拇指按揉左右太阳、攒竹、迎香，每对穴位1分钟，最后在头侧用扫散法操作，每侧30秒钟。

2．患者取坐位，医生立其体侧。从前发际开始到后发际处用五指拿法操作5～8遍，再用拇、示两指面在风池上做拿法3～5次，再缓慢向下移动拿颈项两侧直至颈根部，如此由上而下反复操作8～10遍，最后拿上肢、合谷，每侧3～5遍。

3．患者正坐，医生立其后侧。在肩胛骨上方，肩井处用拿法操作8～10遍。

（二）辨证加减

1．风寒感冒：患者取坐位，医生立其体侧。令患者双肘搁置在腿前端，身体呈前倾位。医生在背部脊柱（自大椎至命门）用小鱼际擦法，使局部擦热，仍用小鱼际擦法，擦热背部膀胱经第一侧线。

2．风热感冒：先按揉大椎、肺俞、风门各1分钟，再按曲池，最后可配合虚掌拍击两侧膀胱经，以皮肤微红为度。

3．暑湿感冒：配合摩法在腹部操作约10分钟，重点在中脘、天枢，再按揉内关、足三里、丰隆、中府、云门，最后中指点天突。

4．气虚感冒：先摩腹约10分钟，以中脘、气海、关元为重点，再点按膻中、中府、云门、足三里，最后全掌横擦腰骶部，以肾俞、命门、气海俞、关元俞、八髎为主，以透热为度。

5．阴虚感冒：先摩腹约10分钟，以中脘、气海、关元为重点，再按揉血海、足三里、三阴交、太冲、涌泉，以酸胀为度，最后以全掌横擦心俞至三焦俞。

第二节　胃　脘　痛

胃脘痛是以上腹胃脘部近心窝处经常疼痛为主症的病症，历代文献中，也有将胃脘痛称为“心痛”、“心下痛”等，如《灵枢·邪气脏腑病形》篇指出：“胃病者，腹䐜胀，胃脘当心而痛。”这里的心痛都是指胃脘痛。但对真正的心痛，古代也有明确的认识。如《灵枢·厥论》篇说：“真心痛，手足青至节，心痛甚，旦发夕死，夕发旦死”，说明真心痛是一危急证候（类似心肌梗死），与胃脘痛的“心痛”绝不相同。

脾胃为后天之本，其生理特点是：胃主受纳，脾主运化，脾主升，胃主降，脾喜燥恶湿，胃喜润恶燥。脾胃的生理功能主要是气机的作用，气机的调畅，有赖于肝的正常疏泄功能及肾阳的温煦推动作用，如肝的疏泄功能失调，肝气横逆，势必克脾犯胃，致气机阻滞，胃失和降而痛；如果肾阳不足，脾阳不振，则会出现脾胃阳虚的病理变化，故胃脘痛与肝脾肾关系最为密切。

【病因病机】

胃脘痛发生的常见原因有寒邪客胃，饮食伤胃，肝气犯胃，脾胃虚弱等几个方面。

（一）寒邪客胃

外感寒邪，内客于胃，寒主收引，致胃气不和而痛。《素问·举痛论篇》说："寒邪客于肠胃之间，膜原之下，血不得散，小络引急，故痛。"

（二）饮食伤胃

饮食不节，或过饥过饱，或过食肥甘，内生湿热，损伤脾胃，致胃失和降而痛。《素问·痹论篇》指出："饮食自倍，肠胃乃伤。"

（三）肝气犯胃

肝为刚脏，性喜条达而主疏泄，若忧思恼怒，情志不遂，则气郁而伤肝，肝木失于疏泄，至气机阻滞，横逆犯胃，因而发生疼痛。如《沈氏尊生书·胃痛》所说："胃病，邪干胃脘病也。唯肝气相乘为尤甚，以木性暴，且正克也。"

（四）脾胃虚弱

脾胃为仓廪之官，主受纳和运化水谷，素体不足，或饥饱失常，或劳倦过度或久病脾胃受伤，以及肾阳衰微，均能引起脾胃虚弱，中焦虚寒，或胃阴受损，失其濡养而发生疼痛。

胃脘痛的原因虽有不同，但其病机转归则有相同之处，即所谓"不通则痛"。病邪阻滞，肝气郁结，均使脾胃升降失调，气机不利，气滞而作痛；脾肾阳虚，脉络失于温养，或胃阴不足，脉络失于濡润，致使脉络拘急而作痛，气滞日久，致血脉凝涩，瘀血内结，则疼痛更为顽固。

【临床表现】

胃脘痛主要部位系在上腹胃脘近心窝处，痛时可以牵连胁背，或兼见胸脘痞闷、恶心、呕吐、食少、嘈杂、嗳气、吐酸、吐清水、大便溏薄或秘结，甚至呕血、便血等证。至于临床辨证，当分虚实两类：如寒邪客胃、饮食伤胃、肝气犯胃、瘀血停胃等，多属实证；如胃阴不足、脾胃阳虚，多属虚证，若久病因虚而导致气滞血瘀者，属本虚标实。

（一）寒邪客胃

胃痛暴作，恶寒喜暖，脘腹得温则痛减，遇寒则痛增，口不渴，喜热饮，苔薄白，脉弦紧。

（二）饮食停滞

胃脘胀满，甚则疼痛，嗳腐吞酸，或吐不消化食物，其味腐臭，吐食或矢气后痛减，或大便不爽，苔厚腻，脉滑。

（三）肝气犯胃

胃脘胀闷，攻撑作痛，脘痛连胁，嗳气频繁，大便不畅，每因情志因素而痛作，苔薄白，脉沉弦。

（四）脾胃虚弱

胃痛隐隐，泛吐清水，喜温喜按，空腹痛甚，得食痛减，食少，神疲乏力，手足不温，大便溏薄，舌淡苔白，脉虚弱或沉细。

胃脘痛诸证，往往不是单纯不变的，虚实并见，寒热错杂的并不少见，临床时必须辨证审因，灵活掌握。

【治疗】

对胃脘痛的治疗，以理气和胃止痛为主，再须审证求因，辨证施治。邪盛以祛邪为急，正虚以扶正为先，虚实夹杂者，则又当邪正兼顾，古虽有“通则不痛”的治疗原则，但决不能局限于狭义的“通”之一法，凡病邪阻滞者辨其邪而去之，肝气郁滞者则疏肝理气，脾胃虚弱者则宜温中健脾。

（一）基本治法

1．胃脘部操作：

手法：摩法、按法、揉法、一指禅推法。

取穴及部位：足三里、中脘、气海、天枢。

操作要求：患者仰卧位，医生坐于患者右侧。先用轻快的一指禅推法在中脘、气海、天枢操作，再以摩法在胃脘部操作约10分钟，使热量深透于胃腑，然后在中脘、气海、天枢做按揉法，同时配合按揉足三里，时间为10分钟。

2．背部操作：

手法：一指禅推法、按法、揉法、点法。

取穴及部位：肝俞、胆俞、脾俞、胃俞、三焦俞及背部压痛点。

操作要求：患者俯卧位。先以一指禅推法沿背部脊柱两侧膀胱经自上而下至三焦俞往返操作3～5遍，然后在上述各穴及压痛点用较重的按揉法，若胃脘痛甚者用点法，以通经止痛。疼痛缓解后辨证施治。

3．四肢部操作：

手法：按法、揉法、拿法。

取穴及部位：手三里、内关、肩井、合谷、足三里、委中、承山。

操作要求：患者取仰卧位或坐位均可。先按揉手三里、内关、合谷各1分钟，再拿肩井，最后按委中、承山。

（二）辨证加减

1．寒邪客胃：适当延长摩腹时间，再在背部膀胱经施以擦法，以透热为度，尤以脾俞、胃俞为重点。

2．饮食停滞：延长摩腹时间，重点在中脘、天枢，加按揉神阙、足三里2分钟。按大肠俞、八髎各1分钟。

3．肝气犯胃：用轻柔的一指禅推法或揉法，自天突向下至中脘操作，重点在膻中。然后按揉肝俞、胆俞、膈俞、阳陵泉、太冲，再斜擦两胁，可同时配合按揉章门、期门。

4．脾胃虚弱：用轻柔的按揉法在气海、关元、足三里操作，每穴约2分钟。用擦法在背部脾俞、胃俞、肾俞、命门操作，以透热为度。配合捏脊3～5遍。

（严重胃溃疡、胃出血、胃部肿瘤病人不能推拿治疗）

第三节　胃　下　垂

胃的正常位置，大部分在左季肋部，小部分在腹上区，若立位钡餐检查，胃位置下降，张力减退，胃小弯弧线最低点下降至髂嵴连线以下，称为胃下垂。临床常表现为腹部胀满不适，食后明显，便形改变等症状。

【病因病机】

体质虚弱，体型瘦长使膈肌悬吊乏力，胃膈韧带、胃肝韧带、胃脾韧带和腹肌松弛以及腹压下降而导致胃下垂。

脾胃为后天之本，水谷入胃，经过胃的腐熟和脾的运化，水谷之精气上输于肺，在肾精的作用下与精气结合，构成元气，维持人体的正常生命活动。若脾胃损伤，脾阳虚弱，使生化之源不足，日久导致元气亏损，中气下陷，升举无力而形成胃下垂。亦可因病后、产后耗伤元气，气血亏损，脾胃虚弱而导致本病。

【临床表现】

胃下垂患者多为瘦长体型，轻度的一般无明显症状，重度者可有胃肠蠕动及分泌功能降低的症状，如腹上区不适，易饱胀，厌食，嗳气，肠鸣，便秘，腹泻或腹泻便秘交替出现。并有慢性腹痛史，患者常于餐后久立及劳累后腹上区胀满不适加重，可伴有眩晕，乏力，心悸，失眠，严重者可合并内脏下垂的表现。

检查腹上区可扪到明显搏动的腹主动脉，胃内液体滞留，可出现腹部振水声，胃脘部的压痛点可因体位的不同而改变。

胃肠钡餐检查：站立时胃位置下降，紧张力减退，胃小弯弧线最低点在髂嵴连线以下；胃蠕动乏力，或见不规则的、微弱的胃收缩波；餐后 6 小时，胃内仍有 1/3 或 1/4 的残留物存在。

【治疗】

本病的治疗原则为补中益气，健脾和胃。

（一）基本治法

1．腹部操作：

手法：一指禅推法、摩法、揉法、托法、振法。

取穴及部位：中脘、气海、鸠尾、天枢、关元、膻中。

操作要求：患者屈膝仰卧位，医生坐于患者右侧。先用轻柔的一指禅推法、揉法在胸腹部操作，以膻中、鸠尾、中脘为重点。然后循序往下至腹部及少腹部，以脐周、气海、关元、天枢为重点，约 10 分钟。再用托法，即医生将四指并拢，以螺纹面着力，根据胃下垂的不同程度，自下而上托之，同时可以用指振法在中脘和掌振法在腹上区振动，再用摩法在腹部以顺时针方向操作，时间约 15 分钟。

2. 背部操作：

手法：一指禅推法、按法、揉法、擦法。

取穴及部位：脾俞、胃俞、气海俞、关元俞、肝俞。

操作要求：患者俯卧位。先以一指禅推法施于背部两侧膀胱经，往返治疗约5分钟。然后重点按揉肝俞、胃俞、脾俞、气海俞、关元俞约5分钟，患者改坐位，再以插法（右手四指并拢，掌心向后上，指尖由左肩胛骨内下缘向斜上方插入肩胛骨与肋骨间约2～3寸，患者该侧上肢内旋放于背后，同时左手掌顶住患者左肩部，两手呈合拢之势）持续1～2分钟，患者时有胃提之感，随后缓缓将右手收回，插2～3次。然后再用同法左手插右肩胛内下缘。

（二）辨证加减

1. 胃脘胀满者，加按足三里，按揉章门、期门，并加腰背部擦法，以透热为度。

2. 胃脘痛者，加按内关、足三里、脾俞、胃俞，按揉后加腰背部擦法，以透热为度。

3. 腹泻者，加揉、摩气海、关元、天枢（均为顺时针），并擦肾俞、大肠俞、命门、八髎。

第四节　泄　　泻

泄泻又称腹泻，是指排便次数增多，粪便清稀或完谷不化，甚至泻出如水样为特征的病证。大便溏薄而势缓者为泄，大便清稀如水而直下者为泻。本病在《内经》称为“泄”，汉唐时代称为“下利”，至宋代后统称“泄泻”。本病一年四季均可发生，尤以夏秋两季为多见。

【病因病机】

泄泻的主要病变在脾胃与大小肠。其致病原因有感受外邪，饮食所伤，七情不和及脏腑虚弱等，但主要关键在于脾胃功能障碍。脾胃功能障碍是由各种原因引起的，有感受外邪、脾胃虚弱、肝脾不和以及肾阳不足等，导致脾胃功能失常，发生泄泻。

（一）感受外邪

六淫之邪，均可致人泄泻，但尤以寒、湿、暑、热较为常见，其中又以感受湿邪致泻者最多，因脾喜燥恶湿，湿邪困脾，脾失健运，脾胃升降失司，清浊不分，水食相杂，并走大肠而成泄泻，故有无湿不成泻之说。寒邪或暑热之邪，除侵袭皮毛肺卫之外，也能直接影响脾胃，使之功能障碍，而引起泄泻，但多与湿邪有关。

（二）饮食所伤

饮食不节或过食肥甘致使宿食内停，胃呆脾滞，影响脾胃之运化；多食生冷，误食不洁之物则损伤脾胃，致使水谷精微不能输布，因此造成水湿内停，传导失职，升降失调而发生泄泻。《景岳全书·泄泻》篇说：“若饮食失节，起居不时，以致脾胃受伤，则水反为湿，谷反为滞，精华之气不能输化，乃致合污下降而泻痢作矣。”

（三）情志失调

平时脾胃素虚，复因情志影响，忧思恼怒，以致肝气郁结，横逆克脾，运化失常，而成泄泻。

（四）脾胃虚弱

脾主运化，胃主受纳，若因长期饮食失调，劳倦内伤，久病缠绵，均可导致脾胃虚弱，不能受纳水谷和运化精微，水谷停滞，清浊不分，混杂而下，遂成泄泻。

（五）肾阳虚衰

久病之后，损伤肾阳，或年老体衰，阳气不足，脾失温煦，运化失常，而致泄泻。

【临床表现】

脾虚、湿盛是导致泄泻的重要因素，两者相互影响，互为因果。湿盛多为急性泄泻，脾虚多为慢性泄泻。

（一）寒湿侵袭

大便清稀，甚如水样，腹痛肠鸣，脘闷食少，苔白腻，脉濡缓。

（二）湿热侵袭

泄泻腹痛，泻下急迫，或泻而不爽，粪色黄褐，气味臭秽，肛门灼热，烦热口渴，小便短黄，苔黄腻，脉濡数。

（三）食滞肠胃

发病突然，腹痛肠鸣，泻下粪便臭如败卵，泻后痛减，伴有不消化之物，脘腹痞满，嗳腐吞酸，舌苔厚腻，脉滑数。

（四）脾胃虚弱

大便时溏时泄，完谷不化，反复发作，稍进油腻之物，则大便次数增多，饮食减少，脘腹胀闷不舒，面色萎黄，肢倦乏力，舌淡苔白，脉沉细。

（五）肝气乘脾

平时多有胸胁胀闷，嗳气食少，每因抑郁恼怒或情绪紧张之时，发生腹痛泄泻，舌质红，脉弦。

（六）肾阳虚衰

泄泻多在黎明之前，腹部作痛，肠鸣即泻，泻后则安，形寒肢冷，腰膝酸软，舌淡苔白，脉沉细。

本病与痢疾病变部位都在肠间，应予鉴别。痢疾是以腹痛，里急后重，下痢赤白脓血为特点，腹痛是与里急后重同时出现，其痛便后不减。

【治疗】

推拿治疗慢性泄泻为多。在辨证时，首先应区别寒、热、虚、实。治疗原则分别为健脾和胃，温补脾肾与疏肝健脾。

（一）基本治法

1．腹部操作：

手法：一指禅推法、摩法、按法、揉法。

取穴及部位：中脘、天枢、神阙、气海、关元。

操作要求：患者仰卧位，医生坐于右侧。先以缓慢的一指禅推法沿中脘开始缓慢向下推至关元，往返 3～5 遍，继以按揉法按揉中脘、天枢、神阙、关元，最后摩腹，时间约 10

分钟。

2. 背部操作：

手法：一指禅推法、按法、揉法、擦法。

取穴：脾俞、胃俞、肾俞、大肠俞、八髎。

操作要求：患者俯卧位，医生坐于右侧。先以一指禅推法由膀胱经从脾俞开始缓慢向下推至大肠俞，往返 3～5 遍，然后揉按脾俞、胃俞、肾俞、大肠俞，再用擦法擦热八髎。

3. 下肢操作：

手法：按法、揉法。

取穴：足三里、上巨虚。

操作要求：患者仰卧曲膝，医生坐于右侧。按揉两侧足三里、上巨虚，以酸胀为度，每穴约半分钟。

（二）辨证加减

1. 感受外邪：感受寒湿者宜温中散寒为主。除基本治法外，加按风府、曲池、肩井、风池、合谷，擦热大椎、脾俞、胃俞，适当延长摩腹时间；感受湿热者宜清热化湿，除用基本治法外，加按揉曲池、合谷、外关、足三里、上巨虚、神阙。

2. 饮食所伤：以消食导滞为主。用一指禅推法、摩法在患者脘腹部操作为主，按揉脾俞、胃俞、足三里。摩法的操作及其在腹部移动均以顺时针方向进行。

3. 肝气乘脾：以疏肝理气和胃为主。除基本治法外，加斜擦两胁，以微热为度，配合轻柔的按揉两侧章门、期门，约 5 分钟，再按揉肝俞、胆俞、太冲、行间。

4. 脾胃虚弱：以健脾和胃为主。用轻柔的按揉法在气海、关元、足三里操作，气海治疗的时间可适当延长。用摩法着重于胃脘部，在胃脘部宜逆时针方向操作，在腹部宜顺时针方向操作。

5. 肾阳虚衰：以健脾温肾止泻为主。除基本治法外，适当延长摩气海、关元时间，擦热肾俞、命门，揉足三里、上巨虚，配合捏脊 3～5 遍。

第五节 便　　秘

便秘是指由于大便秘结不通，排便时间延长或欲大便而艰涩不畅的一种病证。本症多见于各种急慢性疾病中。便秘虽属大肠传导功能失常，但与脾胃及肾脏的关系甚为密切。近代按照病因病机及临床所见，将本病分为热秘、气秘、虚秘、冷秘等 4 类。

【病因病机】

饮食入胃经过脾胃运化，吸收其精华，所剩糟粕由大肠传送而出，形成大便。如果胃肠功能正常，则大便畅通，不致发生便秘。若肠胃受病，或因燥热内结，或因气滞不行，或因气虚传送无力，血虚肠道干涩，以及阴寒凝结等导致大肠传导功能失常，粪便在肠内停留时间过久，水分被吸收，造成粪质干燥，坚硬而形成便秘。

（一）热秘

素体阳盛，或饮酒过多，过食辛热厚味，或热病之后，余热留恋，以致肠胃积热，津液耗伤，导致肠道失润，大便燥结，难于排出。

（二）气秘

忧愁思虑过度，情志不舒，或久坐少动，而致气机郁滞，不能宣达，通降失常，传导失职，糟粕内停，不得下行，因而大便秘结。

（三）虚秘

劳倦内伤，或病后、产后以及年老体虚之人，气血两亏，气虚则大肠传送无力，血虚则津液不能滋润大肠，甚至损及下焦精血，以致阴虚，则肠道失润而便行干枯；若致阳虚，则不能蒸化津液，温润肠道，两者都能使大便排出困难，以致秘结不通。

（四）冷秘

凡阳虚体弱，或高年体衰，则阴寒内生，留于肠胃，致阳气不通，津液不行，故肠道艰于传送，而致便秘。

【临床表现】

便秘的一般表现是大便次数减少，经常三、五日或七、八日甚至于更久才解一次，或者虽然次数不减，但粪质干燥，坚硬难排，少数患者虽有便意，大便也并不干硬，但排解艰难，便秘日久，常可引起其他症状。由于便秘腑气不通，浊气不降，往往兼见头痛头晕，腹中胀满，脘闷嗳气，食欲减退，睡眠不安，心烦易怒等症。

（一）热秘

大便干结，腹胀腹痛，面红身热或兼微热，口干，心烦，小便短赤，舌红苔黄燥，脉滑数。

（二）气秘

大便秘结，欲便不得，嗳气频作，胸胁痞满，甚则腹中胀痛，肠鸣矢气，食少纳呆，舌苔薄腻，脉弦。

（三）虚秘

1. 气虚便秘：大便不畅，临便努挣乏力，汗出短气，便下并不干结，面白无华，神疲气怯，舌淡苔薄，脉弱。

2. 血虚便秘：大便秘结，面色无华，头晕目眩，心悸气短，失眠多梦，健忘，舌质淡，脉细涩。

（四）冷秘

大便艰涩，排出困难，小便清长，四肢不温，喜热恶寒，腹中冷痛，腰背酸冷，舌淡苔白，脉沉迟。

【治疗】

便秘症状虽较单纯，但成因都较复杂，由于病因病机不同，故临床症状各有差异，当分虚实论治。推拿对便秘的治疗原则为行气导滞，润肠通便，但尚需审证求因，辨证论治。凡实证胃肠燥热者宜清热降浊，气机郁滞者宜疏肝理气，虚证气血亏损者宜健脾胃，和气血，阳虚阴寒凝结者宜温阳散寒。

（一）基本治法

1．腹部操作：

手法：一指禅推法、摩法、按法、揉法。

取穴及部位：中脘、天枢、大横、关元。

操作要求：患者仰卧位，医生坐于右侧。先以轻快的一指禅推法在中脘、天枢、大横、关元治疗，每穴约 1 分钟，然后以顺时针方向摩腹约 10 分钟，再以指按揉中脘、天枢、大横，用掌、指按揉横结肠、乙状结肠，以理气通腑，增强胃肠蠕动，促进排便。

2．背部操作：

手法：一指禅推法、按法、揉法、擦法。

取穴：肝俞、脾俞、胃俞、肾俞、大肠俞、八髎、长强。

操作要求：患者俯卧位，医生坐于右侧。先以一指禅推法在背部两侧膀胱经沿肝俞、脾俞向下推至八髎，往返操作约 5 分钟，然后用按揉法在肾俞、大肠俞、八髎、长强操作，往返 3 遍，再以擦法擦热八髎。

（二）辨证加减

1．热秘：加按足三里、支沟、曲池、合谷，点八髎、长强、大肠俞、胃俞，以清热泻火。

2．气秘：加按揉胸胁部的中府、云门、膻中、章门、期门、肺俞、肝俞、膈俞，均以酸胀为度，手法不宜太重。最后摩气海，斜擦两胁以导滞。

3．虚秘：加轻揉肺俞、脾俞、内关、心俞、足三里以益气养血，再将腰骶部擦之温热可酌情配合捏脊 3 遍。

4．冷秘：加横擦肩背部及腰部肾俞、命门、八髎，再直擦背部督脉，均以透热为度，以温阳散寒。

第六节　呃　　逆

呃逆是指胃气上逆动膈，喉间呃逆连声，声短而频，令人不能自制为主要表现的病证。本证古称“哕”，又称“哕逆”。此证偶发大都轻微，不治自愈，若持续不断，呃逆连声而频，则须治疗。本篇所讨论的是属于持续不已的呃逆。本证如在其他急慢性疾病过程中出现，则往往为病势转向危重的预兆，多属难治。

【病因病机】

呃逆的产生，主要由于胃气上逆所致。胃主纳谷，以下行为顺，而外邪侵入或体虚均可影响胃气下降，导致呃逆。常见的有以下几种因素：

（一）饮食不节

如过食生冷或寒凉药物，则寒气蕴蓄于胃，并循手太阴之脉上动于膈、袭肺，胃气失于和降，气逆而上，膈间不利，呃逆声短而频，不能自制。若过食辛热之品，燥热内盛，阳明腑实，气不顺行，亦可动膈而发生呃逆。《类证活人书·问咳逆》：“凡咳逆多有先热而吃生冷，或凉药多，相激而成。”《景岳全书·呃逆》又指出：“皆其胃中有火，所以上冲为呃。”

（二）情志不和

因恼怒抑郁伤肝，气机不利，则津液失布而滋生痰浊；若肝气逆乘肺胃，导致胃气挟痰上逆，亦能动膈而发生呃逆。《古今医统大全·咳逆门》：“凡有忍气郁结积怒之人，并不得行其志者，多有咳逆之证。”

（三）正气亏虚

素体不足或重病久病之后，或因病而误用吐、下之剂，耗伤中气，或损及胃阴，均可使胃失和降而发生呃逆。如病深及肾，则呃逆多为肾不纳气，引动冲气上乘，挟胃气动膈所致。《证治汇补·呃逆》指出：“伤寒及滞下后，老人，虚人，妇人产后，多有呃症者，皆病深之候也。”

综上所述，呃逆总由胃气上逆动膈而成。而引起胃失和降的病理因素，则有寒气蕴蓄，燥热内盛，气郁痰阻及气血亏虚等方面。此外，肺气失于宣通，在发病过程中也起了一定的作用。

西医一般认为呃逆是由于膈肌痉挛引起气逆上冲，喉间声响不止。

常见病因：

饮食失调：太冷、太热或刺激性过大的食物，急性、慢性乙醇中毒等。

纵隔炎症及肿瘤。

其他：如颅内压过高，大脑炎，尿毒症及精神病等。

【临床表现】

（一）胃中寒冷

呃声沉缓无力，胃胀不舒，得热则减，遇寒更甚，饮食减少，口不渴，舌苔白润，脉迟缓。

（二）胃中燥热

呃声洪亮，连续有力，冲逆而出，口臭烦渴，多喜冷饮，脘腹满闷，大便秘结，小便短赤，舌苔黄，脉滑数。

（三）气郁痰阻

呃逆连声，胸胁胀闷，由抑郁恼怒而发作，情志转舒则稍缓，或时有恶心，饮食不下，头目昏眩，舌苔薄腻，脉弦滑。

（四）正气亏虚

呃声低沉无力，气不得续，手足不温，食少困怠，面白无华，舌淡苔白，脉细弱无力。

【治疗】

呃逆一证，当辨虚实寒热。其总的治疗原则是和胃，降气，平呃。实证中，属于胃寒者，治宜温中祛寒，胃热者治宜泄热通腑，气郁痰阻者宜降气化痰。虚证中，属于正气亏虚者宜温补脾胃，和中降逆。

（一）基本治法

1. 胸腹部操作：

手法：按法、揉法、摩法。

取穴及部位：缺盆、天突、膻中、中脘。

操作要求：患者仰卧位，医生位于右侧。先按揉缺盆，以酸胀为度，每侧约半分钟，再按揉天突、膻中约半分钟，最后在腹部以顺时针方向用摩法，约 10 分钟。

2．背部操作：

手法：一指禅推法、按法、揉法、搓法。

取穴及部位：膈俞、脾俞、胃俞。

操作要求：患者俯卧位，医生位于右侧。先以一指禅推法沿背部膀胱经自上而下往返操作 3～4 遍，重点在膈俞、胃俞，以酸胀为度，最后两手搓背部及两胁，使之有温热感。

（二）辨证加减

1．胃中寒冷：适当延长摩腹时间，加摩气海，擦热背部两侧膀胱经。

2．胃中燥热：加摩小腹，加点按大横、天枢、腹结以泄热，按揉大肠俞、八髎、足三里，以酸胀为度。

3．气郁痰阻：加按揉中府、云门、膻中，摩两胁，背部加按揉肺俞、肝俞，均以酸胀为度，平推胸部，以微热为度，按揉内关、足三里、丰隆，以酸胀为度，每穴约半分钟左右。

4．正气亏虚：适当延长摩腹时间，加摩气海、关元，擦热背部膀胱经与督脉，加擦关元俞、气海俞、肾俞、命门，均擦之温热，揉足三里、内关各半分钟，再配合捏脊 3～5 遍。

第七节　呕　　吐

呕吐是由于胃失和降，气逆于上，胃中之物从口吐出的一种病证。前人以有物有声谓之呕，有物无声谓之吐，无物有声谓之干呕。呕与吐常同时发生，很难截然分开，故并称为呕吐。

呕吐的病因是多方面的，外感六淫，内伤饮食，情志不调，脏腑虚弱均可致呕。且常相互影响，兼杂致病，如外邪可以伤脾，气滞可以食停，脾虚可以成饮，所以临证当辨证求因。

胃居中焦，主受纳腐熟水谷，其气以降为顺。外邪、饮食、情志、脏腑失和，干于胃腑，导致胃失和降，均可发为呕吐。呕吐病位在胃，病变脏腑，除胃以外，尚与肝脾相关，胃气之和降，有赖于脾气的升清运化以及肝气的疏泄条达，若脾失健运，则胃气失和，升降失职；肝失疏泄，则气机逆乱，胃失和降，均可致呕。

【病因病机】

呕吐的病机无外乎虚实两大类，实者由外邪、饮食、痰饮、气郁等邪气犯胃，致胃失和降，气逆而发；虚者由气虚、阳虚、阴虚等正气不足，使胃失温养、濡润，胃虚不降所致。

（一）外邪犯胃

感受风、寒、暑、湿之邪，以及秽浊之气，侵犯胃腑，气机不利，以致胃失和降，水谷随气逆而上，发生呕吐。

（二）饮食不节

暴饮伤食，或恣食生冷油腻，醇酒辛辣，误食不洁之物，伤胃滞脾，食滞内停，胃失和降，胃气上逆，发生呕吐。

（三）情志失调

情志抑郁或暴怒伤肝，肝失条达，横逆犯胃，胃失和降，胃气上逆而呕吐。

（四）脾胃虚弱

平素或病后脾胃虚弱，劳倦过度，耗伤中气，胃虚不能盛受水谷，脾虚不能化生精微，停积胃中，上逆成呕。

【临床表现】

（一）外邪犯胃

偏寒者突然呕吐，起病较急，胸脘痞满，伴有恶寒发热，头痛，舌苔薄白，脉浮。

偏热者，呕吐频繁，多进食即吐，吐出酸苦胆液，口渴欲冷饮，伴有发热，微恶寒，头痛，舌质红，舌苔黄腻，脉浮数。

（二）饮食停滞

呕吐酸腐，脘腹胀满，嗳气厌食，得食更甚，吐后反快，大便或溏或结，舌苔厚腻，脉滑实。

（三）痰饮内停

呕吐多为清水痰涎，胸脘痞闷，不思饮食，头眩心悸，或呕而肠鸣有声，苔白腻，脉滑。

（四）肝气犯胃

呕吐吞酸，胸胁胀满，嗳气频作，烦闷不舒，每因情志不遂而呕吐吞酸更甚，舌边红，苔薄腻，脉弦。

（五）脾胃虚弱

饮食稍有不慎，即易呕吐，时作时止，胃纳不佳，脘腹痞闷，面白少华，倦怠乏力，大便溏薄，舌淡，苔薄白，脉濡弱。

（六）胃阴不足

呕吐反复发作，但呕量不多，或反唾涎沫，时作干呕，口燥咽干，胃中嘈杂，似饥而不欲食，舌红少津，脉细数。

【治疗】

呕吐一证，当辨虚实。实证当以祛邪化浊，和胃降逆。虚证当以扶正为主，或温中健胃，或滋阴养胃。

（一）基本治法

1. 背部操作：

手法：一指禅推法、按法、擦法、捏脊法。

取穴及部位：肺俞、大椎、肝俞、脾俞、胃俞，三焦俞、肾俞及背部压痛点。

操作要求：病人俯卧位，医生位于右侧，先以一指禅推法沿背部膀胱经自上而下往返操作3～4遍，重点在脾俞、胃俞，以酸胀为度。而后点按揉膈俞至三焦俞一段膀胱经。重点按压脾俞、胃俞及压痛点，然后施以捏脊法 3～5 次，最后两手擦背部及两胁，以透热为度。

2．腹部操作：

手法：按法、揉法、摩法。

取穴及部位：上脘、中脘，天枢、关元、气海、章门、内关、足三里。

操作要求：病人仰卧位，医生位于右侧，先按揉上脘、中脘，以酸胀为度，约半分钟。而后在腹部用掌摩法以顺时针方向施治，用双拇指交替按压天枢、关元、气海、章门，约 10 分钟。最后点按内关、足三里。

（二）辨证加减

1．外邪犯胃：延长摩腹时间，点按肺俞、大杼、大椎。

2．饮食停滞：按揉神阙、梁门、足三里。

3．痰饮内停：点按尺泽、丰隆，以酸胀为度。

4．肝气犯胃：用轻柔的一指禅推法或揉法，自天突向下至中脘操作，重点在膻中。而后点按肝俞、太冲、章门、阳陵泉。每穴约半分钟。

5．脾胃虚弱：用掌擦法快速擦胃俞、脾俞，按揉关元、气海、公孙、三阴交。

6．胃阴不足：按揉肾俞、足三里。

第八节　头　　痛

头痛是临床上许多疾病的常见自觉症状，可单独出现，亦可出现于多种急慢性疾患之中。本章所讨论的头痛，主要是中医内科杂病范围内，以头痛为主症的某些病证。头痛历代有多种名称。如《素问·风论篇》有“脑风”、“首风”之名，《证治准绳·诸痛门》有“头风”之称。

【病因病机】

（一）外感头痛

多因起居不慎，坐卧当风，感受风寒湿热等外邪侵袭，而以风邪为主，所谓“伤于风者，上先受之”，“巅高之上，惟风可到”。故外邪自表侵袭于经络，上犯巅顶，清阳之气受阻，气血不畅，阻遏络道，而致头痛。又风为六淫之首，百病之长，多挟时气而发病。若挟寒邪，则寒凝血滞，阻遏经络，而为头痛。若挟湿邪，则湿蒙清阳，而致头痛。若挟热邪，则风热上扰，气血逆乱，而为头痛。

（二）内伤头痛

脑为髓海所在，主要依赖肝肾精血濡养及脾胃运化水谷精微，输布气血上充于脑，故内伤头痛的发病原因与肝、肾、脾三脏有关。于肝者，一因情志内伤，肝失疏泄，郁而化火，上扰清窍，而为头痛；一因火盛伤阴，肝失濡养，或肾水不足，水不涵木，而致肝肾阴亏，肝阳上亢，上扰清窍而生头痛。于脾者，多因饮食失调，劳倦伤脾，或病后产后体虚，脾胃虚弱，气血生化之源不足；或失血之后，气虚血少，不能上荣于脑髓脉络而致头痛；或因脾失健运，痰湿内生，阻遏清阳而致头痛。于肾者，或因禀赋不足，肾精久亏，脑髓空虚而为头痛；或由阴损及阳，肾阳衰微，清阳不升，而为头痛。

【临床表现】

（一）外感头痛

1. 风寒头痛：头痛时作，起病较急，痛连项背，恶风畏寒，遇风尤甚，口不渴，苔薄白，脉浮紧。

2. 风热头痛：头胀痛，甚则如裂，恶风发热，面红目赤，口渴欲饮，咽红肿痛，舌红苔黄，脉浮数。

3. 风湿头痛：头痛如裹，肢体困重，纳呆胸闷，苔白腻，脉濡滑。

（二）内伤头痛

1. 肝阳头痛：头痛而眩，心烦易怒，胁痛，夜眠不宁，面红口苦，舌红苔薄黄，脉弦。

2. 肾虚头痛：头痛且空，耳鸣目眩，腰酸乏力，遗精带下。肾阳虚者四肢作冷，舌质淡体胖，脉沉细无力；肾阴虚者口干少津，舌质红，脉细数。

3. 血虚头痛：头痛而晕，心悸不宁，神疲乏力，面白无华，舌质淡，苔薄白，脉无力。

4. 瘀血头痛：头痛经久不愈，痛处固定不移，痛如锥刺，或头部有外伤史，舌质紫，苔薄白，脉细涩。

5. 痰浊头痛：头痛昏蒙，胸脘满闷，呕恶痰涎，舌胖大有齿痕，苔白腻，脉沉滑。

【治疗】

引起头痛的原因较为复杂，推拿治疗对缓解头痛症状有较好的效果，治疗时必须审证求因，按治病求本的原则辨证论治。头痛的治疗原则为调和气血，通经止痛。若风寒头痛治宜祛风散寒，风热头痛治宜疏风清热，风湿头痛治宜祛风胜湿，肝阳头痛治宜平肝潜阳，痰浊头痛治宜化痰降逆，血虚头痛治宜健脾养血，肾阳衰微头痛治宜温肾壮阳，肾阴亏损头痛治宜养阴补肾，瘀血头痛治宜活血祛瘀。

（一）基本治法

1. 头面部：

操作手法：一指禅推法、按揉法、抹法。

取穴及部位：印堂、太阳、头维、百会、攒竹、鱼腰等。

操作要求：患者坐位。医生用一指禅推法自印堂开始，沿前额发际至头维、太阳、鱼腰、攒竹，往返 3～4 遍，再用一指禅推法自印堂开始沿头顶至百会，往返 3～4 遍，然后按揉印堂、攒竹、太阳、百会，再用抹法自印堂向上循发际至太阳，往返 3～5 遍，最后用五指拿法从前发际拿至风池。

2. 颈项部操作：

手法：一指禅推法、按法、拿法。

取穴：风池、风府、天柱、肩井、大杼等。

操作要求：患者坐位，医生用一指禅推法沿颈部自天柱、风池、肩井、大杼顺次上下往返操作 3～5 遍，然后点按风池、风府，最后拿天柱、风池、肩井。

（二）辨证加减

1. 风寒头痛：先以㨰法在肩背部治疗 2～3 分钟，配合按揉肺俞、风门，再拿两侧风池、肩井、曲池，然后以小鱼际直擦背部两侧膀胱经，以温热为宜。

2. 风热头痛：先按揉大椎、肺俞、风门各1分钟，再按曲池，然后拿合谷、肩井，最后可配合虚掌拍击两侧膀胱经，以皮肤微红为度。

3. 风湿头痛：重按太阳、头维，再按揉大椎、曲池，配合拿合谷、肩井，再以虚掌拍击背部两侧膀胱经，以皮肤微红为度。点按丰隆、足三里。

4. 肝阳头痛：用抹法在头侧胆经循行部自前上方向后下方操作，两侧交替进行各数十次，配合按角孙、头维、率谷等穴，再推桥弓2分钟，两侧交替进行，最后按揉两侧太冲、行间，擦热两侧涌泉。

5. 痰浊头痛：先以一指禅推法配合摩法在腹部操作约10分钟，重点在中脘、天枢，再按揉两侧脾俞、胃俞、大肠俞、足三里、丰隆、内关，然后按揉两侧中府、云门，最后中指点天突。

6. 血虚头痛：先摩腹约10分钟，以中脘、气海、关元为重点，然后按揉两侧心俞、膈俞、血海、足三里、三阴交，以微微酸胀为度，最后以全掌横擦，自心俞至三焦俞，以透热为度。

7. 肾虚头痛：

(1) 肾阳不足：先摩腹约10分钟，以气海、关元为重点，再全掌横擦腰骶部，以肾俞、命门、八髎、气海俞、关元俞为主，以温热为宜。

(2) 肾阴不足：先按揉血海、足三里、三阴交，再按揉肾俞、关元俞，然后按揉涌泉并擦之温热。

8. 瘀血头痛：先按、揉、抹两侧太阳、攒竹及前额、头侧胆经循行部位，然后擦前额及两侧太阳，以透热为度。点按膈俞、血海。

第九节　眩　　晕

由于风、火、痰、虚、瘀引起清窍失养，临床上以头晕、眼花为主症的一类病证称为眩晕。眩是眼花，晕是头晕，二者常同时并见，故统称为“眩晕”。眩晕的发作有轻有重，轻者闭目即止，重者如坐车船，旋转不定，不能站立，或伴有恶心，呕吐，汗出，甚至昏倒等症状。有关眩晕的发病原因，《素问·至真要大论篇》责之于肝，曰：“诸风掉眩，皆属于肝。”《灵枢·海论》责之于肾，曰：“髓海不足，则脑转耳鸣，胫痠眩晕，目无所见，懈怠安卧。”朱丹溪指出：“无痰则不作眩。”刘完素认为属风火，曰：“风火皆属阳，多为兼化，阳主乎动，两动相搏，则为之旋转。”张景岳则主虚，认为“无虚不能作眩”。

【病因病机】

(一) 肝阳上亢

肝为风木之脏，内寄相火，体阴而用阳，主升主动，肝主疏泄，赖肾精以充养。素体阳盛之人，肝阳偏亢，亢极化火生风，风升火动，上扰清窍，则发为眩晕；若长期忧郁恼怒，肝气郁结，郁久化火，使肝阴暗耗而阴虚阳亢，风阳升动，上扰清窍，而致眩晕；如肾阴素亏或纵欲伤精，肝失所养，以致肝阴不足，肝阳上亢，发为眩晕，此所谓“水不涵木”。

（二）气血亏虚

久病不愈，耗伤气血；或失血之后，虚而不复；或思虑劳倦，使脾胃虚弱，而气血生化乏源，以致气血两虚。气虚则清阳不展，血虚则脑失充养，皆能导致眩晕。

（三）肾精不足

肾为先天之本，藏精生髓，聚髓为脑，所以脑为髓海而赖肾精充养。若先天不足，禀赋虚弱而后天又失于调摄，肾精不充；或老年肾亏，精虚髓减；或久病伤肾，肾精虚少；或纵欲过度，肾失封藏，以致肾精亏耗，不能生髓充脑，脑失所养，则发为眩晕。

（四）痰湿中阻

脾主运化水谷，又是生痰之源。若嗜酒肥甘，饥饱无常，或思虑劳倦，伤及于脾，使脾失健运，水谷不能化为精微，聚湿生痰，痰浊中阻，清阳不升，浊阴不降，蒙闭清窍，发为眩晕。

（五）脉络瘀阻

或因素体阳虚，风寒湿邪乘虚而入，侵袭脊柱；或因年老体弱，房劳过度，肾精亏耗；胃失所养，再加外邪侵袭，寒凝痰聚，湿滞痰生，痰瘀互结，以致血运不畅，脑失所养，发为眩晕，亦可因颈项闪挫，颈椎错缝所致。

综上所述，眩晕的发生有虚有实，而以虚为主。气血不足，肾精亏损为虚；肝阳上亢，上实是其标，下虚是其本；痰湿中阻，痰湿是标实，脾虚是其本。

【临床表现】

眩晕的发作有轻有重，轻者闭目即止，重者如坐车船，旋转不定，不能站立，或伴有恶心，呕吐，汗出，甚则昏倒。

临床可分为以下几型：

（一）肝阳上亢

眩晕耳鸣，头痛且胀，每因烦劳或恼怒而头晕头痛加剧，面色潮红，急躁易怒，失眠多梦，舌红苔黄，脉弦细数。

（二）气血亏虚

头晕目眩，动则加剧，劳累则发，面白无华，神疲乏力，唇甲色淡，舌质淡，苔薄白，脉细弱。

（三）肾精不足

眩晕，久发不已，神疲健忘，腰膝酸软，遗精耳鸣，偏于阴虚者，五心烦热，舌质红，脉弦细，偏于阳虚者，四肢不温，舌质淡，脉沉细。

（四）痰湿中阻

眩晕而见头重如蒙，视物旋转，胸闷恶心，少食多寐，呕吐痰涎，舌苔白腻，脉濡滑。

（五）脉络瘀阻

眩晕头痛，颈项强直，常在转头时发作，或有头部外伤史，舌质紫暗或有瘀点，苔薄，脉细涩。

【治疗】

治疗当以补虚泻实，调整阴阳为原则。虚者宜补其不足，益气养血，滋补肝肾；实者宜泻其有余，平肝潜阳，祛湿化痰；虚实夹杂者，应补泻兼顾为治。

（一）基本治法

1．头面颈项部操作：

取穴：印堂、太阳、百会、风池、风府、头维、公孙、攒竹、大椎。

手法：推法、一指禅推法、拿法、抹法、揉法、扫散法。

操作要求：用一指禅推法，从印堂直线向上到前发际，往返4～5次，再从印堂沿眉弓至太阳，往返4～5次，然后从印堂到一侧睛明绕眼眶操作，两侧交替进行，每侧3～4次，共4分钟。

用揉法在太阳治疗，再用扫散法在头侧胆经循行部位，自前上方向后下方操作，每侧约20～30次，然后用抹法在前额及面部操作，配合按角孙、睛明、太阳，约3分钟。在头顶部用五指拿法，拿至颈项部改用三指拿法，沿颈椎两侧拿至大椎两侧，重复3～4次，配合按百会、风池。用一指禅推法，从风府沿颈椎向下到大椎往返操作，再在颈椎两旁膀胱经用一指禅推法往返操作，约4分钟，最后回至面部用双手拇指分推法，自前额分推至迎香，往返操作2～3次。

2．腹部操作：

取穴：关元、气海、神阙、中脘、大横。

手法：摩法、揉法、按法。

操作要求：患者仰卧位，医生于其右侧。用摩法在腹部按顺时钟方向操作，在摩腹过程中配合按揉上述穴位，约10分钟。

3．腰部及足底操作：

取穴：肾俞、命门、涌泉。

手法：擦法。

操作：横擦肾俞、命门一线，以透热为度。直擦足底涌泉，以透热为度。

【辨证加减】

1．肝阳上亢：患者仰卧位，一指禅推法推百会300次，推面额，揉太阳，抹面部，交替推两侧桥弓穴，按揉期门、章门、太冲、行间。改俯卧位，直擦两侧膀胱经，点按肝俞、胆俞。

2．气血亏虚：患者仰卧位，一指禅推法推气海、关元、血海、足三里、三阴交、膻中；摩腹3～5分钟；改俯卧位，按揉脾俞、胃俞、膈俞。

3．肾精不足：患者仰卧位，一指禅推法推气海、关元、三阴交、太溪，按揉神庭，揉太阳，分抹面部。改俯卧位，直擦督脉和两侧足太阳膀胱经，按揉肾俞。

4．痰湿中阻：患者仰卧位，一指禅推法推中脘，按顺时针方向摩腹，按揉膻中，丰隆，揉太阳。改俯卧位，沿脊柱两侧足太阳经自上而下推3～5遍，重点推脾俞、胃俞。

5．脉络瘀阻：患者坐位，一指禅推法推风府、哑门、风池、阿是穴，并按揉之，三指拿风池，双手拿肩井，按揉合谷，拔伸颈项。

第十节 失 眠

失眠亦称不寐，或“不得眠”，“不得卧”，是指经常不能获得正常睡眠为特征的一种病证。失眠的症情轻重不一，轻者有入睡困难，有睡而易醒，醒后不能再睡，亦有时睡时醒等，严重者则整夜不能入睡。

早在《素问·逆调论篇》中，就有“胃不和则卧不安”的记载，在《金匮要略·血痹虚劳病篇》中，亦有“虚劳虚烦不得眠”的论述。

失眠一证，既可单独出现，也可兼见头痛，头昏，神疲乏力，心悸，健忘及心神不宁等症，临床凡以失眠为主症者，属本篇讨论范围。

现代医学认为，失眠多见于神经官能症，更年期综合征等。

【病因病机】

形成失眠的原因很多，思虑劳倦，内伤心脾，阳不交阴，心肾不交，阴虚火旺，肝阳扰动，心虚胆怯以及胃中不和等因素，均可影响心神而导致失眠。

（一）思虑劳倦太过，伤及心脾

心伤则阴血暗耗，神不守舍，脾伤则食少纳呆，生化之源不足，营血亏虚，不能上奉于心，以致心神不安。因此心脾不足造成的血虚，会导致失眠。

（二）阳不交阴，心肾不交

素体虚弱，或久病肾阴耗伤，不能上奉于心，水不济火，则心阳独亢，或五志过极，心火内炽，不能下交于肾，心肾失交，因而失眠。

（三）阴虚火旺，肝阳扰动

情志所伤，肝失条达，气郁不舒，郁而化火，火性上炎，或阴虚阳亢扰动心神，神不安宁以致不寐。

（四）心虚胆怯，心神不安

心虚胆怯，遇事易惊，心神不安，亦能导致失眠。

（五）饮食不节

宿食停滞，脾胃受损，酿生痰热，壅遏于中，胃气失和，阳气浮越于外而卧寐不安，此为胃不和则卧不安也。

【临床表现】

（一）痰热内扰

失眠头重，目眩，痰多胸闷，心烦口苦，苔腻而黄，脉滑数。

（二）阴虚火旺

心烦失眠，心悸不安，头晕耳鸣，口干津少，五心烦热，或有梦遗，健忘，腰酸，舌质红，脉细数。

（三）心脾两虚

多梦易醒，心悸健忘，神疲乏力，头晕目眩，饮食无味，面色少华，舌淡苔薄，脉细弱。

（四）心胆气虚

失眠多梦，易于惊醒，胆怯心悸，遇事善惊，气短倦怠，小便清长，舌淡，脉弦细。

（五）胃气不和

失眠心烦，胃脘腹胀满而痛，嗳腐吞酸，苔厚腻，脉滑。

【治疗】

治疗当以补虚泻实，调整阴阳为原则。虚者宜补其不足，益气养血，滋补肝肾；实者宜泻其有余，消导和中，清火化痰；实证日久，气血耗伤，亦可转为虚证；虚实夹杂者，应补泻兼顾为治。

（一）基本治法

1. 头面及颈肩部操作：

操作手法：一指禅推法、揉法、抹法、按法、拿法。

取穴及部位：印堂、神庭、睛明、攒竹、太阳、风池、肩井等。

操作要求：患者正坐位。先用一指禅推法或揉法，从印堂开始向上至神庭，往返5次，再从印堂向两侧沿眉弓至太阳往返5次，然后用一指禅推法沿眼眶周围操作，往返5次，再从印堂沿鼻两侧向下经迎香沿颧骨至两耳前操作，往返3次，在治疗过程中以印堂、神庭、睛明、攒竹、太阳为重点，再沿上述部位用双手抹法治疗，往返5次，抹时配合按太阳、睛明，最后拿风池、肩井。

2. 腹部操作：

手法：摩法、按法、揉法。

取穴：中脘、气海、关元。

操作要求：患者仰卧位，医生坐于右侧。先用摩法在腹部操作约10分钟，然后配合按揉中脘、气海、关元。

（二）辨证加减

1. 痰热内扰：在背部两侧膀胱经用一指禅推法，着重于肺俞、脾俞、心俞，并配合按揉，然后按曲池、合谷、足三里、丰隆，点天突。摩腹时加按揉神阙、天枢、气海。

2. 阴虚火旺：按揉角孙、头维、百会，交替推两侧桥弓，共约10分钟，然后拿合谷，按太冲，点阳陵泉，再揉肾俞、照海、涌泉，约2～3分钟，最后擦热肾俞、命门、关元俞及涌泉。

3. 心脾两虚：加按揉心俞、肝俞、肾俞、足三里、血海，每穴约半分钟，再擦热心俞、脾俞、胃俞，适当延长摩腹时间。

4. 心胆气虚：重点按揉心俞、内关、神门、三阴交、足三里、膻中，延长摩腹时间的同时，加按揉神阙、气海、关元。

5. 胃气失和：延长摩腹时间，加按揉神阙、天枢、足三里、胃俞、膈俞。可酌情配合捏脊3～5遍。

第十一节　半身不遂

半身不遂是指患者出现一侧肢体瘫痪或兼见口眼㖞斜，舌强语涩等症状的一种病证，古称偏枯。半身不遂多为中风引起的后遗症，也可由其他脑部疾病或外伤引起。中风程度的不同，临床症状有轻重之分。中脏腑病情危重，甚则危及生命，中经络病情较轻而缓，愈后较好。推拿治疗半身不遂的临床效果，一是与发病程度的轻重有关；二是与病程的长短有关，中经络效果较好，恢复亦较快，中脏腑效果相对较慢。病程短，疗效较快较好，病程长，疗效较慢较差，临床一般而言，中风偏瘫之后半年内效果较理想，超过两年效果不理想，因此对半身不遂的推拿治疗在病情稳定后，愈早愈好。

【病因病机】

本病的病因由于风（肝风），火（心火、肝火），痰（痰湿、风痰），气（气虚、气逆、气滞），血（血瘀）等的相互影响，相互作用，在一定条件下，突然发病引致中风。本病的病机是以肝肾阴虚，肝阳偏亢，肝风内动为其根本，当风阳暴涨之际，挟气、血、痰、火，上升于巅，闭塞清窍，以致猝然昏迷，横窜经络，气血瘀阻，形成中风肢体偏瘫之证。

现代医学认为半身不遂是脑血管意外引起的后遗症。脑血管意外分出血性和缺血性两大类，前者包括脑出血和蛛网膜出血，后者包括脑血栓形成和脑栓塞（脑部肿瘤及外伤也可引起半身不遂）。

【临床表现】

中经络者，病情较轻，病位较浅，一般无神志改变，仅表现为半身不遂，口眼㖞斜，语言不利；中脏腑者，病情较重病位较深，主要表现为突然昏倒，神志不清，半身瘫痪，舌强失语，口眼㖞斜，昏迷时间愈久，预后愈差。

本病的诊断依据是：有高血压病史，急性发作，骤然昏倒，半身不遂及口眼㖞斜等后遗症。本病需与颅脑损伤，脑部肿瘤，癫痫昏迷，糖尿病昏迷，低血糖昏迷，麻醉药物中毒等相鉴别。CT或MRI的检查是必要的。

【治疗】

中风属于本虚标实之证，在本为肝肾不足，在标为肝阳上亢，肝风内动，痰湿壅盛，气血郁阻。推拿治疗原则为平肝熄风，行气活血，舒筋通络，滑利关节。推拿对半身不遂的治疗作用主要是稳定与降低血压，改善脑部血液循环障碍，促进偏瘫肢体恢复，缓解口眼㖞斜，语言不清等症状。

（一）背及四肢部操作

手法：㨰法、按法、揉法、拿法，配合患肢关节的被动运动。

取穴及部位：天宗、肝俞、胆俞、肾俞、肩髃、肩内陵、臂臑、尺泽、曲池、手三里、合谷、环跳、阳陵泉、殷门、承扶、委中、承山、风市、昆仑、血海、足三里、梁丘、伏兔、膝眼、解溪。

操作要求：

患者取俯卧位，医生站于侧方。先用㨰法施于背部脊柱两侧约3分钟，再施按法于背部脊柱两侧，自上而下2～3次，重点按压天宗、肝俞、胆俞、肾俞，仍用㨰法于患侧肩臂部外侧，接着㨰法向下治疗腰骶部、臀部、大腿后侧、腘窝、小腿后侧，直至跟腱，往返3～5遍，然后按揉八髎、环跳、风市、阳陵泉、承扶、殷门、委中、承山、昆仑。

患者取仰卧位，医生站在侧面。先以㨰法治疗患侧上肢内侧，由远端腕部㨰向近端肩关节，往返3～5遍，并配合肩、肘、腕关节的被动运动，然后按揉肩髃、肩内陵、臂臑、尺泽、曲池、手三里、合谷，拿极泉，然后用㨰法施于大腿部股四头肌向下经膝关节、小腿外侧、足背，往返3～5遍，并配合下肢关节的被动运动，再按揉髀关、伏兔、血海、风市、梁丘、阳陵泉、足三里、昆仑、解溪、太冲。

（二）头面颈部操作

手法：按法、抹法、拿法。

取穴及部位：印堂、睛明、太阳、角孙、风池、风府、肩井。

操作要求：患者取坐位，医生站于前面。用抹法自印堂至太阳往返操作4～5次，同时配合按揉睛明、太阳、角孙。医生站于患者后侧，按揉颈项两侧，再按风府、风池，拿肩井。若病人头部未接受手术治疗，可用一指禅推法或指推法于头部头针运动区治疗3～5分钟。交替推双侧桥弓穴10～20次。

第十二节　面　　瘫

面瘫是以口眼向一侧㖞斜为主要症状的一种病证，又称口眼㖞斜，面神经麻痹，俗称“歪嘴巴”。现代医学称为面神经炎，认为多由于茎乳突孔内急性非化脓性炎症而引起周围性面神经麻痹。本病任何年龄均可发病，但以青壮年多见，男性较女性为多，绝大多数为单侧性，双侧者甚少见。本病的发病特点为：急性发作，一侧面部表情肌突然瘫痪，在几小时内或发病1～2天达到高峰，2～3周后开始逐渐恢复，1～2个月内症状明显好转或消失，部分需经数月才能恢复，半数以上患者有完全恢复的可能。面神经麻痹恢复后个别病例（约2.7%）可复发。

【病因病机】

本病多由正气不足，络脉空虚，卫外不固，风寒、风热之邪，乘虚侵袭面部筋脉，以致气血阻滞，筋脉失养，肌肉弛缓不收而成面瘫。

现代医学对本病的确切病因尚未明确。一部分患者因局部感受风寒而发病，通常认为可能是局部营养神经的血管因受寒而发生痉挛，导致面神经组织缺血、水肿、受压而致病，或因茎乳突孔的骨膜炎产生面神经受压，血循环障碍而致面神经麻痹，或部分病例可发生急性鼻咽部感染后，致使面神经功能发生障碍而出现面肌瘫痪。

【临床表现】

患者可有局部受风寒侵袭史，发病突然，常于清晨刷牙，洗面时发现口角流涎与喎斜。初起时，患侧耳后、耳内、下颌周围有轻度疼痛及压痛，耳郭和外耳道感觉迟钝，可有味觉减退，听觉过敏，眼睑不能闭合或闭合不全，下眼睑外翻，使泪点不能与结合膜接触，致眼液不能按正常引流而泪液流出，病侧鼻唇沟平坦变浅，口角下垂，歪向健侧，口涎外流，食物常潴留在齿颊之间，不能完成鼓腮、噘嘴、吹哨等动作。面神经麻痹如不恢复或不完全恢复可产生瘫痪肌的挛缩，面肌痉挛即面神经麻痹后遗症，其临床症状为病侧面肌发生不自主的抽动。临床尚有中枢性面神经麻痹，其症状仅限一侧眼部下面的肌肉瘫痪，故皱额、蹙眉皆无障碍，且常有一侧上下肢体瘫痪。

【治疗】

推拿治疗以活血祛风，舒筋通络，调和气血，兴奋麻痹的面神经，达到牵正的目的。在急性期（发病数天内）应立即采取措施改善局部血液循环，促使局部水肿、炎症的消退，以免面神经进一步受损，急性期后，应促进面神经功能的恢复，防止肌肉痉挛及保护病侧暴露的角膜免受损害或感染。

（一）头面部操作

手法：一指禅推法、按法、揉法、拿法、抹法、擦法。

取穴及部位：印堂、睛明、阳白、瞳子髎、太阳、四白、迎香、地仓、颊车、水沟、承浆、上关、下关、听会、风池、翳风、合谷、牵正等。

（二）操作要求

患者取仰卧位，医生位于患侧，以患侧颜面为主，健侧为辅治疗。先以一指禅推法自印堂沿睛明、攒竹、四白、阳白、瞳子髎、太阳，循环往返操作约 6 分钟，继一指禅推法自印堂沿上关、下关、颊车、听会、牵正、翳风、迎香、地仓、水沟、承浆往返操作约 8 分钟，然后用大拇指按揉上述各穴，使局部产生酸胀痛麻的感觉，约 10 分钟，再用抹法在上述穴位治疗 3～5 遍，拿风池、肩井、曲池、合谷（对侧），最后用小鱼际擦患侧颜面部，以透热为度。

第十三节 消 渴

消渴是以多饮，多食，多尿，身体消瘦，或尿浊，尿有甜味为主要临床表现的病证。

消渴之名，首见于《内经》。《灵枢·五变》篇说："五脏皆柔弱者，善病消瘅。"指出五脏虚弱是发生消渴的重要因素。对于饮食不节，情志失调等致病因素，也分别作了论述。如《素问·奇病论篇》说："此肥美之所发也，此人必数食甘美而多肥也，肥者令人内热，甘者令人中满，故其气上溢，转为消渴。"《灵枢·五变》篇又说："怒则气上逆，胸中蓄积，血气逆流……转而为热，热则消肌肤，故为消瘅。"

历代医家在《内经》的基础上，对本病研究又有进展。《诸病源候论》语："其病变多发痈疽。”《河间六书》说：消渴一证，“故可变雀目或内障”，说明古代医家，对于消渴的临床特点已有进一步的认识，对消渴的兼症，早已有比较深刻的了解。

后世医家在临床实践的基础上，根据本病“三多”症状的孰轻孰重，把本证分为上、中、下三消。如《证治准绳·消瘅》篇说：“渴而多饮为上消，消谷善饥为中消，渴而便数有膏为下消。”临床虽将消渴分为三消，但其病机均与肺、胃（脾）、肾有密切关系。

从本证的临床特点看，与现代医学的糖尿病相合。现代医学认为糖尿病是一种常见的内分泌代谢疾病。主要临床表现是多饮、多食、多尿、疲乏、消瘦、尿糖及血糖增高，是体内胰岛素的绝对或相对分泌不足而引起的糖代谢紊乱，严重可导致蛋白质、脂肪、水及电解质的代谢紊乱，尤其脂肪代谢紊乱可引起酮症酸中毒、失水、昏迷等。本病多见于中年以后，青少年及儿童亦有，男性略高于女性。推拿对原发性成年型且无阳性家族史的糖尿病有一定的疗效。

【病因病机】

中医学认为本病的发生是由于素体阴虚，饮食不节，情志失调等引起。

（一）素体阴虚

由于先天不足，肾阴亏乏，烦劳太过，以及病后失养等致肾阴亏损，阴亏火旺而发为本病。

（二）饮食不节

由于长期过食肥甘，醇酒厚味，损伤脾胃，使脾胃运化功能失职，不能消化吸收过多的肥甘之品，日久积热内蕴，化燥伤阴耗津，呈现咽干口渴无度，欲饮水而自救，发为本病。

（三）情志失调

由于忧思恼怒，情志不舒，而致肝气郁结，日久郁热化火，消烁肺胃之阴出现肺燥胃热，发为本病。

消渴的病机主要在于阴津亏损，燥热偏胜，而以阴虚为本，燥热为标，两者互为因果，阴愈虚则燥热愈盛，燥热愈盛则阴愈虚。消渴病变的脏腑主要在肺、胃、肾，尤以肾为关键。三脏腑之中，虽可有所偏重，但往往又互相影响。

现代医学对原发性糖尿病的病因迄今不清。但原发性成年型糖尿病，其血浆胰岛素正常，甚至偏高，但经葡萄糖刺激后胰岛素分泌反应较迟钝，显示胰岛素储备功能低下，在此基础上若遇：①多食而肥胖者，更加重胰腺的负担。②重度精神刺激和脑部器质性疾病者，可影响高级神经功能及中枢神经的功能失调而发生糖代谢紊乱。③多次妊娠、感染、长期使用肾上腺皮质激素等，可加重胰腺负担。以上皆可导致相对性胰岛素分泌不足而诱发糖尿病。

【临床表现】

本病虽有上、中、下三消之分，肺燥、胃热、肾虚之别，实际上三多症状，往往同时存在，仅表现程度上有轻重的不同。由于三消症状各有偏重，故冠以上、中、下三消之名，作为辨证的标志。通常把多饮症状较突出者称为上消，多食症状较突出者称为中消，多尿症状较突出者称为下消。

（一）上消

肺热津伤：烦渴多饮，口干舌燥，尿频量多，舌边尖红，苔薄黄，脉洪数。

（二）中消

胃热炽盛：多食易饥，口渴，尿多，形体消瘦，大便干燥，苔黄，脉滑实有力。

（三）下消

阴阳两虚：尿频量多，混浊如膏，甚至饮一溲一，口干唇燥，面色黧黑，耳轮焦干，腰膝酸软，形寒畏冷，阳痿不举或月经不调，舌淡苔白，脉沉细无力。

【治疗】

本病的治疗原则是滋肾养阴清热，疏肝理气。

（一）基本治法

手法：按法、揉法、㨰法、一指禅推法、擦法。

取穴及部位：胰俞（第8胸椎棘突下旁开1.5寸）、肝俞、胆俞、肾俞、章门、期门、三阴交、血海等。

（二）操作要求

患者俯卧位，先用按揉法沿膀胱经从膈俞到脾俞上下往返操作3～5遍，重点在胰俞治疗，然后用㨰法或一指禅推法在背部操作以左侧为主，手法轻柔而快速，再配合按揉肾俞、三阴交、血海，最后用擦法在背部操作，重点以左侧背部及督脉用直擦法，两侧肾俞用斜擦法，均以透热为度。

（三）辨证加减

1．上消：肺热津伤加按揉少府、心俞、太渊、肺俞，以泻心火，补肺阴，生津止渴。

2．中消：胃热炽盛重点按揉内庭、三阴交、脾俞、胃俞以清胃泻火，养阴增液。

3．下消：阴阳两虚加按揉太溪、肾俞、涌泉、命门以温阳滋肾固摄。

第十四节　痹　　证

痹证是由于风、寒、湿、热等外邪侵袭人体，闭阻经络，气血运行不畅所导致的以肌肉、关节发生酸痛，麻木，重着，屈伸不利，或关节肿大灼热等为主要临床表现的病证。

痹证早在《内经》就有记载，并且将其病因病机作了详细的描述。如《素问·痹论篇》说："所谓痹者，各以其时，重感于风寒湿之气也。"又说，"风寒湿三气杂至，合而为痹也，其风气胜者为行痹，寒气胜者为痛痹，湿气胜者为着痹也"。古代医家以外邪侵袭的部位不同，将痹证分为皮痹、肌痹、筋痹、脉痹、骨痹。外邪侵袭皮肤称之为皮痹，侵袭肌肉称之为肌痹，侵袭筋腱称之为筋痹，侵袭血脉称之为脉痹，侵袭在骨称之为骨痹。

中医学所说的痹证，类似于现代医学的风湿病或风湿热。

【病因病机】

痹证的发生，外因主要是由于感受风、寒、湿、热之邪所致；内因是痹证发生的基础，素体虚弱，正气不足，腠理不密，卫外不固，是引起痹证的内在因素。

（一）素体虚弱

因腠理疏松，营卫不固，络脉空虚，外邪乘虚而入致痹。《济生方·痹》说："皆因体虚，腠理空疏，受风寒湿气而成痹也。"

（二）风寒湿邪侵袭

由于居处潮湿，涉水冒雨，气候剧变，冷热交错等原因，以致风寒湿邪乘虚侵袭人体，注于经络，留于关节，使气血运行不畅而为痹证。

（三）素体阳气偏盛

素有蕴热或阴虚阳亢之体，当感受外邪时则发病较急，外邪入里化热，流注经络关节而表现一系列热盛证候则为热痹。

【临床表现】

（一）风寒湿痹

1. 行痹：肢体关节酸痛，游走不定，关节屈伸不利，恶风发热，苔薄白，脉浮。

2. 痛痹：肢体关节疼痛较剧，痛有定处，得热痛缓，遇寒痛甚，关节不可屈伸，局部皮色不红，触之不热，苔薄白，脉弦紧。

3. 着痹：肢体关节重着酸痛，或有肿胀，痛有定处，手足沉重，活动不便，肌肤麻木不仁，苔白腻，脉濡缓。

（二）风湿热痹

肢体关节疼痛，局部灼热红肿，屈伸不利，得冷稍舒，痛不可触，可病及一个或多个关节，多兼有发热，恶风，口渴，烦闷不安等全身症状，苔黄燥，脉滑数。

【治疗】

痹证虽为风寒湿三气杂至，但人体素质不同，外邪侵袭各有偏胜，故治痹既不能偏执一端，亦不可主次不分。推拿治疗痹证的原则是从整体出发，以扶正祛邪，调整阴阳，急则治其标，缓则治其本，标本兼顾。行痹宜活血祛风，痛痹宜温经散寒，着痹宜除湿通络，热痹宜清热通络。

（一）肌痹

手法：以㨰法为主，兼用按法、拿法、拍打法、擦法。

取穴及部位：病变部位及其周围的穴位、压痛点。

操作要求：先在病变部位施以㨰法治疗，约8分钟，手法宜重着有力，力求深透，然后在压痛点用按法，颈肩部肌肉风湿配合拿法，腰背部配合拍打法，再以擦法治疗，以透热为度，可配合热敷治疗。

（二）关节痹证（包括筋痹、骨痹）

手法：㨰法、按法、揉法、搓法、捻法、抖法、摇法、擦法。

取穴及部位：病变关节及周围腧穴。

操作要求：

1. 筋痹：筋腱挛缩，关节屈伸不利者，先以㨰法施于关节周围，同时配合该关节的功能活动，约5分钟，然后按揉病变关节周围穴位，以酸胀为度，再用双手搓、擦法操作，以关节温热为度。

2. 骨痹：可表现为脊柱的病变及四肢小关节的病变。表现于脊柱的病变，患者俯卧位。主要用㨰法治疗背部的膀胱经与督脉，操作时应从大杼（或大椎穴）向下直至八髎（或长强），往返 4～6 遍，手法须柔和、深透，在㨰法时配合适当的脊柱按压，做按压时需注意：①手法的力度要控制，切忌施以暴力。②在做按压时一定要以患者能够忍耐为度。然后仍以㨰法治疗两侧骶髂关节，配合髋关节的外展、后伸被动运动，最后擦热背部两侧膀胱经、督脉及腰骶部。

表现在四肢小关节的病变（如类风湿关节炎）。可先用㨰法在病变关节的上下操作，然后按揉及摇小关节，再逐一捻指关节，指（或趾）间关节，最后擦热四肢小关节。

（三）热痹

手法：一指禅推法、拿法、㨰法、按法、搓法、揉法、摩法、摇法。

取穴及部位：大椎、肩井、曲池、合谷、环跳、阴陵泉、阳陵泉、膝眼、昆仑、照海、膀胱经与督脉。

操作要求：先用一指禅推法或㨰法在患部周围治疗，逐渐治疗到病变关节，手法宜轻快柔和，同时配合背部的拿法，再按揉患部周围腧穴，以微有酸胀为度，然后搓患部，最后对病变关节做缓慢的小幅度摇法。

对风邪偏胜的行痹宜着重按揉风门、膈俞、肝俞，对寒邪偏胜的痛痹宜重点按揉肾俞、关元，对湿邪偏胜的着痹宜重点按揉脾俞、足三里、阴陵泉。

第十五节　痿　　证

痿证是指肢体筋脉弛缓，软弱无力，日久因不能随意运动而致肌肉萎缩的一种病证。《素问玄机原病式·五运主病》："痿，谓手足痿弱，无力以运行也。"临床以下肢痿弱较为多见，故称"痿躄"。"痿"泛指肢体痿弱不用，"躄"指下肢软弱无力，不能步履之意。《内经》对痿证的记载颇详，在《素问·痿论篇》中作为专题论述，指出皮痿、脉痿、筋痿、肉痿、骨痿等证的产生是由于所主的五脏之热，而以"肺热叶焦"为其他四脏之热的始因。因肺燥不能输精于五脏，因而五体失养，产生痿软证候。从临床上五痿不能机械区分，但有浅深轻重之异。

痿证根据临床特征，类似现代医学的急性脊髓炎，进行性肌萎缩，多发性神经根炎，小儿麻痹后遗症，重症肌无力，癔病性瘫痪等。

【病因病机】

痿证的病因一般分外感与内伤两类。外感主要由湿热毒邪侵袭与久居湿地致病；内伤主要因脾胃虚弱和肝肾亏损所致。但外感致病，日久不愈，可影响内脏功能，故两者有一定关系，即使是初病，正气不足也是主要的。

（一）肺热津伤，筋失濡润

正气不足，感受湿热毒邪，高热不退，或病后余热燔灼伤津耗气，皆令"肺热叶焦"不能布送津液以润泽五脏，遂致四肢筋脉失养，痿弱不用而生痿证。《素问·痿论篇》："五脏因肺热叶焦，发为痿躄。"指出肺热伤津是引起本病的主要病因。

（二）湿热浸淫，气血不运

久处湿地，感受湿邪，湿留不去，郁久化热；或因饮食不节，过食肥甘，嗜酒伤脾，湿自内生；或多食辛辣，蕴湿积热，浸淫筋脉，而导致筋脉肌肉弛缓不收，因而致痿。

（三）脾胃虚弱，精微不输

脾胃为后天之本，素体脾胃虚弱，或久病成虚，中气受损，致脾胃受纳运化功能失常，气血津液生化之源不足，无以濡养五脏，运行气血，以致筋骨失养，关节不利，产生肢体痿弱不用而成痿。

（四）肝肾亏损，髓枯筋痿

因肾精不足或肝血亏损，致筋骨失养，经络失润，而致痿。

【临床表现】

本病以下肢痿躄最为多见，亦有手足并见痿弱的，严重的甚至于足不能触地，手不能握物，久则肌肉痿削，甚至瘫痪。

（一）肺热津伤，筋失濡润

病起发热，或热后突然出现肢体软弱无力，皮肤枯燥，心烦口渴，咳呛咽干少痰，小便短赤，大便干燥，舌质红，苔黄，脉数。

（二）湿热浸淫，气血不输

四肢痿软无力，身体困重，兼见患肢微肿麻木，尤以下肢多见，身热，小便赤涩，舌苔黄腻，脉濡或数。

（三）脾胃虚弱，精微不输

肢体痿软无力逐渐加重，食少纳呆，便溏，腹胀，面色无华，舌体胖大，苔薄白，脉细。

（四）肝肾亏损，髓枯筋痿

其病缓慢，肢体痿软无力，腰膝酸软，兼见眩晕耳鸣，遗精早泄，疲乏，舌红少苔，脉细数。

【治疗】

痿证的治疗首先当辨虚实，初起邪热未退和湿热浸淫者多属实证，但需审察实中有虚，虚中有实。脾胃虚弱和肝肾亏损均为虚证，而临床往往亦可兼见湿热，应详细辨证。

"治痿独取阳明"也是推拿治疗的总则。"阳明者，五脏六腑之海，主润宗筋，宗筋主束骨而利机关，"肺之津液来源于脾胃，肝肾的精血也有赖于脾胃受纳运化而成。故凡胃津不足者，宜益胃养阴；脾胃虚弱者更应调其脾胃，使胃津得复，运化加强，则津液充足，脏腑气血转旺，筋脉得以濡养，有利于痿证的恢复。具体治则为肺热伤津宜清热润燥，养肺生津；湿热浸淫宜清热利湿，通利筋脉；脾胃虚弱宜健脾益气，和胃生津；肝肾亏损宜补益肝肾，滋阴降火。

（一）基本治法

1. 全身痿软无力，筋脉弛缓：

手法：擦法、㨰法、按揉法。

取穴及部位：膻中、中脘、关元、气海、足三里、脾俞、肾俞、命门、肝俞、胆俞、肺俞、中府、云门等。

操作要求：以㨰、揉、按法施于上述穴位，着重擦胸腹、腰背，以温热为度，再直擦背部督脉与膀胱经，以益气健脾，生精补虚，温经通络，强筋健骨，调整阴阳。

2．上肢痿弱：除辨证施治采用手法外，加㨰法治疗上肢部。

操作要求：患者仰卧位。用㨰法施治患侧肩胸部，约 2～3 分钟，继续用㨰法治疗患侧上臂前臂，再用㨰法施于患侧腕关节及捻掌指关节和指关节，约 2～3 分钟。在㨰法操作时，均配合患肢关节的被动运动，手法须柔和深透。然后患者改为俯卧位，仍以㨰法治疗。着重于肩背部，约 5 分钟，并可配合擦法，以透热为度。

3．下肢痿弱：除辨证施治采用手法外，加㨰法治疗下肢。

操作要求：患者仰卧位。用㨰法先施于大腿前侧、外侧和内侧，约 5 分钟，再向下㨰小腿前外侧直到足背，约 5 分钟，再捻趾关节。在㨰法操作时配合下肢关节的被动运动，手法须柔和深透。然后患者改俯卧位，继用㨰法施于腰部、患侧臀部、大腿后侧、腘窝、小腿后侧，止于跟腱，约 10 分钟，可配合患肢的被动运动及配合擦法，将腰骶、下肢擦至温热为度。

（二）辨证加减

1．肺热津伤者：加按揉太阳、风府，拿风池、肩井、曲池、合谷，按缺盆。适当延长擦胸、背部时间，重点取膻中、中府、云门、肺俞、风门。

2．湿热浸淫者：加按揉足三里 2 分钟，加摩腹 5 分钟，用擦法时重点取中脘、神阙、脾俞、胃俞、肝俞、胆俞。

3．脾胃虚弱者：加摩腹 10 分钟，揉脾俞、胃俞、足三里约 2 分钟，并加擦法，擦热以上穴位，亦可配合捏脊 3～5 次。

4．肝肾亏虚者：加用一指禅推法，施于关元、气海、肝俞、肾俞、关元俞、气海俞、阴陵泉、三阴交约 10 分钟。用擦法时，适当延长两胁与腰部时间，重点取章门、期门、肾俞、命门，并加擦法，擦热腰骶。

第十六节　痛　经

凡在经期前后或在经期中，发生小腹及腰部疼痛或其他不适，甚至剧痛难忍，并随着月经周期发作，以致影响生活及工作者，称为痛经，又称“经行腹痛”。

【病因病机】

本病是因气血运行不畅所致。因经水为血所化，血随气行，气充血沛，气顺血和，则经行畅通，自无疼痛之患。若气滞血瘀或气虚血少，则经行不畅，不通则痛。引起气血运行不畅的原因有气滞血瘀，寒湿凝滞，气血虚损等。

（一）气滞血瘀

多由情志不舒，肝郁气滞，气机不利，不能运血畅行，血行受阻，冲任经脉周流不利，经血滞于胞中而作痛。

（二）寒湿凝滞

经期冒雨涉水，感寒饮冷，或坐卧湿地，寒湿客于胞宫，经血为寒湿所致，运行不畅，滞而作痛。

（三）气血虚弱

平素气血不足，或大病久病之后，气血两亏，行经之后，血海空虚，胞脉失养，而致疼痛，或体虚阳气不振，运血无力，经行滞而不畅发为痛经。

【临床表现】

本病的临床特点是经行小腹疼痛，并随月经周期而发作。根据痛经发生时间，疼痛的性质，可辨寒热虚实。经前痛者为实，经后痛者为虚。痛时拒按为实，喜按属虚。得热痛减为寒，得热痛甚为热。痛甚于胀，血块排出疼痛减轻者为血瘀，胀甚于痛为气滞。绞痛、冷痛属实，刺痛属热，绵绵作痛或隐痛为虚。

（一）气滞血瘀

经期或经前小腹胀痛，行经量少，淋漓不畅，血色紫暗有瘀块，块下则疼痛减轻，胸胁乳房作胀，舌质紫黯，舌边或有瘀点，脉沉弦。

（二）寒湿凝滞

经前或经期小腹冷痛，甚则牵连腰脊疼痛，得热则舒，经行量少，色黯有血块，畏寒便溏，苔白腻，脉沉紧。

（三）气血虚弱

经期或经净后，小腹绵绵作痛，按之痛减，经色淡，质清稀，面色苍白，精神倦怠，舌淡苔薄，脉虚细。

【治疗】

根据“通则不痛”的原理，推拿治疗痛经的原则，以通调气血、经络为主。如因虚而痛以温补为通；因气滞血瘀而痛，以行气活血为通；因寒湿凝滞而痛，以温经化瘀为通。

（一）基本治法

1. 腹部操作：

手法：一指禅推法、摩法、揉法。

取穴及部位：气海、关元。

操作要求：患者取仰卧位，医生坐于右侧。先用摩法按顺时针方向在小腹部操作，约10分钟，然后以一指禅推法或揉法在气海、关元操作，每穴约2分钟。

2. 腹背部操作：

手法：一指禅推法、按法、擦法。

取穴：肾俞、八髎。

操作要求：患者俯卧位，医生坐于右侧。先以一指禅推法在腰部两侧膀胱经操作，约5分钟，再用按法在肾俞、八髎操作，以酸胀为宜，然后用擦法，擦热腰骶部，以肾俞、八髎为重点。

（二）辨证加减

1. 气滞血瘀：加按揉章门、期门、肝俞、大肠俞，每穴约半分钟，加拿血海、三阴交、阴陵泉。

2. 寒湿凝滞：加直擦背部膀胱经与督脉，横擦肾俞、命门，以透热为宜，再按揉血海、阴陵泉、三阴交，每穴约半分钟，用擦法使之温热。

3. 气血虚弱：加擦热督脉与膀胱经的脾俞、胃俞、肺俞、肾俞，揉血海、足三里并擦之温热，摩腹时加揉中脘 2～3 分钟。

推拿治疗痛经，一般在经前 1 周治疗 2 次，以后每月在月经前 1 周治疗 2 次，连续 3 个月治疗 6 次为 1 疗程。

第十七节　月经不调

月经不调是指月经周期、经量、经色等发生异常，并伴有其他症状而言。包括月经先期、月经后期、月经先后无定期、经期延长、月经过多、月经过少。由气候、生活环境和情绪波动等因素引起月经周期的暂时改变，不能作病变论。

【病因病机】

中医学认为：

（一）经行先期

经行先期一般指月经周期提前 7 天以上，甚至十余日一行者为月经先期，多表现为月经过多，因此这里将月经过多并入经行先期一起讨论。

1. 血热：素体阳盛，或素体阴虚，或因久病阴亏，或因失血伤阴，水亏火旺，或感受热邪，或过食辛辣之品，助阳生热，或过服暖宫之药，或素性急躁，或情志抑郁，肝郁化热，热伤冲任，迫血妄行，经血先期而下，经水过多。

2. 气虚：素体气弱，饮食失调，思虑不解，或劳倦过度，伤及脾气，中气不足，血失统摄，致经行先期而量多。张景岳《妇人规》有：“若脉证无火，而经早不及期者，乃其心脾气虚，不能固摄而然”。

（二）经行后期

经行后期一般指经期延后 7 天以上，甚或四五十日一至，亦有月经过少的表现，所以这里亦将月经过少并入经行后期。

1. 血寒：经行之时，过食生冷，或冒雨涉水，感受寒凉，寒邪乘虚搏于冲任，血为寒滞，运行失畅；或素体阳虚，或久病伤阳，寒自内生，脏腑经脉失于温煦，冲任虚寒，血行无力。血海不能按时而满，致月经来迟或少。

2. 血虚：长期慢性失血性疾病，大病久病，耗伤精血；忧愁思虑，饮食失节，损伤脾胃，化源不足，气血亏乏。血虚则冲任不足，胞宫不能按时满盈，经水不能按时而下。

3. 气滞：素多忧思抑郁，气不宣达，血为气滞，运行不畅，阻滞冲任，血海不能如期满溢，因而经期延后。

(三) 经行先后无定期

经行先后无定期是指月经周期时或提前、时或延后7天以上者。经行先后无定期的机制与肝肾有密切关系，而其中以肝气不调、气机逆乱为主。因肝司血海而主疏泄，太过不及，均可使血海蓄溢失常，导致经期紊乱。

1. 肝郁：素性抑郁，或暴怒激愤，致使肝气逆乱，血随气行，气乱血亦乱，而致经行紊乱。

2. 肾虚：禀赋素弱，或年少肾气未充，或老年肾气渐衰，肾气不足，或重病久病失养，或多产房劳，耗伤精血，以致肾气不守，闭藏失职，冲任失调，血海蓄溢失常，则月经周期错乱。

【临床表现】

(一) 经行先期

主要表现为月经周期提前1周以上，甚至一月两潮。若仅提前三五日，且无其他明显不适或偶尔超前一次，不属病态。

1. 血热：又可分为实热型、肝热型和虚热型。

实热型：经行先期，量多或过期不止，色鲜红或紫，质稠，心胸烦闷，渴喜冷饮，小便黄短赤，大便燥结，舌红苔黄，脉数有力。

肝热型：月经提前，量时多时少，色紫红，常夹有瘀块，经前乳房胸胁小腹胀痛，烦躁易怒，口苦咽干，面红目赤，舌红苔黄，脉弦数。

虚热型：经来先期，量少或量多，色红，质稠，两颧潮红，手足心热，舌红，苔少，脉细数。

2. 气虚型：经行提前，量多，或延期不止，色淡，质清稀，小腹有空坠感，神疲肢倦，大便溏薄，舌淡苔薄，脉细弱。

(二) 经行后期

主要表现为月经周期错后7天以上，甚至达四五十天一次。若仅错后三五天，并无其他明显症状，或偶然推后一次，不属病态。本病常见以下几型。

1. 血寒型：又分为实寒型与虚寒型。

实寒型：经行后期，量少色黯，或有血块，小腹冷痛，得热痛减，形寒肢冷，面色苍白，舌淡苔白，脉沉。

虚寒型：经期错后，量少色淡，小腹隐隐作痛，得热则减，得按则舒，畏寒喜热，小便清长，大便稀溏，舌淡苔白，脉沉迟弱。

2. 血虚型：经行来迟，色淡，量少，经质清稀，小腹空痛，面色无华，头晕心悸少寐，舌淡少苔，脉细弱。

3. 气滞型：经期延后，量少，色黯红，或有小块，小腹作胀，或胸腹、两胁、乳房胀痛，舌苔正常，脉弦。

(三) 经行先后无定期

主要表现为月经不按期来潮，或先或后，经量或多或少。临床分为以下两型：

1. 肝郁型：月经或先或后无定期，血量时少时多，经色紫暗，经行不畅，胸胁、乳房作胀，或小腹胀痛，嗳气叹息，舌苔薄白，脉弦。

2. 肾虚型：经来先后不定期，色暗淡量少，质清稀如水，耳鸣头晕，腰膝酸软，小腹有空坠感，夜尿频多，舌淡苔薄白，脉沉弱。

【治疗】

本病的治疗以调理冲任为主。如气虚者健脾益气调经，血热者清热调经，肝郁气滞者疏肝解郁调经，血寒者温经散寒调经，肾虚者补肾调经。

(一) 基本治法

1. 腹部操作：

手法：一指禅推法、摩法、揉法。

取穴：关元、气海、中极。

操作要求：患者取仰卧位，医生坐于右侧。用一指禅推法或揉法于中脘、气海、中极操作，每穴约1分钟，然后用摩法按顺时针方向摩腹，时间约5~6分钟。

2. 腰背部操作：

手法：一指禅推法、按法、揉法。

取穴：肾俞、八髎。

操作要求：患者取俯卧位，医生坐于右侧。以一指禅推法在腰部两侧膀胱经从上至下往返操作5分钟，按揉肾俞、八髎5分钟。

3. 下肢部操作：

手法：按法、揉法。

取穴：血海、阴陵泉、三阴交。

操作要求：患者取仰卧位，医生坐于右侧。用按揉法在血海、阴陵泉、三阴交操作6分钟。

(二) 辨证加减

1. 气虚者：按揉气海、中极或用掌振法振气海、中极之间，时间约1～2分钟，使少腹有温热感。患者俯卧位，医生站于右侧。按揉肾俞、脾俞、胃俞，以酸胀感为度，然后全掌揉膀胱经两侧及督脉约4～6分钟，最后斜擦腰骶部，重点按其两侧八髎以透热为度，小腹有热感为佳。

2. 血热者：按揉足三里、三阴交，以酸胀为度。患者俯卧位，医生站于其右侧。用一指禅推法推背部膀胱经第一侧线，重点推揉脾俞、胃俞、肾俞，每穴约1～2分钟，然后用全掌直擦背部督脉、两侧膀胱经，以透热为度。

3. 肝郁气滞者：加按脾俞、肝俞、肾俞、太冲，直擦两胁，横擦腰骶。

4. 血寒者：用掌振法振气海、关元之间约1～2分钟，使其小腹有温热感，加按脾俞、足三里，推擦腰部，重擦命门、肾俞，最后斜擦腰骶部，擦八髎，以小腹有热感为佳。

5. 肾虚者：用按揉法按揉脾俞、肝俞、肾俞、太冲、太溪，以酸胀得气为度，推擦腰部，重擦命门、肾俞，最后斜擦腰骶部，擦八髎，以小腹部有热感为佳。

第十八节　产后耻骨联合分离症

骨盆是由 1 块骶骨、1 块尾骨和 2 块髋骨构成。两侧髋骨在前面正中线由耻骨联合相连结。两侧髋骨在后面有耳状关节面与骶骨的两侧关节面相连结，构成骶髂关节。

耻骨联合位于髋骨的耻骨联合面之间，借耻骨间纤维软骨板相连，而且有坚强的韧带保护，一般其承受的张力可达 230 kg，因此单纯外力作用于此部位时不易发生耻骨联合分离，但在妇女孕期，尤其是在分娩前，由于内分泌系统中各种激素分泌异常的影响，使骶髂关节和耻骨联合软骨的韧带松弛，造成了发生本病的条件。

本病的发病率并不太高，据统计在妊娠及分娩的妇女中的比例为 2000∶1，但国内、外长期以来对本病缺乏有效的治疗方法。

【病因病机】

妇女在怀孕期，尤其是在分娩前，由于内分泌的影响，使骶髂关节和耻骨联合软骨及韧带松弛。在分娩时耻骨联合及两侧骶髂关节均出现轻度分离，使骨盆发生短暂性扩大，有利于胎儿的娩出，在分娩后黄体素分泌恢复正常，松弛的韧带及软骨也随之恢复正常。

正常情况下，分娩后骶髂关节，耻骨联合面即逐渐恢复到正常位置。若产妇黄体素分泌过多，使韧带过度松弛，产时两侧骶髂关节及耻骨联合就易发生过度分离。产程过长，胎儿过大，产时用力不当或姿势不正，以及腰骶部受寒等因素，造成产时或产后骨盆收缩力平衡失调，也有可能使骶髂关节发生错位。骶髂关节的关节面粗糙，在形态上变化较多，也易发生关节微细错位。由于上述种种因素，造成产后骶髂关节错位，致使耻骨联合面不能恢复到正常位置，经过一段时间未能自行恢复，症状加剧者，就形成了产后耻骨联合分离症。

产后耻骨联合分离症与骶髂关节半脱位虽然症状、临床检查大致一样，但两者有本质的区别，又有内在的联系，产后耻骨联合分离者，骶髂关节必然发生错位，但其他各种外力引起的骶髂关节错位，则极少可能发生耻骨联合分离。

【临床表现】

耻骨联合处疼痛，且有明显压痛，一侧下肢不能负重，患肢外展及跨步困难，腰臀部疼痛，严重者平卧困难，“4”字试验、床边试验，均呈阳性，两侧髂后上棘不等高。骨盆正位片，耻骨联合间隙增宽。骶髂关节错位，有向前和向后错位两类。

【治疗】

治疗原则：舒筋活血，整复错位。

手法：㨰法、点法、按法、揉法、腰椎斜扳法、腰椎后伸扳法。

取穴：承浆、太溪、解溪、足三里、八髎、环跳、大肠俞、关元俞等穴。

手法操作：

患者仰卧位，医生位于患侧（以右侧为例）。先点按承浆、太溪、解溪、足三里，然后用右腋下夹住患者右足踝部，左手掌搭于患肢膝关节前侧，右肘屈曲，以前臂背侧从患肢小腿的背侧插入搭于左前臂中1/3处，此时，用力挟持患肢，向下牵引1分钟。

患者俯卧位，医生站于患侧。在骶髂及腰背部用㨰法治疗，配合按揉八髎、环跳、大肠俞、关元俞等穴以及下肢后伸活动。

整复向后错位，患者侧卧位，患侧在上，健侧在下，医生位于患者背侧。左手推住患侧髂骨翼的后部，右手持握患者足踝部，将膝关节放于90°屈曲位，此时医生左手向前推，右手持握足踝向后徐徐拉至最大限度时，突然向后用力牵拉，有时骶髂关节处有弹响感。

患者俯卧位，医生站于患侧。一手向下压住患侧骶髂部，一手托住患肢膝前部，两手对称用力，使下肢后伸至最大限度，然后两手同时做相反方向的骤然扳动。

整复向前错位，患者仰卧位，医生站于患侧，一手握住患侧踝关节，另一手扶在膝部，作强有力的屈膝屈髋动作，3～5次，复位时有弹响声；或医生双手握住患者双侧骨盆，将骨盆抬起后，突然下按，3～5次，复位后有弹响声。

第十九节　单纯性慢性鼻炎

单纯性慢性鼻炎是一种鼻粘膜的慢性炎症。临床以间歇性鼻塞为主症，有遇轻微的鼻腔刺激或精神紧张即加重的特点。

中医学对本病虽然没有专列病名，但对其内容却有详细记载，如《河间六书》说："鼻窒，窒塞也。"这与单纯性慢性鼻炎的交替性鼻塞颇为一致。

【病因病机】

（一）全身性疾病

本病与全身健康情况有密切关系，如贫血、糖尿病、心肝肾疾病或自主神经功能失调，造成鼻粘膜深层的动静脉扩张充血，或长期瘀血而致病。

（二）维生素A、维生素C缺乏

可导致鼻粘膜小血管、弹性纤维、胶原纤维以及粘膜上皮纤毛发生损害，导致上皮变薄，鼻粘膜易受感染。

（三）局部因素

因鼻中膈畸形或鼻腔狭窄或慢性鼻窦炎的患者，鼻腔易沉积吸入的异物，或妨碍鼻腔引流造成反复感染。

（四）环境污染

刺激性的理化因素，粉尘，气候冷热变化等造成鼻粘膜损伤，形成炎症。

中医学认为肺为娇脏，外合皮毛，开窍于鼻，若腠理失固，外邪易犯，六淫之邪以风为首，故本病以风为先导，挟寒、挟热、挟燥，随风邪入于肺系，邪客于肺，则肺气壅塞，宣肃受阻而成本病。因肺开窍于鼻故症见鼻塞，流涕。

【临床表现】

间歇性鼻塞为本病的主症，遇有轻微的鼻腔刺激或精神紧张即加重。由于鼻塞，通气不畅，说话呈鼻音，常用口呼吸，因炎症，鼻腔粘膜分泌物增多，故鼻涕较多，粘稠，感染时分泌物呈浆液或脓性，常伴有头痛，失眠，注意力不易集中，易疲倦等症状，患者可因生活规律改变或气候转暖时症状减轻。

【治疗】

推拿治疗本病的原则为散风清热，通经开窍，宣通肺气。

手法：一指禅推法、按法、揉法、拿法、擦法。

取穴及部位：迎香、禾髎、曲池、合谷、百会、上星、神庭、印堂、风府、风池、通天、太阳、风门、肺俞等。

操作要求：患者取坐位（或仰卧位）。先用一指禅推法沿百会、上星、神庭操作往返3～5遍，继沿百会、通天、头维往返3～5遍，再沿百会、印堂、攒竹、太阳、迎香、禾髎往返操作3遍，然后重点按揉百会、通天、印堂、太阳、迎香、攒竹、风府、曲池约3～5分钟，最后拿风池、合谷、肩井，按揉风门、肺俞。

第二十节　近　视　眼

眼球的结构主要包括两个系统——屈光系统、感光系统。眼球的屈光系统包括角膜、房水、晶体和玻璃体，感光系统就是视网膜。如果要保持视器的正常视觉功能，这两个系统都必须正常无损，并且彼此之间配合良好。

眼球在无调节状态下，对来自无限远或5 m以外的平行光线（5 m以外的光，一般认为是平行光线），经过眼球屈光系统屈折后，焦点恰好落在视网膜上，构成清晰的物像，称为正视眼。如果平行光线经过屈光系统集合焦点在视网膜之前，近视力正常，远视力不好，称为近视眼，古称“能近怯远”症。也有学龄儿童，由于调节肌痉挛所引起的近视，称为“假性近视”。推拿对假性近视治疗较好。

【病因病机】

近视可能有一定的遗传性，古代眼科学者也认为由于禀赋不足而来。

近视可分为3种。

（一）轴性近视

眼球前后径较正视眼为长的近视眼，称轴性近视，为临床最常见的一种。

（二）屈光性近视

眼屈光间质的屈光力增强所致的近视眼，称屈光性近视。如圆锥角膜、球形晶状体等。

（三）假性近视

凡学龄期的青少年儿童，因学习或工作时的光线不良，体位不正，目标过近或使用目力不当，使调节太过，以致视力过度，睫状肌长期痉挛，导致晶状体亦持续处于凸度增加的状态，而出现近视症状者，称为假性近视或调节性近视。若不及时治疗，可由假性变为器质性的近视眼病。

【临床表现】

患者常感视远蒙眬，视近清晰。高度近视者眼球较为突出，前房加深，瞳孔较大，并常眯目视物，若视近距离细小物体，或阅读书报时，每将目标移近眼前，以提高其清晰度。若高度近视日久，度数渐增，由于眼轴的逐渐增长，以致眼底发生退行性改变。

临床把3屈光度以下的分属轻度近视，3～6屈光度属中等近视，6屈光度以上属高度近视。

【治疗】

以养血安神，益气定志为原则。

（一）基本治法

1．项背部操作：

手法：按法、揉法、拿法、一指禅推法。

取穴：风池、翳明、天柱、肩井、心俞、肝俞。

操作要求：患者坐位。先按揉两侧风池、翳明、天柱各半分钟，均以酸胀得气为度，再从风池开始，沿颈椎两侧用拿法，自上而下反复7～8次后，再用一指禅推法或按揉法反复操作3分钟，然后拿肩井及按揉心俞、肝俞各半分钟。

2．头面部操作：

手法：按法、揉法、抹法、一指禅推法。

取穴：承泣、睛明、攒竹、太阳、角孙。

操作要求：患者取仰卧位。用轻快的一指禅推法从睛明到攒竹再沿眼眶作环形操作，每侧约3分钟，再按揉睛明、攒竹、承泣各半分钟，然后分抹前额，重点在上眼眶下缘，同时配合按揉太阳、角孙，最后再重复在前额部的分抹法，结束治疗。

（二）辨证加减

1．兼有两眼酸痛胀涩者：按揉百会1分钟，横擦两肩及大椎一线，以透热为度，推两侧桥弓，以桥弓处肌肉松软为度。

2．进行性近视者：按揉脾俞、胃俞，每穴各半分钟，推两侧桥弓，以桥弓处肌肉松软为度，横擦肾俞、命门，直擦督脉，均以透热为度。

自 学 指 导

【重点难点】

推拿治疗内科妇科杂病具有很好的疗效。要想治疗成功，首先应明确诊断，选择适应证。胃脘痛是指胃部疼痛，应除外胃出血、胃肿瘤、胰腺疾病及心绞痛等病证。头痛的病因也很复杂，应作必要的检查，除外脑血管疾病及肿瘤等疾病。失眠、眩晕等疾病病因也很复杂，不仅要中医辨证，同时也要做相应的检查，确保诊断的正确。半身不遂多为脑血管疾病的后遗症，如果病人的昏迷时间较长、肌张力较高、腱反射活跃、病理反射阳性，治疗的难度较大，恢复健康的时间较长，反之，则恢复健康的时间较短。对内科妇科杂病的治疗，手法应轻柔，治疗要有耐心，每个疾病的治疗时间较长。点按穴位，应逐渐用力，点按时间较长，持续1~2分钟。

【学习思考题】

1. 什么是近视眼?
2. 推拿治疗近视眼的基本治法是什么?
3. 谈谈感冒的推拿基本治法。
4. 感冒的推拿治疗辨证加减有哪些?
5. 如何辨别胃脘痛的虚、实、寒、热?
6. 胃脘痛的推拿基本治法是什么?
7. 胃脘痛的推拿治疗如何辨证加减?
8. 胃下垂有哪些临床特点?
9. 推拿如何治疗胃下垂?
10. 如何辨别泄泻的寒、热、虚、实?
11. 泄泻推拿治疗的基本治法是什么?
12. 试述治疗泄泻时应如何辨证加减?
13. 何谓便秘？试述便秘的分型及临床特点。
14. 推拿治疗便秘的基本方法是什么?
15. 外感头痛与内伤头痛的病因病机有何不同?
16. 推拿治疗头痛的基本治法是什么?
17. 何谓眩晕？如何辨别眩晕证的虚实?
18. 推拿治疗眩晕的基本治法是什么?
19. 推拿治疗眩晕如何辨证加减?
20. 何谓失眠？失眠的病因病机是什么?
21. 推拿治疗失眠的基本治法是什么?
22. 半身不遂有什么临床表现?
23. 半身不遂的病因病机是什么?
24. 推拿治疗半身不遂如何操作?
25. 消渴有哪些临床表现?
26. 消渴的治疗原则及推拿基本治法是什么?
27. 何谓痹证？临床如何分类?
28. 推拿如何治疗痹证?
29. 痿证的主要病因病机是什么?
30. 推拿治疗痿证的基本治法是什么?
31. 单纯性慢性鼻炎的临床表现如何?
32. 推拿如何治疗单纯性慢性鼻炎?

第九章　小儿推拿常用手法

【目的要求】

1. 了解小儿推拿手法特点。
2. 掌握小儿推拿常用手法。

【自学时数】

1学时。

小儿推拿手法是小儿推拿治病的主要手段，因此，掌握小儿推拿常用手法是学习小儿推拿必修内容，要在理论和实践上学好小儿推拿常用手法。

小儿推拿适用于6岁以下小儿，小儿在这个时期正处在不断生长发育过程中，不论在生理、病理、辨证和治疗方面均有它的特点，所以在手法、穴位、操作次数及时间与成人推拿都有所不同。其手法特别强调要“轻快柔和，平稳着实”。小儿推拿常用手法是“按、摩、掐、揉、推、运、搓、摇”八法。各种不同的手法又有它自己的要求，如“推法”要轻而不浮，快而着实；“掐法”要既快又重；“摩法”则要轻而不浮，重而不滞；“拿法”要刚中有柔，刚柔相济等等。

在小儿推拿中有旋推为补、直推为泻，左揉为补、右揉为泻，左运止吐、右运止泻，缓摩为补等说法，基本上是按手法顺逆和轻重缓急而定的。在具体运用时也应根据实际情况而定手法顺逆、轻重、缓急，做到因病而治，因人而施，这样才能达到预期的效果。

在具体手法操作时，也可借用一些器具和介质，如姜汁、滑石粉等等。用介质不仅有润滑作用，防止擦破皮肤，还有助于提高治疗效果。

一、推法

（一）直推法

以拇指端桡侧缘，或以拇指螺纹面，或示、中二指指腹在穴位上作直线推动。离心性推为清、向心性推为补、来回推为清补（针对不同穴位而言）。

（二）旋推法

以拇指螺纹面在穴（部）位上作顺时针方向的旋转推动。

（三）分推法

以两手拇指螺纹面，或示、中二指指腹自穴位中央向两旁作分向推动。

二、运法

以拇指或中指指端在一定穴（部）位上，由此及彼作弧形或环形推动，称运法。运法宜轻不宜重，宜缓不宜急。该法较直推法用力轻，仅在体表作旋转摩擦推动，不带动深层肌肉组织，频率一般每分钟80～120次。

三、揉法

以拇指指端或以中指指端、或掌根、或大鱼际，附着于穴（部）位上，作顺时针或逆时针方向旋转揉动，称揉法。亦可以称指揉法、掌根揉法、鱼际揉法。

四、摩法

以示、中、无名指指腹或掌面在穴（部）位上抚摸并作环形移动摩擦，称摩法。摩法有缓摩为补，急摩为泻等说法。

五、掐法

用拇指指甲重按穴（部）位，称掐法。本法刺激较强，应逐渐用力，以不刺破皮肤为宜。此法常用于急症。临床上多与揉法配合使用，称掐揉法。

六、捏法

捏脊法：

示指屈曲，用示指中节桡侧顶住肌肤，拇指前按，两指同时用力提拿肌肤，双手交替捻动自腰骶向大椎移动。或用拇指桡侧缘顶住肌肤，示、中指前按，三指同时用力提拿，双手交替捻动向前，自腰骶向大椎移动。

七、拿法

用单手，或双手拇指指端与示、中二指指端或用拇指与其余四指相对用力提捏肌腱或肢体、颈项，称之为三指拿或五指拿。拿法为小儿推拿中常用方法之一。

八、搓法

以双手掌心相对用力，挟住一定部位，双手交替用力作相反方向的来回快速搓动，同时作上下往返移动，称搓法。

九、摇法

用一手扶住或托住肢体被摇关节近端，另一手握住肢体远端作较大幅度转动或摆动。

十、按法

用拇指或中指指端、或掌心（掌根）在一定的穴位上用力按压，称按法。用掌称掌按法，常用于腹部；用指称指按法，常用于穴位。

自 学 指 导

【重点难点】

小儿推拿手法与成人推拿手法不同，要轻快柔和，平稳着实。重视手法操作时的运动方向，这同手法的补泻密切相关。掌握小儿推拿常用手法的操作要领。

【学习思考题】

1. 小儿推拿手法的特点。
2. 试述常用小儿推拿手法。

第十章　小儿推拿常用穴位

【目的要求】

1．了解小儿推拿穴位的特点。

2．掌握小儿推拿常用穴位的位置、治疗作用、手法操作。重点掌握头面、胸腹、上肢穴位。

【自学时数】

2 学时。

小儿推拿的穴位除了运用十四经穴及经外奇穴外，本身还有许多特定的穴位。小儿推拿特定穴位具有下列三个方面的特点：

一、小儿推拿特定穴位，不仅具有点状的特点，还有从某点至另一点成为线状（如“三关”、“六腑”）和面状（如脾经、肝经、心经、肺经、肾经）的特点。

二、小儿推拿特定穴位大多数分布在头面和四肢（特别是双手）。

三、小儿推拿特定穴位不像十四经穴那样有线路相连成经络系统。

用小儿推拿疗法防治疾病，必须有很好的基本功，熟练运用手法和熟悉穴位功能主治操作方法。小儿推拿的操作顺序一般是先头面，次上肢、胸腹、腰背，最后是下肢。亦可根据小儿病情轻重缓急或体位而定顺序。

第一节　头面部穴位

一、攒竹（天门）

位置：两眉中间至前发际成一直线。

操作：两拇指自下而上的交替直推，称推攒竹，也可称“开天门”。

次数：30～50 次。

主治：发热、头痛、感冒、呕吐、惊风、精神委靡、惊惕不安等。

临床应用：开天门能疏风解表，开窍醒脑，镇静安神。常用于外感发热，头痛等症，一般常与推坎宫，揉太阳合用；若惊惕不安，烦躁不宁多与清肝经，按揉百会等合用。

二、坎宫

位置：自眉头起，沿眉向眉梢成一横线。

操作：两拇指自眉头向眉梢作分推，称之为推坎宫（又称“分头阴阳”）。

次数：30 次。

主治：外感发热、头痛、目赤痛、惊风，以及内伤诸症。

临床应用：推坎宫能疏风解表，醒脑明目、止头痛。常用于外感发热、头痛，常与开天门、揉太阳等合用；若治疗目赤痛，多和清肝经、掐揉小天心、清天河水等合用。

三、太阳

位置：眉后凹陷处。太阳为经外奇穴。

操作：两拇指桡侧自前向后直推，称推太阳，用中指指端揉此穴，称揉太阳，向眼前方向揉为补，向耳后方向揉为泻。

次数：30～50 次。

主治：发热无汗、头痛、目赤痛、惊风、内伤诸症等。

临床应用：推、揉太阳能疏风解表、清热、明目、止头痛。外感表实头痛用泻法；外感表虚，内伤头痛用补法。

四、山根

位置：两目内眦中间，鼻梁上低洼处。

操作：用拇指指甲掐，称掐山根。

次数：3～6 次。

主治：惊风、抽搐。

临床应用：掐山根有开关窍，醒目定神的作用，对惊风、昏迷、抽搐等症多与人中、老龙等穴合用。

五、人中（水沟）

位置：人中沟上 1/3 与下 2/3 交界处，属督脉。

操作：用拇指甲掐。

次数：3～6 次。

主治：惊风、抽搐、昏厥。

临床应用：掐人中能醒神开窍。主要用于急救，对于昏迷、窒息、惊厥或抽搐者，常与掐十宣、掐老龙等合用。

六、牙关（颊车）

位置：下颌角前上方一横指，用力咬牙时，咬肌隆起处，属足阳明胃经。

操作：用双拇指或双中指按揉牙关。

次数：5～20 次。

主治：牙关紧闭，口眼㖞斜。

临床应用：按揉牙关有通关开窍、醒神的作用，主要用于配合掐人中、掐老龙等穴治疗抽搐、癫痫、昏厥等症。

七、迎香

位置：鼻翼旁0．5寸，鼻唇沟中。

操作：用示、中二指按揉称按揉迎香。

次数：20～40次。

主治：鼻塞流涕，口眼㖞斜。

临床应用：按揉此穴能宣肺气、通鼻窍。主要用于外感或急慢性鼻炎引起的鼻塞流涕、呼吸不畅，常与清肺经，拿风池合用。

八、囟门

位置：前发际正中直上2寸，百会前骨陷中。

操作：以两手托患儿头部，再以双手拇指指端自发际向上交替推至囟门。

次数：50～80次。

主治：头痛、惊风、抽搐、惊痫、目眩、鼻塞、衄血、两目上翻、神昏烦躁等。

临床应用：推揉囟门能镇惊安神通窍。主要用于头痛、惊风、鼻塞、衄血等症。正常前囟在生后12～18个月之间才闭合，临床手法操作时应予注意。

九、百会

位置：在头顶正中线与两耳尖联线的交会处，属督脉。

操作：指按或揉，称按百会或揉百会。

次数：按30～50次；揉50～100次。

主治：头痛、惊风、目眩、惊痫、脱肛、遗尿。

临床应用：按揉百会能镇惊安神，升阳举陷。常与清肝经、清心经、掐揉小天心合用治疗惊风、惊痫、烦躁等症，治疗遗尿、脱肛，常与补脾经、补肝经、补肾经、揉丹田合用。

十、风池

位置：胸锁乳肌与斜方肌之间，平风府穴。

操作：用拿法，称之为拿风池。

次数：5～20次。

主治：感冒、头痛、发热、目眩、颈项强痛。

临床应用：拿风池能发汗解表，祛风散寒。多用于外感头痛、发热无汗或项背强痛等症。配合开天门、掐揉二扇门等，发汗解表之力更强。

十一、耳门

位置：在耳屏上切迹之前方，张口凹陷处，属手少阳三焦经。

操作：以两手示指同时揉运之，向前为补，向后为泻。

次数：20～40次。

主治：惊风抽搐、口眼㖞斜、耳鸣、耳聋、恶寒、齿痛。

临床应用：揉运耳门能镇惊安神、解热止搐。多用于小儿惊风、外感发热、神昏抽搐、耳聋、齿痛等症。

十二、耳后高骨

位置：耳后入发际，乳突后缘下陷中。

操作：用两手拇指指端或中指指端揉，称为揉高骨。

次数：30～50次。

主治：头痛、惊风、烦躁不安。

临床应用：揉高骨能疏风解表、安神除烦。多用于治疗感冒头痛、神昏烦躁之症。

十三、天柱（天柱骨）

位置：颈后发际正中至大椎穴成一直线。

操作：用拇指或示、中指指腹自上而下直推，称推天柱。

次数：100～300次。

主治：项强、惊风、发热、咽痛、呕吐。

临床应用：推天柱能降逆止呕、祛风散寒。主要治疗呕吐、恶心和外感发热、项强等症。常和揉中脘、拿风池、掐揉二扇门等同用。

十四、大椎

位置：在第7颈椎与第1胸椎棘突中间。

操作：按揉大椎。

次数：按揉100～200次。

主治：发热、头痛、项强、咽喉肿痛。

临床应用：揉大椎能清热解毒、降逆止呕。多用于外感发热、咽红肿痛等症。

第二节　胸腹部穴位

一、天突

位置：在胸骨上窝凹陷中。

操作：中指指端按揉天突，称按揉天突。

次数：10～20次。

主治：咽喉肿痛、痰壅气急、咳喘胸闷、恶心呕吐等。

临床应用：按揉天突能理气化痰、降逆平喘、止呕，所以临床上多用于治疗咽喉肿痛，痰壅所致咳喘及呼吸道不畅等症。

二、璇玑

位置：在天突下 1 寸，属任脉。

操作：沿胸肋自上而下向左右两旁分推，此法又称开胸，沿胸肋分推后，再自鸠尾处向脐上直推，最后摩腹部，称为开璇玑。

次数：开胸，3～8 次；开璇玑，50～100 次。

主治：痰喘、呕吐、腹泻。

临床应用：推璇玑能宽胸理气，常用于小儿气促胸高、风寒痰闭、夹食腹痛、呕吐、泄泻等症。

三、膻中

位置：胸骨上，两乳头连线中点，平第四肋间隙处，属任脉。

操作：用揉法和推法，揉用拇指或中指指端于穴位上自左而右揉之；用拇指自穴位中央向两旁分推至乳头，称分推膻中。

次数：揉 50～150 次；分推：100～200 次。

主治：胸闷、吐逆、喘息、痰鸣、咳嗽。

临床应用：膻中穴为气之会穴，推揉膻中能宽胸理气，止咳化痰。对各种原因引起的胸闷、吐逆、痰喘、咳嗽均有一定疗效，治疗喘咳多与推肺经、揉肺俞配合；治疗吐逆多与运八卦、横纹推向板门、分腹阴阳等合用；治疗痰吐不利常用按揉丰隆等配合。

四、乳根

位置：乳中直下一肋间，于第五肋间隙处，属足阳明胃经。

操作：中指指端揉，称揉乳根。

次数：20～50 次。

主治：咳喘、胸闷。

临床应用：揉乳根有宽胸理气、止咳化痰的作用。临床上常与揉乳旁同时操作，治疗小儿咳喘痰多，及各种原因引起的胸闷。

五、乳旁

位置：乳外旁开 2 分。

操作：中指指端揉，称揉乳旁。

次数：20～50 次。

主治：胸闷、咳喘、痰鸣、呕吐。

临床应用：临床上与揉乳根同时操作治疗小儿胸闷、咳痰多等症。

六、胁肋

位置：从腋下两胁至天枢处。

操作：以两手掌从腋下搓摩至天枢处，称搓摩胁肋，又称按弦走搓摩。

次数：50～100 次。

主治：胸闷、胁痛、痰喘、气急、疳积、肝脾肿大等。

临床应用：搓摩胁肋，能顺气化痰、除胸闷、开积聚。对小儿由于痰壅、气逆、食积所致的胸闷、腹胀等有效。对于肝脾大者，则非一日之功，须日久搓摩。对中气下降，肾不纳气者，宜慎重用之。

七、中脘

位置：脐上 4 寸。

操作：用指端或掌根按揉称揉中脘。用掌心或四指摩称摩中脘；自中脘向上推至喉下或自喉往下推至中脘称为推中脘。

次数：揉 100～300 次，摩 3～5 分钟；推 100～200 次。

主治：腹胀、呕吐、泄泻、腹痛、食积、胃气上逆、食欲不振、嗳气等。

临床应用：揉、摩中脘能健脾和胃、消食和中。临床上常用于泄泻、呕吐、腹胀、腹痛、食欲不振等症。自上而下推中脘主要用于胃气上逆、嗳气呕恶。

八、天枢

位置：脐旁 2 寸。

操作：以示、中二指揉，称揉天枢。

次数：50～100 次。

主治：腹痛、便秘、腹胀、食积、腹泻。

临床应用：天枢能疏润大肠、理气消滞。常用于治疗急慢性胃肠炎及消化功能紊乱引起的腹泻、呕吐、食积、腹胀、大便秘结等症。

九、脐（脐中、神阙）

位置：用中指指端或掌根揉、摩，称为揉脐中或摩脐中。

次数：揉 100～300 次，摩 3～5 分钟。

主治：腹胀、腹痛、食积、便秘、肠鸣、吐泻。

临床应用：揉摩脐中能温阳散寒、补益气血、健脾和胃、消食导滞。临床上揉脐常配合摩腹、推上七节骨、揉龟尾，治疗腹泻等症。

十、丹田

位置：小腹部（脐下 2 寸与 3 寸之间）

操作：用揉法或摩法，称揉丹田或摩丹田。

次数：揉 50～100 次，摩 5～10 分钟。

主治：腹泻、腹痛、遗尿、脱肛、疝气，尿潴留。

临床应用：揉、摩丹田多用于小儿先天不足，寒凝少腹及腹痛、疝气、遗尿、脱肛等症。常与补肾经、推三关、揉外劳等合用。揉丹田配合推箕门、清小肠等合用治疗尿潴留。

十一、肚角

位置：脐下 2 寸，（石门穴）旁开 2 寸大筋处。

操作：双手拇指与示、中二指相对用力拿住脐两旁腹肌并作对称拿，称拿肚角。

次数：3～5次。

主治：腹痛、腹泻。

临床应用：拿肚角是止腹痛的要法。对各种原因引起的腹痛均可应用，尤其对寒痛、伤食痛效果更好。

第三节 腰背部穴位

一、肩井

位置：在大椎与肩峰连线之中点，肩部筋肉处。

操作：用拇指与示、中二指相对用力提拿肩部筋肉，称拿肩井；用指端按其穴称按肩井。

次数：5～10次。

主治：感冒、惊厥、上肢抬举不利。

临床应用：按、拿肩井能发汗解表，宣通气血。临床上多用于治疗外感风寒、上肢痹痛等症。

二、肺俞

位置：在第3胸椎棘突旁开1.5寸。

操作：用两拇指或示、中两指端按揉肺俞；或用分推法，两拇指分别自肩胛骨内缘从上向下推动，称分推肺俞或分推肩胛骨。

次数：20～30次。

主治：感冒、咳嗽、气喘、胸闷。

临床应用：揉肺俞、分推肺俞能益肺理气、止咳化痰。临床多用于发热及呼吸道疾病。

三、风门

位置：第2胸椎棘突下，旁开1.5寸。

操作：用示、中二指指端揉称揉风门。

次数：20～30次。

主治：咳嗽、气喘、感冒。

临床应用：揉风门主要用于外感风寒、咳嗽气喘。临床上多与清肺经、揉肺俞、揉膻中等配合应用。

四、脾俞

位置：第11胸椎棘突下，旁开1.5寸。

操作：用拇指指端揉，称揉脾俞。

次数：50～100次。

主治：呕吐、腹泻、疳积、食欲不振、黄疸、水肿、慢惊风、四肢乏力等。

临床应用：揉脾俞常用于治疗脾胃虚弱、乳食内伤、消化不良等。多与推脾经、按揉足三里等合用。

五、脊柱

位置：沿第1胸椎（大椎）至尾椎（长强）成一直线。

操作：用示中二指面自上而下作直推，称推脊；用捏法自下而上称为捏脊。

次数：推脊100～200次；捏脊2～5次。

主治：发热、惊风、夜啼、疳积、腹泻、呕吐、腹痛、便秘等。

临床应用：

1. 推脊：推脊柱穴自上而下，能清热。多与清河水、退六腑、推涌泉等合用，治疗发热、惊风等。

2. 捏脊：用捏脊法自下而上能调阴阳、理气血、和脏腑、通经络、培元气，具有强身健体的功效。临床上多与补脾经、补胃经、推三关、摩腹、按揉足三里等配合应用，治疗小儿一些慢性病证。对小儿疳积、腹痛、腹泻等病证均有理想疗效。

六、肾俞

位置：第2腰椎棘突下，旁开1.5寸。

操作：用揉法，称揉肾俞。

次数：50～100次。

主治：腹泻、便秘、少腹痛、下肢痿软乏力。

临床应用：

揉肾俞能滋阴壮阳、补益元气。常用于肾虚腹泻或阴虚便秘，或下肢瘫痪等症，多与揉上马、补脾经、推三关合用。

七、七节骨

位置：第四腰椎至尾椎骨端（长强）成一直线。

操作：用拇指或示、中二指指腹自下向上或自上向下作直推，称为推上七节、推下七节。

次数：100～300次。

主治：泄泻、便秘、脱肛。

临床应用：

1. 推上七节：推上七节能温阳止泻，多用于虚寒腹泻、久痢等症。与揉丹田、按揉百会等合用治疗气虚下陷的脱肛、遗尿等症。

2. 推下七节：推下七节能泻热通便，多用于肠热便秘，或痢疾等症。若虚寒腹泻，不可用此法，以防滑泄。

八、龟尾

位置：尾椎骨端。

操作：拇指指端或中指指端揉，称揉龟尾。

次数：100～300 次。

主治：泄泻、便秘、脱肛、遗尿。

临床应用：揉龟尾有止泻通便的作用，多与揉脐、推七节骨配合应用。

第四节　上肢部穴位

一、脾经（脾土）

位置：拇指末节罗纹面。

操作：旋推，将病儿拇指屈曲，循拇指桡侧边缘向掌根方向直推为补，称补脾经；由指端向指根方向直推为清，称清脾经。补脾经、清脾经，统称推脾经。

次数：100～500 次。

主治：食欲不振、肌肉消瘦、消化不良、恶心呕吐、腹泻、痢疾、黄疸等症。

临床应用：

1. 补脾经：补脾经能健脾胃，补气血。用于脾胃虚弱，气血不足而引起的食欲不振、肌肉消瘦、消化不良等症。

2. 清脾经：清脾经能清热利湿、化痰止呕。用于湿热熏蒸、皮肤发黄、恶心呕吐、腹泻、痢疾等症。

二、肝经（肝木）

位置：示指末节罗纹面。

操作：旋推为补，称补肝经；向指根方向直推为清，称清肝经。补肝经和清肝经统称为推肝经。

次数：100～500 次。

主治：烦躁不安、惊风、目赤、五心烦热、口苦、咽干等。

临床应用：

1. 清肝经常用于惊风、抽搐、烦躁不安、五心烦热等症。

2. 肝经宜清不宜补，若肝虚应补时则需补后加清，或以补肾经代之，称之为滋肾养肝法。

三、心经

位置：中指末节罗纹面。

操作：旋推为补，称补心经；向指根方向直推为清，称清心经。补心经和清心经统称为推心经。

次数：100～500 次。

主治：高热神昏、烦躁、口舌生疮、五心烦热、惊惕不安、贫血、失血、小便赤涩等。

临床应用：清心经常用于心火盛而引起的高热神昏、面赤口疮、小便短赤等，常与清天河、清小肠等合用。本穴宜用清法，不宜用补法，恐动心火之故。若气血不足而见心烦不安，睡卧露睛等症，需用补法时，可补后加清，或以补脾经代之。

四、肺经

位置：无名指末节罗纹面。

操作：旋推为补，称补肺经；向指根方向直推为清，称清肺经。补肺经和清肺经统称为推肺经。

次数：100～500 次。

主治：感冒、发热、咳嗽、胸闷、气喘、虚汗。

临床应用：

1. 补肺经能补益肺气。用于肺气虚损、咳嗽气喘、虚汗怕冷等肺经虚寒证。

2. 清肺经能解表、清热、宣肺、止咳，常用于感冒发热、咳嗽、气喘痰鸣等肺经实热证。

五、肾经

位置：在小指末节罗纹面。

操作：由指根向指尖方向直推为补，称补肾经；向指根方向直推为清，称清肾经。补肾经和清肾经统称推肾经。

次数：100～500 次。

主治：先天不足、久病体虚，肾虚腹泻、遗尿、虚喘、膀胱蕴热、小便淋沥刺痛等。

临床应用：补肾经常用于先天不足、久病体虚、肾虚久泻、多尿、遗尿、虚汗喘息等症。清肾经能清利下焦湿热。常用于膀胱蕴热、小便赤涩等症。肾经穴一般多用补法，需用清法时，多以清小肠代之。

六、大肠

位置：示指桡侧缘，自示指尖至虎口成一直线。

操作：从示指尖直推向虎口为补，称补大肠；反之为清，称清大肠。补大肠和清大肠统称推大肠。

次数：100～300 次。

主治：腹泻、痢疾、便秘。

临床应用：补大肠多用于虚寒腹泻等症。清大肠多用于湿热、积食滞留肠道、身热腹痛、痢下赤白、大便秘结等症。

七、小肠

位置：小指尺侧边缘，自指尖到指根成一直线。

操作：从指尖直推向指根为补，称补小肠；反之为清，称清小肠。补小肠和清小肠统称为推小肠。

次数：100～300次。

主治：小便赤涩、水泻、遗尿、尿闭等。

临床应用：清小肠多用于小便短赤不利、尿闭、水泻等症。若心经移热于小肠，以本法配合清天河水，加强清热利尿的作用。若属下焦虚寒，多尿、遗尿可用补小肠。

八、肾顶

位置：小指顶端。

操作：以拇指或中指指端按揉，称揉肾顶。

次数：100～500次。

主治：自汗、盗汗等。

临床应用：揉肾顶常用于自汗、盗汁或大汗淋漓不止等症。

九、肾纹

位置：小指第2指间关节横纹处。

操作：以拇指或中指指端按揉，称揉肾纹。

次数：100～500次。

主治：目赤、鹅口疮。

临床应用：揉肾纹能祛风明目、散瘀结。临床上多用于治疗目赤肿痛、鹅口疮、小儿高热等症。

十、四横纹

位置：掌面示、中、无名、小指第一指间关节横纹处。

操作：拇指甲掐，称掐四横纹；四指并拢从示指横纹处推向小指横纹处，称推四横纹。

次数：掐揉5～10次，推100～300次。

主治：疳积、腹胀、腹痛、气血不和、消化不良、惊风、气喘。

临床应用：掐四横纹能退热除烦、散瘀结；推四横纹能调中行气、和气血、消胀满。常与补脾经、揉中脘合用治疗疳积、腹胀、气血不和、消化不良等症。

十一、小横纹

位置：掌面示、中、无名、小指四指根与掌纹交界处。

操作：拇指甲掐，称掐小横纹；拇指桡侧推，称推小横纹。

次数：掐5～7次，推100～300次。

主治：烦躁、口疮、唇裂、腹胀等。

临床应用：推掐小横纹常用于脾胃热结、口唇破烂及腹胀等症。推掐本穴也能宣肺化痰、开胸散郁，故临床上常用来治疗小儿气管炎、肺炎等呼吸道疾病。

十二、掌小横纹

位置：掌面小指根下，尺侧掌纹头。

操作：拇指或中指指端按揉，称揉掌小横纹。

次数：100～500 次。

主治：痰热喘咳、口舌生疮、流涎。

临床应用：揉掌小横纹主要用于咳喘、口舌生疮、气管炎、肺炎等症。

十三、板门

位置：手掌大鱼际平面。

操作：用拇指或示指揉，称揉板门或运板门；用推法自指根推向腕横纹，称板门推向横纹，反之称横纹推向板门。

次数：100～300 次。

主治：呕吐、胃痛、腹胀、泄泻、发热、气喘、嗳气等。

临床应用：揉板门常用于乳食停积，食欲不振或腹胀嗳气、腹泻、呕吐等症。板门推横纹能止泻，横纹推板门能止呕吐。

十四、胃经

位置：拇指掌面近掌端第一节。

操作：旋推为补，称补胃经；向指根方向直推为清，称清胃经。补胃经和清胃经统称推胃经。

次数：100～500 次。

主治：呕恶嗳气、烦渴善饥、食欲不振、吐血、衄血等症。

临床应用：清胃经用于胃火上亢引起衄血症。与清脾经、推天柱骨、横纹推板门合用，治疗脾胃湿热，或胃气不和所引起的呕恶等症；胃肠实热、脘腹胀满、发热烦渴、便秘，多与清大肠、退六腑、揉天枢、推下七节骨等合用。补胃经常与补脾经、揉中脘、摩腹、按揉足三里等合用治疗脾胃虚弱，消化不良，腹胀等症。

十五、运水入土、运土入水

位置：由小指根至拇指根，沿手掌边缘呈一条弧线。

操作：用拇指桡侧面由小指根沿手掌边缘运至拇指根，称运水入土，反之称运土入水。

次数：100～300 次。

主治：小便赤涩、腹胀、痢疾吐泻、便秘、食欲不振等。

临床应用：

1. 运水入土用于治疗脾胃虚弱所致消化不良、便秘、腹泻、痢疾、疳积等症。

2. 运土入水能清脾胃湿热、利尿止泻，用于治疗湿热内蕴而少腹胀满、小便赤涩、泄泻、痢疾等症。

十六、内劳宫

位置：在掌心中央，屈指时中指、无名二指所指处中间。

操作：拇指指端揉，称揉内劳宫；自小指根运起，经掌小横纹，小天心至内劳宫，称运内劳宫（水底捞明月）。

次数：揉100～300次，运10～30次。

主治：发热、烦渴、口疮、齿龈糜烂、虚烦内热等症。

临床应用：

1. 揉内劳能清热除烦。用于治疗心经有热而致口舌生疮、发热、烦渴等症。

2. 运内劳能清虚热，对心肾两经虚热最为适宜。

十七、内八卦

位置：掌心内劳宫四周：南为“离”、北为“坎”、东为“震”、西为“兑”，西北为“乾”、东北为“艮”、东南为“巽”、西南为“坤”。在掌面，以掌心为中心，从掌心至中指根距离的三分之二为半径所作圆周。

操作：按顺时针方向，用运法称运内八卦或运八卦。

次数：100～300次。

主治：咳嗽痰喘、胸闷纳呆、腹胀呕吐等。

临床应用：运八卦能宽胸利膈、理气化痰、行滞消食，常与推肺经、推脾经、揉板门、揉中脘等合用，治疗痰结咳嗽、乳食内伤、胸闷、腹胀、呕吐及纳呆等症，

十八、小天心

位置：大小鱼际交接处凹陷中。

操作：中指指端揉，称揉小天心；拇指甲掐，称掐小天心；以中指尖或屈曲的指间关节捣，称捣小天心。

次数：揉100～300次，掐5～20次。

主治：惊风、抽搐、烦躁不安、夜啼、小便赤涩、目赤痛。

临床应用：揉小天心能清热、镇惊、利尿、明目。主要用于心经有热，移热于小肠而见小便短赤，对新生儿硬皮症，黄疸、遗尿、水肿等均有效。掐捣小天心能镇惊安神。主要用于惊风抽搐、夜啼、惊惕不安等症，可配合掐老龙、掐人中、清肝经。

十九、大横纹

位置：仰掌、掌后横纹，近拇指端称阳池，近小指端称阴池。

操作：两拇指自掌后横纹中向两旁分推称为分推大横纹．又称分阴阳，自两旁（阴池、阳池）向总筋合推称合阴阳。

次数：30～50次。

主治：腹泻、腹胀、痢疾、呕吐、食积、烦躁不安。

临床应用：分阴阳多用于阴阳不调、气血不和而致烦躁不安，乳食停滞、腹胀、腹泻、呕吐等。合阴阳多用于痰结喘嗽、胸闷等症。若配合揉肾纹、清天河水能增加行痰散结的

功效。

二十、总筋

位置：掌后腕横纹中点。
操作：揉此穴称为揉总筋；掐此穴称掐总筋。
次数：揉100～300次，掐3～5次。
主治：惊风、夜啼、口舌生疮、潮热、牙痛等。
临床应用：揉总筋常与清天河水、清心经配合，治疗口舌生疮、潮热、夜啼等实热证。

二十一、十宣

位置：十指尖指甲内赤白肉际处。
操作：用掐法，称之为掐十宣。
次数：各掐5次，或醒后即止。
主治：惊风、高热、昏厥。
临床应用：掐十宣用于急救，有清热、开窍、醒神的功效，多与掐老龙、掐人中、掐小天心等合用。

二十二、老龙

位置：中指甲后一分处。
操作：用掐法，称掐老龙。
次数：掐5次，或醒后即止。
主治：急惊风。
临床应用：掐老龙用于急救，有醒神、开窍的作用。治疗小儿急惊风，或高热抽搐。掐之有声知痛者，易治；不知痛而无声者，难治。

二十三、端正

位置：中指甲根两侧赤白肉处，桡侧称左端正，尺侧称右端正。
操作：用拇指甲掐或用拇指罗纹面揉，称掐、揉端正。
次数：掐5次，揉50次。
主治：鼻衄、惊风、呕吐、泄泻、痢疾。
临床应用：揉右端正能降逆止呕，用于胃气上逆而引起的恶心呕吐等症；揉左端正能升清降浊，用于水泻、痢疾等症。掐端正多用于小儿惊风，与掐老龙、清肝经等配合。本穴对鼻衄有一定疗效。

二十四、五指节

位置：手背五指第一指间关节。
操作：拇指甲掐，称掐五指节；用拇、示指揉搓称揉五指节。
次数：各掐3～5次，揉搓30～50次。
主治：惊风、吐涎、惊惕不安、咳嗽、风痰等。

临床应用：掐、揉五指节能安神镇惊、祛风痰、开关窍。主要用于惊惕不安、惊风等症。常与清肝经、掐老龙合用。揉五指节主要用于胸闷、痰喘、咳嗽等症。常与运内八卦、推揉膻中等合用。

二十五、二扇门

位置：掌背中指根本节两侧凹陷中。

操作：拇指掐，称掐二扇门；拇指偏峰按揉，称揉二扇门。

次数：掐 5 次，揉 100～500 次。

主治：惊风抽搐、发热无汗。

临床应用：掐、揉二扇门能发汗透表，退热平喘，是发汗疗法。多用于外感风寒。

二十六、上马（二人上马）

位置：手背无名指及小指掌指关节后陷中。

操作：拇指甲掐或拇指端揉称掐上马或揉上马。

次数：掐 3～5 次；揉 30～100 次。

主治：牙痛、虚喘、惊风、腹痛、小便赤涩、脱肛、睡时磨牙等。

临床应用：临床上用揉上马治疗阴虚阳亢，潮热烦躁、牙痛、小便赤涩淋沥等症。对体质虚弱、肺部感染有干湿啰音者，配合揉小横纹、掌小横纹有一定疗效。

二十七、外劳宫

位置：掌背中，与内劳宫相对处。

操作：用揉法或掐法称揉外劳宫或掐外劳宫。

次数：揉 30～100 次；掐 5 次。

主治：风寒感冒、腹胀腹痛、肠鸣腹泻、痢疾、脱肛、遗尿、疝气。

临床应用：揉、掐外劳宫能温阳散寒、发汗解表、升阳举陷，故临床上用本穴治疗一切寒证，无论外感风寒、鼻塞流涕以及脏腑积寒、完谷不化、痢疾腹痛、疝气等皆有疗效。临床上常配合补脾经、补肾经、揉丹田、推三关等治疗脱肛、遗尿。

二十八、威灵

位置：手背二、三掌骨交缝中间。

操作：用掐法，称掐威灵。

次数：掐 5 次，或醒后即止。

主治：惊风。

临床应用：掐威灵有开窍醒神的作用。常用于急惊风、昏迷不醒时急救。

二十九、精宁

位置：手背第四、五掌骨交缝间，靠近掌指关节处。

操作：用掐法，称掐精宁。

次数：5～10 次。

主治：痰喘气吼、干呕、疳积、口眼㖞斜、眼内胬肉等。

临床应用：掐精宁用于痰食积聚、气吼痰喘、干呕、疳积等症。体虚者需和补脾经、推三关、捏脊等同用，以避免克削太甚，元气损伤。

三十、外八卦

位置：掌背外劳宫周围，与内八卦相对处。

操作：按顺时针方向做运法，称运外八卦。

次数：30～100次。

主治：胸闷、腹胀、便结等。

临床应用：运八卦常与摩腹、推揉膻中配合，治疗胸闷、腹胀、便结等。

三十一、三关

位置：前臂桡侧，阳池至曲池成一直线。

操作：用拇指桡侧面或示、中二指指腹自腕推向肘，称推三关。

次数：100～300次。

主治：气血虚弱、病后体虚、阳虚肢寒、腹痛、腹泻、发热、恶寒、无汗等症。

临床应用：推三关能温阳散寒、补气行气、发汗解表。主治一切虚寒病症，常与补脾经、补肾经、捏脊、摩腹、揉丹田等合用治疗气血虚弱、命门火衰、阳气不足而引起的四肢厥冷、面色无华、食欲不振、疳积、吐泻等症。对风寒感冒、发热无汗、恶寒等症多与推天门、清肺经、掐揉二扇门等合作。

三十二、膊阳池

位置：手背一窝风之后三寸处。

操作：拇指甲掐或指端揉，称掐膊阳池或揉膊阳池。

次数：掐3～5次；揉30～50次。

主治：头痛、二便不通。

临床应用：掐、揉阳池能止头痛、通大便、利小便。用于感冒头痛、二便不通。

三十三、天河水

位置：前臂正中，从总筋至洪池（曲泽）成一直线。

操作：用示、中二指指面自腕推向肘称清（推）天河水；用示、中二指沾水自总筋处，一起一落，弹打如弹琴状，直至洪池，同时一面用口吹气随之，称打马过天河。

主治：外感发热、潮热、内热、烦躁不安、口渴、弄舌、重舌、惊风及一切热证。

临床应用：清天河水多用于五心烦热、口燥咽干、唇舌生疮、夜啼等症。常与推天门、推坎宫、揉太阳合用治疗感冒发热、头痛、咽痛等外感风热证。打马过天河清热之功效大于清天河水，常用于实热、高热等症。

三十四、一窝风

位置：手背腕横纹正中凹陷处。

操作：指端揉，称揉一窝风。

次数：100～300次。

主治：肠鸣腹痛、关节痹痛、伤风感冒。

临床应用：揉一窝风常与拿肚角、推三关、摩腹、揉中脘等合用治疗肠鸣腹痛、食积等症，对风寒感冒，或寒滞经络引起的痹痛有一定功效。

三十五、六腑

位置：前臂尺侧，阴池至肘成一直线。

操作：以拇指面或示、中二指指面自肘推向腕，称推六腑或退六腑。

次数：100～300次。

主治：实热病症，高热、烦渴、惊风、鹅口疮、咽痛、腮腺炎、大便秘结等。

临床应用：退六腑能清热、凉血、解毒。常用于高热、腮腺炎及肿毒等热证，本法与补脾经合用有止汗功效，脾虚腹泻者慎用。退六腑与推三关为大凉大热之法，可单用，也可合用，两穴合用能平衡阴阳，防止大凉大热，伤其正气，如寒热夹杂，以热为主，则可以退六腑三数，推三关一数之比推之；反之以寒为主则推三关三数，退六腑一数之比推之。

第五节　下肢部穴位

一、箕门

位置：大腿内侧，膝盖上缘至腹股沟成一直线。

操作：用示、中二指指腹自膝盖内上缘至腹股沟部作直推法，称推箕门。

次数：100～300次。

主治：小便赤涩不利、尿闭、水泻等。

临床应用：推箕门有较好的利尿功能，与揉丹田、按揉三阴交配合治疗尿潴留；与清小肠配合，治疗小便赤涩不利等症。

二、百虫（血海、百虫窝）

位置：膝上内侧，肌肉丰厚处。

操作：或按揉或拿，称按揉百虫或拿百虫。

次数：按揉30次，拿5次。

主治：四肢抽搐，下肢痿软。

临床应用：按、拿百虫能通经络、止抽搐，多用于下肢瘫痪及痹痛的病儿，与拿委中、按揉足三里合用能增加疗效。

三、膝眼

位置：屈膝，髌骨下缘，髌骨韧带内侧凹中。

操作：或按揉或拿，称按膝眼或拿膝眼。

次数：按揉 10～15 次，拿 3～5 次。

主治：惊风、抽搐、下肢痿软。

临床应用：按、拿膝眼能定惊、安神、通经络止痹痛，故对小儿惊风抽搐及下肢瘫痪有较好的治疗作用。

四、足三里

位置：犊鼻穴下 3 寸，胫骨前嵴外一横指处。

操作：以拇指指端按揉此穴，称按揉足三里。

次数：50～100 次。

主治：腹胀、腹痛、泄泻、呕吐、下肢痿软无力。

临床应用：按揉本穴能健脾和胃、调中理气、通经活络、导滞。常与推天柱骨、分腹阴阳配合治疗呕吐；与推上七节骨，补大肠、摩腹、捏脊治脾虚腹泻。

五、前承山

位置：小腿胫骨旁，与后承山穴相对处。

操作：用拇指掐或揉本穴，称掐或揉前承山。

次数：掐 5 次，揉 30 次。

主治：惊风、下肢抽搐。

临床应用：掐揉此穴可止抽搐。临床上常与委中、百虫、解溪等合用治疗角弓反张、下肢抽搐。

六、委中

位置：屈膝、膝后腘窝横纹之中间。

操作：点、按、揉、拿、一指禅推法。

次数：拿 3～5 次。

主治：惊风抽搐、下肢痿软、腰痛。

临床应用：掐拿此穴可止抽搐、止腰痛。临床常与解溪、前承山、百虫等穴配合治疗角弓反张、下肢抽搐；与承山、承筋等穴合用治疗腰痛。

七、三阴交

位置：足内踝上 3 寸。

操作：用拇指或示指指端按揉，称按揉三阴交。

次数：100～300 次。

主治：遗尿、惊风、癃闭、小便频数、涩痛不利、下肢痹痛、消化不良等症。

临床应用：按揉此穴能通血脉、疏下焦、利湿热、通调水道、健脾胃、助消化。临床上常与揉丹田，推箕门合用治疗泌尿系统疾病，如癃闭、遗尿等。也常用于下肢瘫痪、下肢痹痛等。

八、解溪

位置：踝关节前横纹中点，两筋之间凹陷中。

操作：用拇指甲掐或拇指端揉，称掐或揉解溪。

次数：掐 3～5 次；揉 30～100 次。

主治：惊风、吐泻、踝关节屈伸不利。

临床应用：常用于小儿惊风吐泻不止，踝关节屈伸不利等症。

九、仆参

位置：在昆仑穴下，足跟外踝下凹陷下。

操作：或拿或掐，称拿仆参或掐仆参。

次数：3～5 次。

主治：惊厥、惊风。

临床应用：常用于小儿惊厥。

十、大敦

位置：足大趾爪甲甲根外侧与趾关节之间。

操作：拇指甲掐，称掐大敦。

次数：3～5 次。

主治：惊风。

临床应用：常用于小儿惊厥。

十一、丰隆

位置：外踝上 8 寸，胫骨前缘外侧 1.5 寸，胫腓骨之间。

操作：拇指或中指指端揉，称揉丰隆。

次数：50～100 次。

主治：咳嗽、痰鸣、气喘。

临床应用：揉丰隆能化痰湿，和胃气，主要用于咳嗽气喘、痰延壅盛等症。一般常与揉膻中，运内八卦等合用。

十二、承山

位置：腓肠肌交界尖端，人字形凹陷处。

操作：用拿法，称拿承山。

次数：3～5 次。

主治：腿痛转筋，下肢痿软。

临床应用：拿承山能止抽搐，通经活络，多与拿委中等合用治疗惊风抽搐、下肢痿软、腿痛转筋等。

十三、昆仑

位置：外踝尖与跟腱中点凹陷中。
操作：用拇指指端掐，称掐昆仑。
次数：3～5次。
主治：惊风。
临床应用：常用于治疗急慢性惊风等危急症。

十四、涌泉

位置：屈趾，足掌心前正中凹陷中。
操作：用拇指指面向足趾推，称推涌泉；用拇指端揉，称揉涌泉。
次数：推揉50～100次。
主治：发热、呕吐、腹泻、五心烦热。
临床应用：推涌泉能引火归源、退虚热。临床上用于五心烦热、烦躁不安，可配合揉上马、运内劳宫等穴位。揉涌泉能止吐泻。

自 学 指 导

【重点难点】

小儿推拿穴位除十四经穴位和经外奇穴外，有许多特定穴，这些穴位多集中在头部和两侧上肢。小儿推拿穴位不仅有点状穴位，还有面状穴位，如脾经、肝经、心经、肺经、肾经，线状穴位，如三关、六腑等。重视对不同穴位选用不同操作手法。对同一穴位，相同手法，不同的操作方向，起治疗作用也不相同。治疗时应注意补法和泻法的使用，心经、肝经不宜补，肾经不宜泻，掌握补法和清法配合使用。

【学习思考题】

1. 小儿推拿穴位有何特点？
2. 头面部有哪些常用穴位？
3. 上肢有哪些常用穴位？
4. 胸腹部有哪些常用穴位？

第十一章　小儿常见病推拿治疗

【目的要求】

1. 了解脱肛、惊风、感冒等疾病的病因病机、临床表现及推拿治疗。
2. 掌握咳嗽、发热、腹泻、腹痛、疳积、便秘、呕吐、小儿肌性斜颈等疾病的病因病机、临床表现及推拿治疗。

【自学时数】

2学时。

小儿脏腑娇嫩，形气未充，发病容易，传变迅速。推拿治疗小儿常见病时，应明确诊断，选择适应证，密切注意病情变化，抓紧时机，辨证正确，医治得当，确保病儿恢复健康。

第一节　感　　冒

感冒是小儿常见的、多发的一种病症，感冒主要是由外感风邪所致。全年都可发生，冬春季节更为多见。

【病因病机】

感冒主要由风邪侵袭所致，外邪侵犯，首先经鼻、皮毛而入，侵袭于肺，小儿肺脏娇嫩，感受外邪则气机不畅，肺气失宣而鼻塞、流涕、咳嗽；肺失清肃，津液为痰，痰阻气道而喘；外邪客于皮毛，卫表失司，正邪相争，卫阳被遏而恶寒、发热；太阳经脉循行于头部，邪犯太阳则头痛。

【临床表现】

（一）风寒型

发热恶寒，无汗，鼻塞流清涕，咳嗽，痰清稀，无汗，苔白，脉浮紧，指纹浮红。

（二）风热型

发热重、恶寒轻，有汗，鼻塞流脓涕，咽红，痰黄稠，苔黄，脉浮数，指纹鲜红或红紫。

【治疗】

（一）治疗原则

清热解表，发散外邪。

（二）处方

推攒竹、推上三关、分推坎宫，揉太阳、膻中、肺俞，掐总筋，退下六腑。

1. 风寒者，加拿风池、合谷，揉二扇门，掐阳池。

2. 风热者，加推天柱，清肺经、清天河水。

3. 挟痰者，加按揉天突、乳旁、乳根，擦胸。

4. 挟惊者，加清心经、肝经，掐十宣、老龙，清天河水。

5. 挟滞者，加清补脾胃，揉中脘，摩腹。

第二节　发　　热

发热即体温异常升高。是小儿常见的多发的一种疾病。临床上可分为外感发热、肺胃实热、阴虚内热三种。

【病因病机】

（一）外感发热

由于小儿体质弱、抗病力低，加之冷热不知调节，使外感之邪可以乘虚而入，邪气侵袭体表，卫外之阳被遏而发热。

（二）肺胃实热

由于乳食内伤或外感误治，使肺胃壅实，郁而化热。

（三）阴虚内热

小儿先天不足或后天营养不良、身体素质弱，或久病伤阴而肺肾不足、阴虚而发热。

【临床表现】

（一）外感发热

发热，头痛，恶寒，无汗，鼻塞，流涕，苔薄白，指纹鲜红为风寒；发热重，恶寒轻，微汗，口干，咽痛，流黄涕，苔黄，指纹鲜红或紫。

（二）肺胃实热

高热，面红，气促，不思饮食，便秘烦躁，渴而引饮，舌红苔燥，指纹深紫。

（三）阴虚内热

五心烦热，午后发热，盗汗，食欲减退，形瘦，脉细数，舌红苔剥，指纹淡紫。

【治疗】

（一）外感发热

1. 治则：清热解表，发散外邪。

2. 处方：推天门、坎宫，清天河水。风寒者，加推三关，掐揉二扇门；风热者，加推天柱、推脊，清肺经。

（二）肺胃实热

1. 治则：清泻里热，理气消食。

2. 处方：清肺经、胃经、大肠、天河水，揉板门、天枢，运内八卦，退六腑。

（三）阴虚内热

1. 治则：滋阴清热。

2. 处方：补脾经、肺经，揉上马，清天河水，推涌泉，按揉足三里，运内劳宫。

第三节 咳　　嗽

咳嗽为肺脏疾病主要证候之一。肺为娇脏，主呼吸，开窍于鼻，系喉，外合皮毛。凡外邪袭于肺，或肺脏虚弱或其他脏腑有病累及于肺，均可使肺失清肃、肺气壅遏而咳嗽。外感咳嗽多实证，内伤咳嗽多虚证。

【病因病机】

（一）外感咳嗽

肺为娇脏，主呼吸，开窍于鼻，外合皮毛，主一身之表。外感邪气首当犯肺，肺气不宣，清肃失职，肺气壅遏而咳嗽，津液内停而生痰；或感受燥邪，气道干燥，肺津受灼，痰涎粘结，均致咳嗽。

（二）内伤咳嗽

多因体虚，或肺肾虚损，肺气上逆；或脾胃虚寒，健运失职，津液内停而生痰，上扰肺络而致咳嗽。

【临床表现】

（一）外感咳嗽

咳嗽有痰，鼻塞流涕，恶寒，头痛，苔薄、脉浮。风寒者，兼见痰、涕清稀色白，恶寒重而无汗；风热者，兼见痰涕黄稠，微汗，口渴，咽痛，发热，苔黄，脉浮数。

（二）内伤咳嗽

久咳，身微热，或干咳少痰，或咳嗽痰多，神疲乏力，食欲不振，形体消瘦。

【治疗】

（一）外感咳嗽

1. 治则：疏风解表，宣肺化痰止咳。

2. 处方：推天门、坎宫，揉太阳、乳旁、乳根、肺俞，清肺经，运内八卦，推揉膻中，按天突，开璇玑。风寒者，加推三关，掐揉二扇门；风热者，加清天河水；痰多而喘，肺有干湿啰音者，加推小横纹，揉掌小横纹。

（二）内伤咳嗽

1．治则：健脾养肺，止咳化痰。

2．处方：补脾经、肺经，运内八卦，推揉膻中，揉乳旁、乳根、中脘、肺俞，按揉足三里。久咳体虚者，加揉肾经，推三关，捏脊；阴虚咳嗽者，加揉上马；痰吐不利者，加揉丰隆、天突。

第四节 腹　　泻

腹泻是指大便次数增多，稀薄，甚至泻出如水样，又称消化不良，四季皆可发病，尤以夏秋两季为多，治疗不及时，迁延日久，可影响小儿的正常营养、生长和发育。

【病因病机】

（一）感受外邪

夏季易感暑湿，脾喜燥而恶湿，若湿困脾阳则运化不健，清浊不分，升降失常而泻；秋凉感受风寒之邪，寒湿内停使脾胃运化失常，水湿滞留，并走大肠而泻。

（二）饮食内伤

饮食不节或不洁，饥饱无度；或恣食生冷、油腻致使脾胃损伤，宿食积滞不化，脾失健运，不能腐熟水谷而泻。

（三）脾胃虚弱

小儿脏腑娇嫩，脾常不足，且小儿生机蓬勃，发育迅速，脾胃负担较重，易损伤脾胃导致脾虚，脾虚则使运化失司，水谷不得运化，则水反为湿，谷反为滞，水湿滞留，下注肠道而为腹泻。

【临床表现】

（一）寒湿型

大便清稀多沫、色淡不臭，肠鸣腹痛，面色淡白，口不渴，小便清长，苔白腻，脉濡，指纹色红。

（二）湿热型

腹痛即泻，急迫暴注，色黄且臭，小便短赤，身有微热，口渴，苔黄腻，脉滑数，指纹色紫。

（三）伤食型

腹痛痞满，泻前哭吵，泻后痛减，大便量多且酸臭，嗳酸厌食，苔厚或垢腻，脉滑。

（四）脾虚型

反复发作、久泻不愈，面色苍白，食欲不振，大便稀而不化，舌质淡苔薄，脉濡。若暴泻日久不愈则损及肾阳，肾阳不足影响脾阳，脾肾虚则泻无度，大便水样，完谷不化，次数频多，四肢厥冷，精神委靡，脉微欲绝等津竭阳脱之症。

【治疗】

（一）寒湿型

1. 治则：温中散寒，化湿止泻。

2. 处方：补脾经，推大肠、三关，清小肠，揉外劳、龟尾、天枢、脐，按脾俞，推上七节骨，按揉足三里。

（二）湿热型

1. 治则：清热，利湿，调中止泻。

2. 处方：清脾经、大肠、小肠，退六腑，揉天枢、龟尾。

（三）伤食型

1. 治则：消食导滞，健脾和中。

2. 处方：补脾经，清大肠，揉中脘、天枢、龟尾、板门，摩腹，运内八卦，拿肚角。

（四）脾虚型

1. 治则：健脾益气，温阳止泻。

2. 处方：补脾经、大肠，推三关，推上七节骨，摩腹，揉脐、龟尾、脾俞、胃俞，捏脊，按揉足三里。

若小儿腹泻严重，面色苍白，无尿少尿，眼眶凹陷，精神委靡，多为危证，可考虑中西医结合治疗。

第五节　呕　　吐

呕吐是由于胃气上逆，胃或肠道呈逆行蠕动并伴有腹肌强力痉挛性收缩，迫使食管或胃内容物从口、鼻腔涌出是小儿常见病之一。

由于乳儿胃呈水平位，胃肌尚未发育完全，贲门肌较弱，幽门肌紧张度高，如果喂养不当，吸入过多空气，或喂乳过多，出现乳汁自口角溢出的现象称溢乳，则不属病态。

【病因病机】

胃为水谷之海，以降为和。小儿脾胃薄弱，凡外感内伤均可使胃气不和，上逆而引起呕吐。

外感六淫，侵扰于胃；饥饱失调，过食生冷油腻，损伤脾胃，胃失和降，上逆为呕。

【临床表现】

（一）寒邪犯胃

饮食稍多即吐，时作时止，吐物酸臭不甚，面色苍白，四肢不温，腹痛、喜暖，大便溏薄，舌淡苔白，指纹红。

（二）热邪犯胃

食入即吐，呕吐物酸臭，身热口渴，烦躁不安，大便臭秽或秘结，小便黄赤，口唇红干，苔黄腻，指纹色紫。

（三）伤食型

呕吐酸馊频繁，口气臭秽，胸闷厌食，肚胀腹痛，大便溏或秘，味酸臭，苔厚腻，脉滑实。

【治疗】

（一）寒邪犯胃

1．治则：温中散寒，和胃降逆止呕。

2．处方：补脾经，横纹推向板门，推三关、天柱，揉外劳、中脘，按揉足三里。

（二）热邪犯胃

1．治则：清热和胃，降逆止呕。

2．处方：清脾胃、大肠，退六脏，运内八卦，推天柱，推下七节骨。

（三）伤食型

1．治则：消食导滞，和中降逆。

2．处方：补脾经，揉板门、中脘，横纹推向板门，运内八卦，分推腹阴阳，推下七节骨，按揉足三里，摩腹。

第六节　腹　　痛

腹痛在临床上是小儿常见的一种病症。腹腔内有肠、胃、肝、胆、脾、肾等多种脏腑，各种因素引起上述脏腑、经脉有病都可能引起腹痛。

引起腹痛的因素虽然很多，但尤以寒、热、外邪搏结肠间，伤食等最为常见。

【病因病机】

（一）感受外邪

小儿腹部为风寒之邪所侵而致寒邪搏结肠间，寒主收引，寒凝气滞，经络不通，气机阻滞，不通则痛。

（二）饮食内伤

饮食不节或过食生冷，食积停滞中焦，脾胃运化失司，气机阻闭不通而致腹痛。

（三）脾胃虚寒

病儿久病脾虚，或因平日脾胃虚弱，致脾阳虚，运化失司，寒湿滞留胃肠，气血不足以温养而致腹痛。

【临床表现】

（一）寒痛

腹痛暴急，遇冷更剧，喜热痛减，按之痛稍减，伴有发热，恶寒，便溏，小便清利，面色青白、舌淡苔滑、指纹红或隐伏不见。

（二）伤食痛

腹胀，厌食，嗳腐吞酸，恶心呕吐，矢气则舒，不思饮食，腹泻或便秘、便后痛减，苔厚腻。

（三）虚寒腹痛

腹痛隐隐，喜温喜按，面色萎黄，形消体瘦，食欲不振，易发腹泻，舌淡苔薄，指纹色淡。

【治疗】

（一）寒痛

1. 治则：温中散寒，理气止痛。

2. 处方：补脾经，揉外劳，推三关，摩腹，掐揉一窝风，拿肚角。

（二）伤食痛

1. 治则：消食导滞，和中止痛。

2. 处方：清脾经、大肠，揉板门、中脘、天枢，运内八卦，分推腹阴阳，拿肚角，按揉脾俞，摩腹。

（三）虚寒腹痛

1. 治则：温补脾肾，益气止痛。

2. 处方：补脾经、肾经，推三关，揉外劳、中脘、板门，摩腹，按揉足三里。

第七节　疳　　积

疳积是疳症和积滞的总称，积滞与疳症有轻重之分，积滞是指小儿伤食，损伤脾胃，而致脾胃运化失司，留滞于中，是一种慢性消化功能紊乱的综合征。疳症是指小儿饮食失调，气液干涸，形体消瘦，腹大筋暴，是积滞的进一步发展，有“无积不成疳”之说。疳积与现代医学所称营养不良临床表现相似，营养不良是由于摄食不足或摄入食物不能充分吸收利用的结果。

【病因病机】

引起疳积的主要原因是饮食不当，损伤脾胃，久病致脾虚。脾胃失司，受纳运化失职，升降失调，乃成积滞。积滞日久，脾胃更伤而致为疳。脾胃虚弱则乳食不能腐熟，水谷精微不能运化，乳食内停，积滞不消，积久转疳，时日渐久，致营养失调，病儿形体消瘦，气液虚衰，发育障碍。

【临床表现】

（一）积滞伤脾

腹胀痞满，纳呆，形体消瘦，精神不振，夜眠不安，大便恶臭，舌苔厚腻。

（二）气血亏虚

面色萎黄或面白无华，毛发枯干，四肢不温，骨瘦如柴，神疲困倦，腹部凹陷，便溏，舌淡苔薄，指纹色淡。

【治疗】

（一）积滞伤脾

1．治则：消积导滞，调理脾胃。

2．处方：补脾经，推四横纹、三关，运内八卦，摩腹，捏脊，按揉足三里，分推腹阴阳，揉天枢、板门、中脘。

（二）脾胃虚弱

1．治则：温中健脾，补益气血。

2．处方：补脾胃，揉中脘、脾俞、胃俞、外劳，推三关，运内八卦，捏脊，按揉足三里，掐揉四横纹。

第八节　便　　秘

便秘是指大便秘结不通，不能按时排便，排时不爽而艰涩难于排出的一种病证。

【病因病机】

（一）实秘

饮食不节，过食厚味，以致肠胃积热，气滞不行；或于热病之后耗伤津液，导致肠道燥热，津液失于输布，不能下润肠道而出现便秘。

（二）虚秘

先天不足，身体虚弱；或久病体虚，气血亏损。气虚则传送无力，血虚则无以滋润大肠，以致排便困难。

【临床表现】

（一）实秘

大便干结，面赤身热，口臭唇赤，纳呆，胸胁痞满，腹部胀痛，苔黄燥，指纹色紫。

（二）虚秘

面白无华，形体消瘦，气短，大便努责难下，舌淡苔薄，指纹色淡。

【治疗】

（一）实秘

1. 治则：顺气行滞，清热通便。

2. 处方：揉中脘、龟尾、天枢，摩腹，推下七节骨，清脾胃、大肠，退六腑，运内八卦，按揉膊阳池、足三里。

（二）虚秘

1. 治则：养血益气，滋阴润燥。

2. 处方：补脾经，清大肠，推三关，揉上马、肾俞、天枢，捏脊，按揉足三里。

第九节 脱 肛

脱肛是指肛门直肠向外翻出而脱垂于肛门外，又称直肠脱垂。

【病因病机】

小儿先天中气不足，或因长期咳嗽、久痢、便秘等耗伤正气，气虚下陷，升摄无力，导致本病。

【临床表现】

（一）气虚

肛门直肠脱出不收，肿痛不甚，兼有面白无华或萎黄，形体消瘦，精神委靡，舌淡苔薄，指纹色淡。

（二）实热

肛门直肠脱出，红肿刺痛瘙痒，兼有口干苔黄，大便秘结，小便短赤，指纹色紫。

【治疗】

（一）气虚

1. 治则：补中益气，升举固脱。

2. 处方：按揉百会，补脾经、大肠、肺经，推三关，摩腹，捏脊，推上七节，拿肩井，揉龟尾。

（二）实热

1. 治则：清热利湿通便。

2. 处方：清脾经、大肠、小肠，退六腑，推下七节，按揉膊阳池，揉天枢、龟尾，摩腹。

第十节　惊　　风

惊风又称惊厥，抽风，以肢体抽搐，双目上视或斜视及意识不清为其发病特点，是小儿常见病之一，临床上分为急惊风、慢惊风。

急　惊　风

【病因病机】

小儿体属纯阳，由于外感时邪，化热极速，热盛生风，风盛生痰，痰热壅闭，清窍不宣；或为乳食内伤，积滞痰热内壅，气机逆乱，清窍不宣而发为惊风；或小儿体虚，气血不足，内蕴风痰，偶受惊吓，则神气逆乱，发而急惊；或气血亏虚，不能濡养筋脉而致抽搐，角弓反张发作。

小儿中枢神经系统发育不完善，高热可以引起惊风，但应注意由脑炎、脑病等危重疾病引起的惊风。

【临床表现】

高热往往在39℃以上，面红唇赤，气急鼻扇，烦躁不安，双目直视或斜视，神志昏迷，牙关紧闭，口噤不开，痰声急促，项强，角弓反张，四肢抽搐，大便秘结，小便短赤，脉浮数、洪紧或弦，苔厚腻，指纹青紫。

【治疗】

1. 治则：清热熄风，祛痰镇惊。

2. 处方：掐人中、端正、老龙、十宣、威灵、中冲、少商、涌泉，拿合谷、精宁以开窍醒神；拿合谷、曲池、肩井、百虫、承山、委中以止抽搐；清肺经，补脾经，揉天枢、肺俞、丰隆以化痰；退六腑，清大肠、天河水、肝经、心经，推脊以清热；揉板门、中脘、小天心、一窝风，按揉足三里，推下七节，摩腹以消食。

慢　惊　风

【病因病机】

慢惊风多因急惊风治疗不及时，或久泻久痢，或其他病后正气亏损，脾胃虚极，津血耗伤，筋脉失于濡养而致慢惊风。

【临床表现】

面色苍白，身体消瘦，精神委靡，肢体倦怠，嗜睡或昏睡露睛，抽搐无力、时作时止，无热或微热，痰鸣微喘，四肢厥冷，脉沉，苔薄白。

【治疗】

1. 治则：扶正固本，熄风止搐。

2. 处方：补脾经、肾经，清肝经，按揉百会、足三里，推三关，拿曲池、委中，捏脊，揉中脘、板门，运内八卦，摩腹。

第十一节　遗　尿

遗尿是 3 岁以上小儿在睡眠中不知不觉地将小便尿在床上，俗称“尿床”。

【病因病机】

小儿遗尿多为先天禀赋不足，后天保养失调，肾气不足，下元虚冷，不能约束水道所致。此外，由于其他疾病所引起的脾肺虚损，气虚下陷，也可以出现遗尿症。

【临床表现】

本病的特点为睡中不自主排尿。疲劳后，遗尿更易发生，阴雨天气也易发生，病久可见面白无华，恶寒肢冷，腰腿酸软，小便频数，食欲不振，精神委靡，智力减退，脉沉迟无力。

【治疗】

1. 治则：温补脾肾，固涩下元。

2. 处方：补脾经、肾经、肺经，推三关，揉外劳、丹田、二马，擦腰骶部，按揉肾俞、三阴交、百会，摩关元，运内八卦，运水入土。

第十二节　小儿肌性斜颈

小儿肌性斜颈以病儿头向患侧斜，颜面部旋向健侧为特点。一般是指因一侧胸锁乳突肌挛缩而造成的肌性斜颈。极少数因脊柱畸形所引起的骨性斜颈、视力障碍而引起的代偿姿势性斜颈，均不属于本病范围。

【病因病机】

肌性斜颈的病理主要是患侧胸锁乳突肌发生纤维性挛缩。斜颈发生的病因尚未完全确定，说法不一，如产伤、胎位不正、胚胎发育异常、遗传等，但多数病变与创伤有关。分娩时一侧胸锁乳突肌因受产道或产钳挤压受伤出血，血肿机化形成挛缩。另外认为怀孕或分娩时胎儿头位不正，阻碍一侧胸锁乳突肌血液供给，引起胸锁乳突肌缺血性改变所致。

【临床表现】

出生后，病儿颈部可触及有一梭形肿物，以后渐渐胸锁乳突肌挛缩紧张，突出如条索状，病儿头部向患侧倾斜而颜面部旋向健侧。有条件可做颈部X线检查，以排除骨性斜颈。

【治疗】

1. 治则：舒筋活血，化瘀消肿。
2. 处方：
(1) 在梭形肿物局部做轻柔按揉，同时也要在胸锁乳突肌的起点和止点做按揉。
(2) 用拇指与示指、中指提拿、揉捏肿块，手法宜轻。
(3) 头颈扳向健侧做被动牵引扳动5～10次，动作要轻柔。
(4) 在挛缩处做牵扯弹拨筋腱3～5次。
(5) 用轻柔的按揉法在胸锁乳突肌治疗、放松。

自　学　指　导

【重点难点】

推拿手法治疗小儿常见病时，对发热、重症腹泻、惊风、腹痛等变化较快的疾病，不仅要明确中医辨证，必要时可配合现代医学检查方法，明确诊断，选择推拿适应证，以确保手法治疗的正确和成功。对慢性腹泻、疳积、小儿肌性斜颈、便秘等慢性疾病可考虑推拿辨证治疗，因病程较长，医生要有信心和耐心，才能获得治疗的成功。

【学习思考题】

1. 腹泻的推拿治疗。
2. 疳积的推拿治疗。
3. 发热的推拿治疗。
4. 小儿肌性斜颈的推拿治疗。

第十二章　自我推拿

操作者运用自己的双手，使用简单的手法，在自己体表的某些腧穴或部位进行推拿，用以防治疾病，强身保健，延年益寿，称为自我推拿。

第一节　头面部自我推拿

一、揉攒竹

以左右手拇指端，分别按左右眉内侧端的凹陷处，轻揉攒竹，用力适宜，以酸胀为宜。

二、按睛明

用左手或右手拇、示二指端，按在两眼内角睛明穴，向下按，然后向上挤，一挤一按，反复进行，以酸胀为宜。

三、揉印堂

以拇指或示指罗纹面，紧贴于两眉正中，揉按 20～30 次，以酸胀为宜。

四、按揉四白

以左右手示指罗纹面，分别按于目下 1 寸（四白穴）处，持续按揉 30～40 次，以酸胀为宜。

五、刮眼眶

以左右手示指屈成弓状，用示指中节桡侧面紧贴目内角，自内向外，先上后下刮眼眶，或用示指罗纹面，沿目下缘摩向目外角，再沿目上缘摩至目内角，重复 7～8 次（不能触及眼球）。

六、揉太阳

以左右手中指或示指罗纹面，紧贴眉梢与外眼角中间，向后约 1 寸处的凹陷处，按揉 20～30 次，以酸胀为度。

七、推抹前额

以两手示指屈成弓形，以中节桡侧面紧贴眉心，由眉间向前额两侧推抹，其路线应逐次升高，直到前发际下，重复20～30次。

八、分抹两颞

以两手拇指罗纹面，紧贴两侧鬓发处，由前向后推抹，重复20～30次，以酸胀为宜。

九、十指叩头

两手十指屈曲，以中指尖紧贴前发际正中线，由前向后轻叩至后发际，叩的路线应依次下降至两耳上角、重复进行20～30次；再把两手十指插入头发，揉摩头部表皮。

十、揉人中

用拇指或示指端，按在鼻下人中穴处，按揉10～20次，以酸胀为宜。

十一、揉承浆

以拇指罗纹面或指端按于下唇承浆穴，反复按揉10次或20次。然后再以两手拇指罗纹面从承浆穴向两口角方向分推，再从两口角推向人中穴，重复进行5～10遍，以舒服为宜。

十二、揉迎香

以两手中指或示指罗纹面，紧贴于鼻旁迎香穴，按揉20～30次。

十三、按揉风池、天柱

以两手拇指罗纹面，分别按于脑后两侧的胸锁乳肌与斜方肌之间的凹陷处，用力按揉20～30次，再将拇指向内下方移半寸（即天柱），再按揉20～30次。

十四、搓手浴面

先将两手搓热，手指并拢，示、中、无名指放于下颏部，由下推至目下，再由目下向左右分推至耳前，重复20～30次，以舒服为宜。

十五、揉按百会

以左手或右手中指，按于头顶正中（两耳间连线之中点），揉按30～40次，以酸胀为宜。

第二节　胸腹部自我推拿

一、按揉中府、云门

一手示指放于中指上，以中指腹按于对侧胸部，距正中线旁开6寸，锁骨下凹陷处的云门穴和下一寸的中府穴，每穴按揉20～30次，以酸胀为宜，换手操作，按揉对侧中府、云门穴。

二、擦胸部

右手五指伸直并拢，紧贴对侧胸部，作直线左右擦动，其路线由上向下，逐次下降，重复20～30次，然后换左手擦对侧胸部。

三、拍胸

以右手五指并拢、略屈，用虚掌拍打左胸部，操作20次，再用左手拍右胸，使整个胸部都拍到。

四、按揉胸部

以一手中指指腹，沿锁骨下，肋骨间隙，由内向外（自胸骨至腋前线），由上而下逐个肋间隙，适当用力按揉，以酸胀为宜。

五、拿胸肌

以右手拇指紧贴左胸前外侧，其余四指紧贴腋下，作相对用力提拿，吸气时慢慢放松，提拿5～10次，然后换左手拿右胸肌，以酸胀为宜。

六、揉膻中

以一手拇指指腹按于两乳头连线中点处，反复按揉20～30次，以酸胀为度。

七、摩中脘

以右手掌放于脐上4寸处，左手重叠于右手背，顺时针方向摩动50～100次，以腹部温热感为宜。

八、揉气海、关元

以右手掌心紧贴于脐下1寸半处气海穴，左手放于右手掌背，作顺时针方向揉动，再换关元穴按揉，以小腹部发热为宜。

九、揉腹

以一手掌心贴脐部，另一手按手背，作轻快柔和的揉动，每次 2 分钟。

十、擦两胁

以两手大鱼际紧贴两侧胁部，作前后往返擦动，快速有力，透热为度。

十一、擦少腹

以两手小鱼际紧贴两侧天枢穴附近，作上下往返擦动，以透热为度。

十二、揉天枢

用两手中指腹按于两侧天枢穴，按揉 20～30 次。

第三节　背腰部自我推拿

一、擦大椎

先用左手，手指并拢，放于第 7 颈椎与第 1 胸椎处，斜擦大椎穴 30～40 次，然后换右手再擦 30～40 次，以透热为好。

二、拿揉肩井

先用左手，手指并拢，以掌心附于右侧锁骨上，中指按揉大椎与肩峰连线中点处，即肩井穴，按揉 20～30 次，再用拇指在肩井前扣住肌腱，其余四指放在肩后，均匀地一松一紧地向上提拿 10～15 次；然后换右手拿左肩井。

三、揉肾俞、志室

取站位或坐于方凳，两手握拳，放于后背部，用拇指指间关节或示指中节关节按于第 2 腰椎棘突下旁开一寸半的肾俞穴，按揉 20～30 次，然后再向外移一寸半，按揉志室穴 20～30 次，以酸胀为宜。

四、擦腰骶

取站位或坐于方凳，两手伸直，放于背后，以掌根紧紧贴腰部，用力上下擦动，动作要迅速有力，擦 20～30 次，以透热为宜。

五、拍打腰与下肢

取站位，两足分开比肩稍宽，两肘屈曲，两手放于腹部，作上下拍打腹部，反复数次；沿腰向后拍至肾俞区域，反复数次；两手沿臀部，下肢后部膀胱经路线，向下拍至足外侧，两手转向足内侧，沿下肢内侧肾经向上拍至腹，再向腰后拍至肾俞，再沿下肢外侧胆经路线向下拍打至外踝，再沿下肢内侧肝经路线拍打至小腹，再向腰后拍打至肾俞，再沿下肢前侧胃经路线拍打下行，至足背，再沿下肢内侧脾经路线拍打至小腹，此为 1 周，可拍打 3～5 周。

六、揉腰眼

两手握拳，以拇指间关节，紧按腰眼，作旋转用力按揉，以酸胀为度。

七、揉命门

以一手拇指间关节，放于背后腰部命门穴（第 2 腰椎棘突下）用力按揉 30～40 次，以局部酸胀为宜。

八、捶八髎

两足分开站立，两手握拳，放于背后，利用惯力交替甩动双手，捶第 1 骶骨孔至第 4 骶骨孔处，重复 20～30 次，以局部酸胀为宜。

第四节　上肢部自我推拿

一、按揉肩内俞

以一手拇指指腹，紧贴对侧肩的三角肌前侧缘（肩内俞），按揉 20～30 次，以酸胀为宜。

二、按肩髃

用一手中指指腹，紧贴对侧肩端（肩髃）用力持续按揉，以酸胀为宜。

三、擦肩

用一手掌横放于肩外侧，掌心紧贴三角肌部位，作横行擦动，由上而下移动，透热为度。

四、按揉肘关节

以一手拇指指腹按揉对侧上肢曲池、手三里、尺泽、曲泽穴，交替按揉，以酸胀为宜。

五、弹拨少海、小海

以一手中指端，在对侧肘部持续弹拨少海穴和小海穴，以酸胀麻木放射至手指为宜。

六、擦肘

用一手掌心紧贴肘关节，作上下擦动，先擦前侧，再擦后侧，以透热为宜。

七、搓手掌

以两手手掌相对用力摩擦，由慢而快，搓热为止。

八、擦手背

一手手掌与另一手手背互相用力摩擦，由慢而快，擦热为度。

第五节　下肢部自我推拿

一、拍打环跳、风市、髀关、伏兔

取站立位，手指并拢，手掌微屈，先按于髂前上棘直下与会阴相平的髀关穴，由轻而重，拍打20～30次，再将手按于髌骨外上缘6寸处的伏兔穴，拍打20～30次，再拍打环跳、风市，每穴各打20～30次。

二、按揉大腿

以两手掌根紧贴在大腿上部，自上而下，用力按揉，以酸胀为度。

三、按揉髌骨

下肢伸直，肌肉放松，用一手拇指及示指屈成弓形，拿捏或按揉髌骨。

四、拿小腿

用一手拇指与示指中指指端，提拿腓肠肌，自上而下，用力柔和，酸胀为宜。

五、按揉足三里

用一手拇指指腹或拇指间关节，紧贴足三里，用力按揉，以酸胀为度。

六、弹拨阳陵泉

用一手拇指指端，紧按腓骨头下缘，用力弹拨阳陵泉，以酸胀放射至足趾为宜。

七、拍击下肢

以两手掌根，紧贴大腿两侧，相对用力，拍击大腿及小腿两侧，由上而下拍击，20次左右。

八、擦涌泉

用一手小鱼际紧贴另一侧足心，快速用力直擦，发热为度，两足交替进行。

九、拿揉三阴交、悬钟、昆仑、太溪

十、按揉太冲、丘墟

操作者可根据本人的身体状况和需要，选择性地按揉一些穴位和部位。

第十三章 推拿练功

推拿练功历史悠久，起源于我国古老的“导引”练功方法。早在2000多年前，中医经典著作《黄帝内经》就提出“导引按跷”的防治疾病的方法，“按跷”即现在的推拿、按摩，而“导引”则是练功方法最早的雏形。推拿练功是学习推拿的重要的一课，推拿练功可以增强推拿医生临床工作所需要的指力、臂力、腰腿部力量，并可以增强推拿医生的体质及避免长期推拿给医生带来肌肉和关节的劳损，使推拿医生有足够的体力胜任临床治疗工作，提高治疗效果。病人也可根据自己身体状况，选择推拿练功的不同方法进行锻炼，可以调整内脏功能，增强体质，消除病痛，是一种“扶正祛邪”的好方法。

推拿练功分两部分，即“易筋经”和“少林内功”两种功法。练功宜在室内进行，避免汗出当风，同时应全神贯注，呼吸调匀，防止憋气，衣着应宽松，须穿软底鞋。练功不应在饱食或饥饿时进行，宜在饭后一小时左右进行。

第一节 易筋经

易筋经是推拿常用的练功方法之一。从易筋经的文字来解释，“易”是改变的意思；“筋”为筋腱、肌腱；“经”是指方法。易筋经就通过练功方法来改变筋骨功能，起到强筋健骨的作用。

在练习易筋经前，应穿练功鞋或平跟软底鞋，练功时要松静自然，意守丹田。松静自然就是意念放松，同时肌肉也要放松，保持安静，意守丹田就是微微用意于脐下一寸左右的丹田，不能过分用意，精神集中，但又不紧张，有利于头胸部放松，增强内脏活动，有使血液下行的作用。练功必须循序渐进，持之以恒，练功的时间和次数及动作强度，都要因人、因时、因地制宜，一般练功以微微汗出为好，不可强力练功。

一、韦驮献杵

预备姿势：并步，两目平视前方，头如顶物，口微开，舌抵上腭，下颏微向里收，呼吸自然，含胸，直腰拔背，蓄腹收臀，提肛松肩，两臂自然放于身体两侧，两膝微屈，两足并拢。

动作操作：左腿向左跨出一步，与肩同宽，五趾踏地，两臂同时外展至水平，掌心向下，肘腕关节自然放松。两掌心慢慢向前合拢，曲肘，两臂与腕徐徐内收，腕、肘、肩相平，十指朝天。两臂内旋，中指尖对胸，可触于天突穴，两掌根靠拢，中指尽量靠近胸部，肩、肘、腕保持相平（于水平方向）。

收势：先深吸一口气，再轻轻呼出，徐徐放下两手至预备姿势的位置，左足内收一步，并步。操作时全身放松，上身端直站立略前倾，全神贯注，心平气静，肌肉放松，气血运行自如，下行藏于丹田，同时增加臂力及腕肘肩关节的灵活性和肌腱韧带的韧性，病人练功也可使气机畅达，血脉自如，增强体质，提高疗效，本势开始练时，可练 3 分钟，逐渐可增加至 10 分钟，最后练功者可达 30 分钟。必须因人而异制定。

二、摘星换斗（图 13–1）

预备姿势：同“韦驮献杵”。

动作操作：右足向前跨半步，右足跟距左足心约一拳，成前丁后八式，左手握空拳放于腰眼，右手下垂，放于右大腿前内侧。

左腿屈曲下蹲，右足尖触地，右足跟距地约 2 寸，身体站稳，不可前倾后仰，左右倾斜。

右手五指微握如钩状，屈腕沿胸向上举起，右上臂与肩高度平齐，右前臂尽量外旋，前臂与上臂成 90°角，腕关节亦尽量外旋。头同时略向右侧抬起，双目注视右手拳心，舌抵上腭，呼吸自然。左拳于背后尽量内旋。两脚左虚右实。

收势：慢慢恢复预备式，左右交换，要求相同。

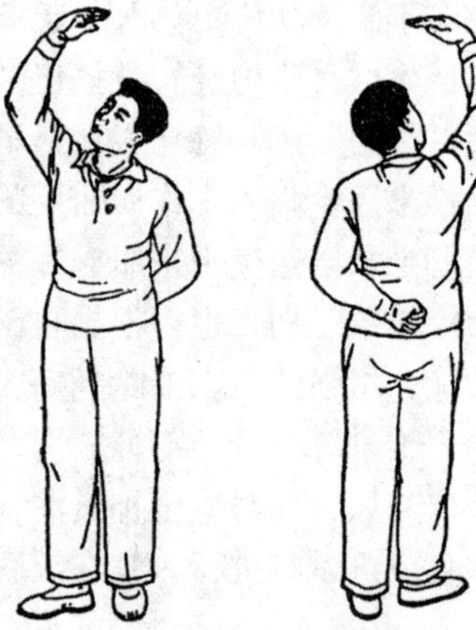

图 13–1　摘星换斗势

三、倒拽九牛尾（图 13–2）

预备姿势：同“韦驮献杵”。

动作操作：左腿向左平跨一步，比肩稍宽，足尖内扣，屈膝下蹲或马步，身体向右侧转，成为右弓左箭，两上肢同时动作，右上肢外旋，屈肘成半圆状，前臂与上臂成角略大于直角，右手握空拳用力，拳心对面，与肩同高，双目注视拳心，肘不过膝，膝不过足。左上肢内旋向后伸，拳心向后，作螺旋劲，身体正直，塌腰收臀，舌抵上腭，呼吸自然。

收势：慢慢还原至预备式，左右交换，姿势相同。

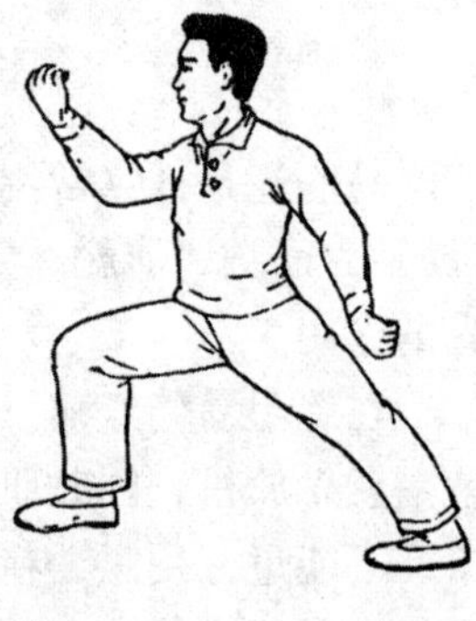

图 13–2　倒拽九牛尾势

练功时要精神集中，内外相应，增强两臂潜力，两拳空握，意念只想掌中，如拽九牛之尾向后拉。

初练时可练 1～3 分钟，逐渐增加时间，一般练至 8 分钟即可。

以上三种练功方法是比较常用的，除此之外，还有出爪亮翅、九鬼拔马刀、三盘落地、青龙探爪、饿虎扑食、打躬击鼓、掉尾摇头等。

第二节　少林内功

少林内功是推拿练功的重要组成部分，也是内功推拿的基础，少林内功的锻炼方法与一般的气功不同，它不强调吐纳意守，要求以力贯气，即所谓以力带气，气贯四肢，发力于指，特别在锻炼时要求下肢用“霸力”，就是双足用力踏地，足趾抓地，足跟踏实，下肢伸直，两股用力内夹，脚尖内收，躯干挺直、挺胸、收腹、收臀。上肢在做各种练功方法时，要贯力于肩、肘、腕、指，呼吸自然，动作协调，气随力行，达于四肢腰背，注于经脉，促使气血畅通，阴阳平衡，达到扶正健体，祛除病邪。练功时呼吸要自然，不能屏气，做到刚中有柔，柔中有刚。全身肌肉静止性用力，但仍心平气和，所谓“外紧内松”。

一、伸臂撑掌

立正站立，左足向左平跨一步，双足距离略宽于肩，足尖略内收成内八字，足跟踏实，足趾抓地，运用霸力，力从上向下贯注于足。前胸微挺，后臀要蓄，两手直掌，放于腰间，然后两手变为俯掌，掌心向地，直肘后伸，腕关节背伸，手掌四指并拢，拇指外分，拇指与其余四指大约成直角，手指均伸直，贯力于指尖，挺胸，使两肩胛骨向脊柱靠拢。沉肩，两目平视，头端平，挺胸收腹，舌抵上腭，呼吸自然（图 13–3）。

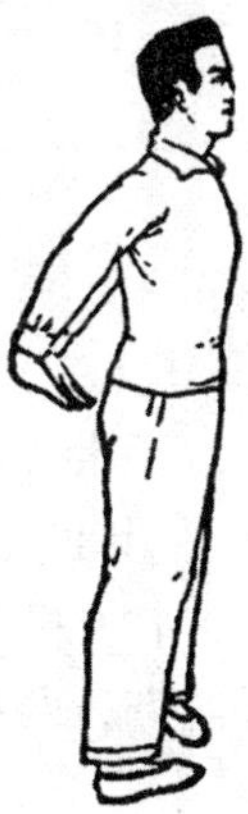

图 13–3　伸臂撑掌

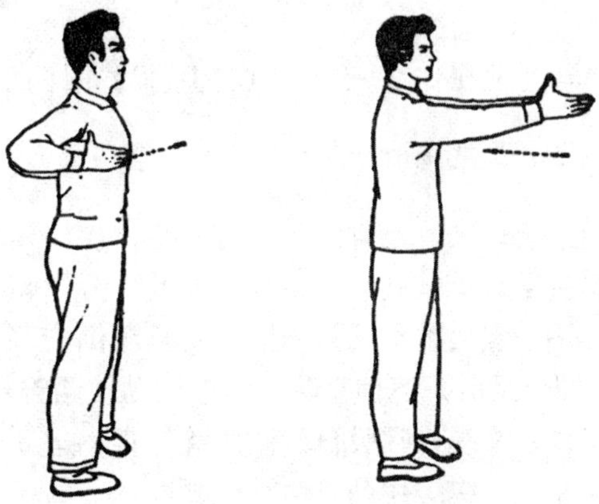

图 13–4　前推八匹马和倒拉九头牛准备姿势

本势是少林内功的基本姿势，其他练功方法，常在此基础上开始练习，练习时要做到“三直四平”（即臂直、腰直、腿直，头端平、肩平、掌平、脚平）。

二、前推八匹马

立正站立，左脚向左平跨一步，与肩稍宽，两足用霸力踩地，两肘屈曲，两手直掌放于腰间，手掌四指并拢向前，拇指朝天与其余四指成直角。贯力于肩臂指端，两臂徐徐向前推动至肘伸直，掌与肩同高，臀略收，胸微挺，头端平，目平视，呼吸自然。然后运动手臂，慢慢屈肘，屈肘时肩肘腕指应蓄力回收，收掌于两胁。

锻炼时可按上述动作来回推收 3～5 次。在整个运动过程中，下肢仍然要用力（图 13–4）。

三、倒拉九头牛

立正站立，左脚向左平跨一步，与肩稍宽，两足用霸力踩地，两足尖内收，两肘屈曲，两手直掌放于腰间，四指并拢向前，拇指朝上与四指成直角。两臂运动缓缓前推，边推边使上肢内旋，推至肘关节伸直时正好拇指向下，四指朝前，掌心朝外。屈指由掌变拳，劲注于拳，拳心向外，拳眼朝下。缓缓用劲外旋上肢，使拳心向内，拳眼向外上方，缓缓用力（如拉九牛之劲）屈肘，收拳至两胁，拳变直掌放于两胁（图 13–5）。

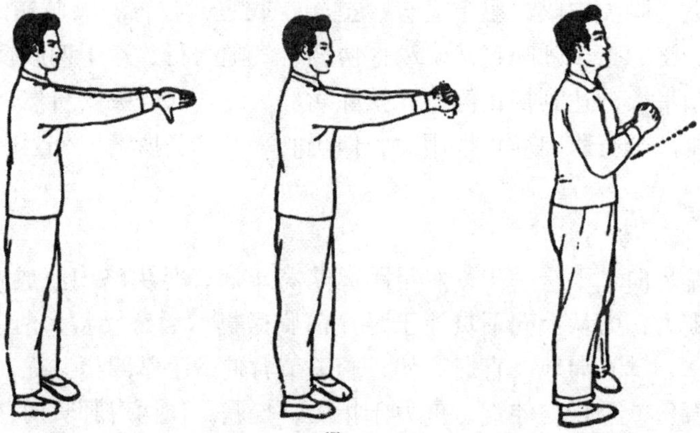

(1)　　(2)　　(3)

图 13–5　倒拉九头牛

可重复操作 3～5 次，在上肢操作时两下肢仍保持用力状态。

四、风摆荷叶

立正站立，左脚向左平跨一步，与肩稍宽，两足用霸力踩力，双足尖内收，两肘屈曲，两手直掌放于腰间，四指并拢朝前，拇指朝上与四指成直角。双手由直掌变成仰掌，掌心向上，用劲慢慢推动两掌向前，使掌渐渐交叉（左在右上或右在左上），两仰掌之间相距约 1～2 寸，至肘关节伸直时，缓缓用劲使两臂左右外分；肩、肘、掌须相平，成一直线，头如顶物，目平视，呼吸自然。两臂伸直，运动两臂慢慢内收至正前方，两掌交叉，左在右上或右在左上，缓缓用劲收两掌至腰部。

可重复操作 3～5 次。在上肢运动时，整个下肢仍保持用力状态，呼吸自然平稳，不可屏气（图 13–6）。

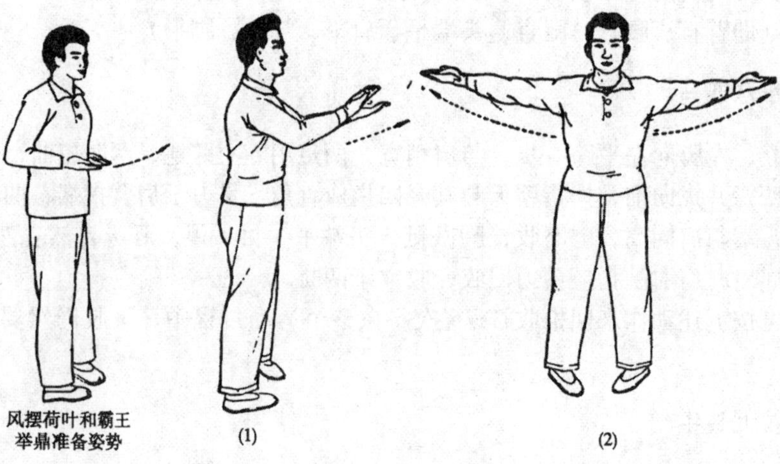

风摆荷叶和霸王举鼎准备姿势　　(1)　　(2)

图 13–6　风摆荷叶

五、霸王举鼎

立正站立，左脚向左平跨一步，与肩稍宽，两足尖内收，两脚用霸力踩地，两肘屈曲，两手掌直放于腰间，四指朝前，拇指向上与其余四指成直角。放于腰间直掌变为仰掌，两掌用力缓缓上托，过肩后，徐徐内旋前臂，使掌心朝上，虎口相对，犹举重物，徐徐上举，举至肘关节伸直，指端相对，四指并拢，拇指朝前，两目平视，呼吸自然。旋腕翻掌，指尖朝上，掌侧相对，拇指外分，蓄力而下，慢慢收回腰间呈直掌。可重复操作 3～5 遍。操作时，两下肢仍保持用力状态，贯力于足（图 13-7）。

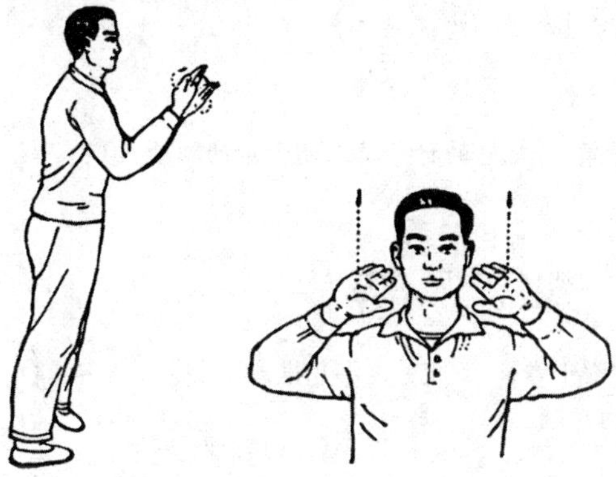

(1)　　(2)　　(3)

图 13-7　霸王举鼎

以上五种是少林内功常用锻炼方法，除此之外，尚有单掌拉金环、顺水推舟、怀中抱月、仙人指路等。

练功应掌握几种基本方法，持之以恒，循序渐进地锻炼，对增强医生体质和提高治疗效果是大有裨益的。病人根据自己的情况练功亦可达到祛病健身的目的。

附篇：模拟试题及参考答案（3套，每套100分）

模拟试题（一）

一、单选题（在备选答案中，选择1个最佳答案，并把它的标号填入题干后的括号内）

1. 推拿这一名称首先见于我国（　　）
   A. 唐代　B. 宋代　C. 元代　D. 明代　E. 清代
2. 我国最早的推拿专著是（　　）
   A.《小儿按摩经》　B.《黄帝岐伯按摩十卷》　C.《小儿推拿广义》　D.《小儿推拿秘诀》　E.《小儿推拿方脉活婴秘旨全书》
3. 我国的推拿治疗形成于（　　）
   A. 战国时期　B. 秦汉时期　C. 隋唐时期　D. 宋金元时期　E. 明清时期
4. 推拿流传至海外开始于（　　）
   A. 隋朝　B. 唐朝　C. 宋朝　D. 元朝　E. 清朝
5. 影响推拿手法补泻作用的因素是（　　）
   A. 病人的体质　B. 手法的时间　C. 解剖位置的异常　D. 脏腑的生理功能　E. 手法的频率
6. 推拿辨证施治的基本原则是（　　）
   A. 扶正祛邪　B. 因时制宜　C. 治病必求其本　D. 活血化瘀　E. 平衡阴阳
7. 正常人的脊柱由多少个脊椎构成（　　）
   A. 23个　B. 17个　C. 33个　D. 25个　E. 50个
8. 脊柱前凸畸形常见于（　　）
   A. 腰椎结核　B. 腰椎增生　C. 强直性脊柱炎　D. 腰椎滑脱　E. 腰椎压缩性骨折
9. 挺腹试验阳性提示（　　）
   A. 髋关节病变　B. 骶髂关节病变　C. 腰部神经根受压　D. 颈部神经根受压　E. 以上都不是
10. 足背外侧感觉障碍提示（　　）
    A. 腰4神经根受压　B. 腰3神经根受压　C. 腰2神经根受压　D. 骶1神经根受压　E. 以上都不是
11. 翼状肩胛提示（　　）
    A. 提肩胛肌瘫痪　B. 前锯肌瘫痪　C. 斜方肌瘫痪　D. 菱形肌瘫痪　E. 以上全不是
12. 肱骨结节间沟压痛提示（　　）
    A. 冈上肌损伤　B. 冈下肌损伤　C. 三角肌损伤　D. 肱二头肌长腱腱鞘炎　E. 肱二头肌短腱腱鞘炎
13. 床边试验阳性提示（　　）

A. 腰椎病变　B. 髋关节病变　C. 腰骶关节病变　D. 骶髂关节病变　E. 骨盆病变

14. 推拿手法的命名原则是（　　）

A. 用力方式　B. 动作形态　C. 手法起源　D. 手法作用　E. 手法的补泻

15. 捻法常适用于（　　）

A. 肩关节　B. 肘关节　C. 指间关节　D. 膝关节　E. 踝关节

16. 冈上肌肌腱钙化的诊断依据是（　　）

A. 疼痛的轻重　B. 压痛部位　C. X线片有肌腱钙化影　D. 肩关节活动情况　E. 推拿治疗手法

17. 推拿治疗的适应证是（　　）

A. 骨折　B. 脱位　C. 骨肿瘤　D. 伤筋　E. 骨结核

18. 肱骨外上髁炎常见于（　　）

A. 常做前臂旋前用力伸腕的人　B. 常做前臂旋后用力屈腕的人　C. 肘关节外伤　D. 肘关节脱位　E. 以上都不是

19. 肩关节外展 60°～120°疼痛加重可提示（　　）

A. 肩周炎　B. 冈上肌腱炎　C. 网球肘　D. 肱二头肌损伤　E. 冈下肌腱炎

20. 桡侧三个半手指麻木疼痛常见于（　　）

A. 腕关节损伤　B. 腕管综合征　C. 指部腱鞘炎　D. 尺神经损伤　E. 桡神经损伤

21. 髋关节结核诊断可依据（　　）

A. 髋关节疼痛　B. 午后发热，盗汗　C. 局部压痛　D. 跛行　E. X线拍片检查

22. 踝关节扭伤常发生于下面情况（　　）

A. 踝关节外翻位　B. 踝关节内翻位　C. 踝关节背伸位　D. 踝关节跖屈位　E. 踝关节摇动时

23. 颈椎椎体前缘增生（　　）

A. 一般无特殊症状　B. 可出现脊髓型症状　C. 可出现椎动脉型症状　D. 可出现神经根型症状　E. 可出现交感神经型症状

24. 腰椎间盘突出症发生的主要因素是（　　）

A. 腰椎增生　B. 长期劳损　C. 腰部着凉　D. 椎间盘退变　E. 以上都是

25. 最常见的腰椎间盘突出的类型是（　　）

A. 向椎体内突出　B. 向前突出　C. 向后单侧突出　D. 向后双侧突出　E. 向后中央突出

二、配伍题（每道习题配伍1个与它关系最密切的答案，在每一组习题中，每一备选答案，可以备选1次、几次或1次也不选）

1. 髌下脂肪垫损伤压痛见于（　　）
2. 半月板损伤压痛点见于（　　）
3. 髌骨软化症时压痛点见于（　　）

A. 胫骨结节　B. 关节间隙　C. 髌韧带两侧　D. 髌骨上缘　E. 髌骨边缘四周

4. 肩关节从外展到上举都有疼痛可能为（　　）
5. 肩关节外展时疼痛，上举时反而不痛可能为（　　）
6. 病人能主动外展肩关节，但无力继续上举，可能为（　　）

A. 肩关节脱位　B. 肩关节炎　C. 肩周炎　D. 臂丛神经麻痹　E. 三角肌下滑囊炎

7. 肩胛骨上角连线相当于（　　）
8. 肩胛骨下角连线相当于（　　）

9. 髂后上棘连线相当于（　　）

A. 第2胸椎平面　B. 第7胸椎平面　C. 第8胸椎平面　D. 第4腰椎棘突　E. 腰骶关节

10. 腰骶关节病变可出现（　　）

11. 颈部神经根受压可出现（　　）

12. 腰部神经根受压可出现（　　）

A. 椎间孔挤压试验阳性　B. 屈颈试验阳性　C. 跟臀试验阳性　D. 床边试验阳性　E. "4"字试验阳性

13. 肩关节脱位可出现（　　）

14. 肱二头肌长腱腱鞘炎可出现（　　）

15. 肩周炎可出现（　　）

A. "方肩"畸形　B. 翼状肩胛　C. 肩胛骨高耸　D. 肩关节内旋试验阳性　E. 肩关节外展时无痛，超过60°开始外展受限

三、填空

1. 推拿又称________，________，________。
2. 推拿的作用原理是______________；______________；______________；________________；______________________。
3. 颈椎病的常见临床类型是______________，______________________，______________，______________________。
4. 肩周炎又称为______________，______________，______________，__________________。
5. "形数惊恐，______________，______________________，治以按摩醪药。"
6. "………寒气客于背腧之脉，则脉涩，脉涩则血虚，血虚则痛，其腧注于心，____________________。按之则热气至，______________________。"
7. 腕管综合征是______________在腕管内受压引起的。
8. 脊髓型颈椎病常首先出现________肢运动、感觉功能障碍。
9. 椎间盘的纤维环一般在________至________岁间，开始发生退变。
10. 检查骶髂关节病变的常用检查方法是______________________，______________________，______________________，______________________。

四、名词解释

1. 颈椎病　2. 漏肩风　3. 第3腰椎横突综合征　4. 腰椎滑脱　5. 屈颈试验

五、问答题

1. 为什么腰椎间盘突出常在弯腰搬物时发病？
2. 腰椎间盘由哪三部分组成？各有什么结构特点？
3. 肩周炎的分期治疗原则是什么？

六、论述题

1. 试论述腰痛的分类。
2. 试论述颈椎病的推拿治疗。

模拟试题（二）

一、单选题(在备选答案中,选择1个最佳答案,并把它的标号填入题干后的括号内)

1. 我国现存最早的推拿专著是（　）
   A.《小儿按摩经》　B.《黄帝岐伯按摩十卷》　C.《小儿推拿广义》　D.《小儿推拿秘诀》　E.《小儿推拿方脉活婴秘旨全书》
2. 按摩是在哪个朝代改为推拿的（　）
   A. 唐代　B. 宋代　C. 元代　D. 明代　E. 清代
3. 我国历史上太医院最早在按摩科设立按摩博士是在（　）
   A. 隋朝　B. 唐朝　C. 宋朝　D. 元朝　E. 清朝
4. 最早介绍按摩工具的书是（　）
   A.《医宗金鉴》　B.《圣济总录》　C.《千金药方》　D.《黄帝内经》　E.《外台秘要》
5. 脊柱角状后凸畸形常由下列疾病引起（　）
   A. 腰椎间盘突出　B. 颈椎病　C. 脊柱结核　D. 老年驼背　E. 水平骶椎
6. 圆形驼背畸形伴有头部前倾、姿势强直常见于（　）
   A. 老年性骨质疏松症　B. 胸椎结核　C. 强直性脊柱炎　D. 腰椎间盘突出　E. 以上都不是
7. 正常腰部脊柱前屈活动范围是（　）
   A. 60°　B. 90°　C. 180°　D. 30°　E. 45°
8. 掌跟试验阳性常提示（　）
   A. 髋关节脱位　B. 髋关节结核　C. 髋关节滑囊炎　D. 弹响髋　E. 以上都不是
9. 抽屉试验阳性提示膝关节（　）
   A. 关节腔积液　B. 半月板损伤　C. 侧副韧带损伤　D. 交叉韧带损伤　E. 髌韧带损伤
10. 天枢穴的位置（　）
    A. 脐下2寸　B. 脐上2寸　C. 脐旁2寸　D. 脐旁4寸　E. 脐上4寸
11. 大肠俞的位置是在________腰椎棘突下，旁开1.5寸（　）
    A. 第1　B. 第2　C. 第4　D. 第5　E. 以上都不对
12. 风市穴属于（　）
    A. 肝经　B. 胆经　C. 脾经　D. 肾经　E. 胃经
13. 㨰法适用于（　）
    A. 头面部　B. 胸部　C. 腹部　D. 腰臀四肢　E. 以上都适用
14. 捏法常用于（　）
    A. 脊椎两侧　B. 腹部　C. 面部　D. 上肢　E. 下肢
15. 㨰法是由________演变而来（　）
    A. 推法　B. 拿法　C. 一指禅推法　D. 捏法　E. 摇法
16. 颈椎病第五颈神经受刺激时，疼痛常出现在（　）
    A. 肩部及前臂尺侧　B. 肩部及上臂内侧　C. 肩部上臂外侧前臂桡侧　D. 肩部及前臂内侧　E. 以上都不对
17. 腰椎间盘突出病人一侧跟腱反射减弱或消失提示（　）
    A. 第3腰神经根受压　B. 第4腰神经根受压　C. 第5腰神经根受压　D. 第1骶神经根受压　E. 第2腰神经根受压

18. 肩胛肋骨综合征主要累及（　　）

A. 斜方肌　B. 背阔肌　C. 前锯肌　D. 大小菱形肌　E. 胸大肌

19. 退行性脊柱炎的诊断主要依据（　　）

A. 病史　B. 临床症状　C. 脊柱外伤　D. X线摄片　E. 手法治疗

20. 踝管综合征常在以下情况疼痛麻木加剧（　　）

A. 叩击患足外踝后方　B. 叩击患足内踝后方　C. 叩击足跟　D. 叩击足背　E. 以上都不对

21. 胃脘痛古代文献上又称为（　　）

A. 真心痛　B. 胸痹心痛　C. 心下痛　D. 气滞痛　E. 血瘀痛

22. 胃脘痛在以下何种情况不宜推拿（　　）

A. 胃部寒气重　B. 胃部气滞　C. 胃部出血　D. 肝气犯胃　E. 脾胃虚弱

23. 中风后半身不遂推拿治疗的最佳时期（　　）

A. 中风当时　B. 中风后两周　C. 中风后2～6个月之间　D. 中风后半年以上　E. 中风后1年

24. 中风中经络与中脏腑的区别（　　）

A. 半身不遂　B. 口眼㖞斜　C. 语言不利　D. 神志不清　E. 上肢功能障碍

25. 肝气犯胃型胃脘痛，用一指禅推法自天突向下推至中脘，重点治疗的穴位是（　　）

A. 膈俞　B. 天突　C. 膻中　D. 中脘　E. 关元

二、多选题（在备选答案中，选择2～5个正确答案，并将它们的标号填入题干后的括号内。错选或漏选均不得分）

1. 推拿能对以下哪几项产生影响（　　）

A. 红细胞总数　B. 皮脂腺分泌　C. 汗腺分泌　D. 白细胞吞噬能力　E. 血清中吗啡样物质含量

2. 伤筋的压痛点常常存在于（　　）

A. 肘膝关节以下部位　B. 筋膜的起止点　C. 肌肉起止点　D. 腰部　E. 两肌相交错的部位

3. "4"字试验阳性提示（　　）

A. 腰骶关节病变　B. 腰部神经根受压　C. 髋关节病变　D. 骶髂关节病变　E. 坐骨神经痛

4. 掌跟试验时足向一侧呈外旋位提示（　　）

A. 股骨颈骨折　B. 髋关节脱位　C. 骶髂关节损伤　D. 截瘫病人　E. 以上都不是

5. 左肩疼痛可能为（　　）

A. 肩部疾病　B. 心脏疾病　C. 肝胆疾病　D. 肠胃疾病　E. 颈部疾病

6. 脊柱侧凸畸形多见于（　　）

A. 小儿麻痹　B. 佝偻病　C. 强直性脊柱炎　D. 脊柱结核　E. 腰椎间盘突出症

7. 直腿抬高试验阳性可提示（　　）

A. 腰椎间盘突出症　B. 臀上皮神经损伤　C. 梨状肌综合征　D. 慢性腰肌劳损　E. 大腿后侧肌群紧张

8. 网球肘可出现下列症状（　　）

A. 手指麻木　B. 肩部疼痛　C. 肱骨外上髁疼痛　D. 前臂桡侧疼痛　E. 网球肘试验阳性

9. 按法的治疗作用（　　）

A. 舒筋通络　B. 解痉止痛　C. 滑利关节　D. 纠正脊柱畸形　E. 缓解肌肉痉挛

10. 急性腰扭伤常用的推拿手法有（　　）

A. 斜扳法　B. 捏脊法　C. 点按痛点　D. 牵引　E. 腰部后伸扳法

11. 推拿不宜治疗的头痛有（　　）

A. 脑肿瘤头痛　B. 脑血管疾病急性期头痛　C. 脑挫裂伤头痛　D. 瘀血头痛　E. 肝阳头痛

12. 肝气乘脾型泄泻的推拿治疗可选用（　　）

A. 横擦腰骶部　B. 按、揉章门、期门　C. 斜擦两胁　D. 按、揉肝胆俞　E. 摩腹

13. 肝阳头痛推拿治疗可采用（　　）

A. 一指禅推法用于背部膀胱经　B. 拿风池　C. 五指拿法从头顶拿至风池　D. 推桥弓　E. 擦双侧涌泉穴

14. 下列哪些穴位是足少阳胆经的（　　）

A. 风池　B. 肩井　C. 环跳　D. 足三里　E. 阳陵泉

15. 泄泻的病因有（　　）

A. 感受外邪　B. 饮食不洁　C. 情志失调　D. 脾肾阳虚　E. 虫积

三、填空题

1. 推拿手法的要求是________、________、________________、________________。
2. 臂丛神经牵拉试验阳性提示________________________________。
3. 搭肩试验阳性提示________________________。
4. 大腿滚动试验阳性提示________________________，________________，________________________，________________________________。
5. 按手法的动作形态分类，推拿手法可分为________________，________________，________________，________________，________，________________。
6. 擦法又称________________，分为________________，________________，________________。
7. 半月板损伤的主要症状是________________，________________，________________，________________，________________，________________。
8. 踝关节扭伤轻者，韧带________________宜推拿治疗，治则是________________，________________。
9. 腰椎滑膜嵌顿时可见________________或________________的强迫体位，站立时________________；卧床时________________；全身腰肌处于________________状态。
10. 腰椎间盘突出症根据髓核突出程度，可分为________________，________________，________________三型。

四、名词解释

1. 半身不遂　2. 泄泻　3. 腕管综合征　4. 水平骶椎　5. 压胸试验

五、问答题

1. 神经根型颈椎病的临床表现。
2. 颈部旋转扳法的操作。
3. 什么是八会穴？说出各穴的名称。

六、论述题

1. 试论述腰椎间盘突出的鉴别诊断。

2. 试论述胃脘痛的推拿治疗。

模拟试题（三）

一、单选题(在备选答案中，选择1个最佳答案，并将它的标号填入题干后的括号内)

1. 擦法的运动形式是（　　）
   A. 单向直线　B. 直线往返　C. 环行　D. 弧形　E. 不确定
2. 推法的应用范围是（　　）
   A. 头部　B. 胸腹部　C. 四肢部　D. 腰背部　E. 以上都是
3. 下列手法最常用于腹部的是（　　）
   A. 扳法　B. 抹法　C. 擦法　D. 摩法　E. 推法
4. “一旦临证，机触于外，巧生于内，手随心转，法从手出。”这种说法出自（　　）
   A.《黄帝内经》　B.《黄帝岐伯按摩十卷》　C.《医宗金鉴》　D.《小儿推拿广义》
   E.《厘正按摩经》
5. 下列手法中哪种不属于挤压类手法（　　）
   A. 按法　B. 点法　C. 踩跷法　D. 击法　E. 捻法
6. 踩跷法常用于（　　）
   A. 肩周炎　B. 腰椎间盘突出症　C. 脊髓炎　D. 骨质疏松　E. 腰椎滑脱
7. 一指禅推法通常每分钟操作（　　）
   A. 100次以下　B. 120次以下　C. 160次以下　D. 120～160次　E. 250次以上
8. 最早介绍膏摩的中医著作是（　　）
   A.《黄帝内经》　B.《金匮要略》　C.《诸病源候论》　D.《外台秘要》　E.《医宗金鉴》
9. 推桥弓治疗眩晕的作用是（　　）
   A. 健脾化痰　B. 平肝潜阳　C. 滋阴潜阳　D. 调和气血　E. 以上都不是
10. “按之则热气至，热气至则痛止矣”见于《内经》（　　）
    A.《经脉篇》　B.《阴阳应象大论》　C.《举痛论》　D.《海论》　E.《至真要大论》
11. 上海首先开办推拿学习班在（　　）
    A. 1949年　B. 1956年　C. 1946年　D. 1975年　E. 1936年
12. 摸、接、端、提、按、摩、推、拿伤科八法出于（　　）
    A.《保赤推拿》　B.《诸病源候论》　C.《医宗金鉴》　D.《外台秘要》　E.《肘后备急方》
13. 一侧胸锁乳突肌损伤引起的斜颈（　　）
    A. 头侧向健侧，面转向患侧　B. 头侧向患侧，面转向健侧　C. 头侧向患侧，面转向患侧
    D. 头侧向健侧，面转向健侧　E. 以上都不对
14. 肩外侧最高点的骨性标志是（　　）
    A. 大结节　B. 小结节　C. 肩峰　D. 喙突　E. 结节间沟
15. 压胸试验阳性提示（　　）
    A. 肋间神经痛　B. 胸壁挫伤　C. 肩周炎　D. 肋骨骨折　E. 气胸
16. 足跟叩击试验阳性提示（　　）
    A. 踝关节扭伤　B. 膝关节侧副韧带损伤　C. 髋关节病变　D. 踝管综合征　E. 胫骨结节骨骺炎
17. 抽屉试验阳性提示（　　）

A. 膝关节副韧带损伤　B. 交叉韧带损伤　C. 半月板损伤　D. 膝关节增生　E. 股四头肌损伤

18. 浮髌试验阳性提示（　）

A. 膝关节侧副韧带损伤　B. 半月板损伤　C. 骨折　D. 膝关节腔内积液　E. 腘肌损伤

19. 8～12 岁儿童，跟部后下方疼痛，常见（　）

A. 跟腱损伤　B. 跖腱膜损伤　C. 跟骨骨骺炎　D. 跟骨棘　E. 跖骨头软骨炎

20. 膝关节内侧副韧带损伤与半月板损伤的区别是（　）

A. 局部压痛　B. 内侧肿胀　C. 膝内侧疼痛　D. 关节交锁症状　E. 伸屈能力受损

21. 推拿治疗腰椎间盘突出症时，被动直腿抬高可起的作用是（　）

A. 降低腹内压力　B. 松解神经根粘连　C. 扩大椎间孔　D. 降低椎间盘内压力　E. 防止膝关节畸形

22. 可出现双侧交替性坐骨神经痛的疾病常常是（　）

A. 退行性脊柱炎　B. 强直性脊柱炎　C. 腰肌劳损　D. 单侧型腰椎间盘突出症　E. 中央型腰椎间盘突出症

23. X 光片改变不明显的疾病是（　）

A. 腰椎结核　B. 腰肌劳损　C. 退行性脊柱炎　D. 类风湿性关节炎　E. 颈椎病

24. 小儿推拿手法的特点是（　）

A. 轻快　B. 柔和　C. 平稳　D. 着实　E. 以上都是

25. 小儿推拿特定穴多分布于（　）

A. 头面　B. 下肢膝以下　C. 上肢肘以下　D. 腰背部　E. 胸腹

二、配伍题（每道习题配伍 1 个与它关系最密切的答案，在每组习题中，每一备选答案，可以备选 1 次、几次或 1 次也不选用）

1. 关节内软骨板损伤的治法为（　）
2. 脊柱后关节错位的治法为（　）
3. 骶髂关节半脱位的治法为（　）
4. 对外科疖肿可采用的推拿手法为（　）
5. 韧带损伤的治法为（　）

A. 用被动运动关节手法　B. 解除关节交锁　C. 高频率的一指禅推法　D. 点按手法、揉法　E. 击法

6. 神门穴位于（　）
7. 少泽穴位于（　）
8. 少商穴位于（　）
9. 秉风穴位于（　）
10. 天宗穴位于（　）

A. 肩胛骨冈下窝中央　B. 肩胛骨冈上窝中央　C. 小指内侧指甲旁 0.1 寸　D. 拇指桡侧指甲旁 0.1 寸　E. 腕横纹尺侧端

11. 不引起明显症状的腰椎间盘突出症类型是（　）
12. 常可引起双侧坐骨神经痛的腰椎间盘突出症的类型是（　）
13. 可能引起大、小便功能障碍的腰椎间盘突出症的类型是（　）

A. 向后突出的双侧型　B. 向前突出　C. 向椎体内突出　D. 向后突出中央型　E. 向后突出单侧型

14. 治疗颈椎小关节错位可采用（　）

15. 治疗胸椎小关节错位可采用（　　）

16. 治疗腰椎小关节错位可采用（　　）

A. 被动直腿抬高法　B. 扩胸牵引法　C. 踩跷法　D. 旋转扳法　E. 擦法

三、填空题

1. 根据手法的形态，推拿手法可分为________，________，________，________，________，________，________。

2. 摩法分为________，________两种，操作时肘关节要________，腕关节________，指掌________，动作要缓和协调。

3. 擦法分为________法，________法，________法，该法是一种________的刺激，具有________，________，________等作用。

4. 肱骨外上髁是________总腱附着部，由于该部位软组织的急慢性损伤引起肘关节________部位的疼痛，并影响前臂________和________功能的综合征，称为肱骨外上髁炎。

5. 肩关节周围炎，当肩外展时出现典型的“________”现象，日久三角肌发生________，出现________突起。

6. 肩关节周围炎常用的功能锻炼方法有以下几种：________，________，________，________。

7. 脊柱性腰痛，其疼痛常被________加剧，________时在一定程度上缓解。

8. 急性腰扭伤，腰部经常受到挫伤的部位为________，________，________，________。

9. 胸胁迸伤是由于外伤引起的________气机阻滞，出现________，活动受限的一种病症。

10. 骶髂关节半脱位，根据骶骨与髂骨的相对位置变化，可分为________和________半脱位两类。

四、名词解释

1. 踝管综合征　2. 奇经八脉　3. 方肩　4. 肘三角　5. “4 字”试验

五、问答题

1. 脊柱性腰痛常由哪些组织病变引起？
2. 颈椎病与颈肩部筋膜炎如何鉴别？
3. 脊髓型颈椎病的临床表现如何？

六、论述题

1. 试述肩周炎的推拿治疗。
2. 试述半身不遂的推拿治疗。

参　考　答　案

模拟试题（一）

一、单选题

1. D　2. B　3. B　4. B　5. E　6. C　7. C　8. D　9. C　10. D　11. B
12. D　13. D　14. B　15. C　16. C　17. D　18. A　19. E　20. B　21. E
22. D　23. A　24. D　25. C

二、配伍题

1. C　2. B　3. E　4. B　5. E　6. D　7. A　8. B　9. D　10. C　11. A
12. B　13. A　14. D　15. E

三、填空题

1. 按摩　按跷　案扤
2. 平衡阴阳，调节脏腑功能　扶正驱邪，增强体质　舒筋通络，解痉止痛　活血祛瘀，滑利关节　理筋整复，强筋健骨
3. 神经根型　脊髓型　椎动脉型　交感神经型
4. 五十肩　老年肩　冻肩　肩不举
5. 经络不通　病生于不仁
6. 故相引而痛　热气至则痛止矣
7. 正中神经
8. 下
9. 20　30
10. “4”字试验　骨盆挤压分离试验　床边试验　单髋后伸试验

四、名词解释

1. 颈椎病是由颈椎增生刺激或压迫颈部神经根、脊髓、椎动脉或交感神经引起的颈肩臂手指的麻木疼痛等一系列神经症状的综合征。
2. 漏肩风是指露肩当风引起的肩关节疼痛和功能障碍的病证。
3. 第3腰椎横突综合征是由第3腰椎横突上附着的韧带、肌肉、筋膜损伤而影响或刺激腰神经后支出现腰、臀痛的病证。
4. 腰椎滑脱是由腰椎狭部先天性不连接而引起的腰椎向前滑动，有时可能刺激神经根引起疼痛。
5. 屈颈试验是病人在坐位或站位时下肢保持伸直，颈部尽力向前屈，引起或加重一侧腰腿痛，说明该侧腰、骶神经根受压。

五、问答题

1. 答：由于腰椎排列呈生理前凸，椎间盘前厚后薄，髓核位于中央偏后，当弯腰向前时，椎间隙变为前窄

后宽，椎间盘变为前薄后厚，髓核向后移动，并产生强大反抗性弹力，该力使髓核向后移去。如负重较大，这种向后的弹力会更大，可促使髓核突出，引起腰椎间盘突出发病。

2. 答：椎间盘是由髓核、纤维环和软骨板三部分组成。纤维环是坚强的有韧性纤维软骨组织，呈向心性排列的板层，并与两个相邻软骨板相连。各层纤维斜行于上下两椎体之间，各个邻层的纤维斜行的方向相反，深浅各层纤维相互交错呈方格排列，把髓核围在中央。髓核居于纤维环与软骨板之间的半胶状物质，富于弹性而无一定形状，随脊柱的姿势而改变形态，起弹簧样作用。软骨板是由透明软骨构成，上下各一块，形成椎间盘的上下部，平均厚度约为 1 mm，分别与上下两个椎体紧密相连，有半渗透膜作用，是髓核和纤维环的营养通路，也对纤维环起固定作用。
3. 答：急性期因疼痛较重，以止痛为主，疏通经络，活血止痛，以局部的点穴和轻柔的手法治疗为主，以肩部的摇法、扳法为辅；慢性期疼痛较轻，以功能障碍为主，疏通经络，松解粘连，滑利关节，以肩关节的扳法、摇法为主，辅以肩部的点穴和其他轻柔手法。

六、论述题

1. 答：内脏性腰痛、神经性腰痛、血管性腰痛、心理性腰痛、脊柱性腰痛。
2. 答：放松颈部肌肉，点按颈部痛点及腧穴，整复颈椎关节，放松整理颈肩部肌肉。

模拟试题（二）

一、单选题

1. A　2. B　3. B　4. D　5. C　6. C　7. B.　8. A　9. D　10. C　11. C　12. B　13. D　14. A　15. C　16. C　17. D　18. D　19. D　20. B　21. C　22. C　23. B　24. D　25. C

二、多选题

1. BCDE　2. BCE　3. CD　4. ABD　5. ABE　6. ABE　7. ACE　8. CDE　9. ABCDE　10. AC　11. DE　12. BCDE　13. BCDE　14. ABCE　15. ABCD

三、填空题

1. 持久　有力　均匀　柔和
2. 颈部神经根受压
3. 肩关节脱位
4. 髋关节炎症　结核　股骨颈骨折　粗隆间骨折
5. 摆动类　摩擦类　挤压类　振动类　叩击类　运动关节类
6. 平推法　掌擦法　小鱼际擦法　大鱼际擦法
7. 关节肿胀　关节交锁　肌肉萎缩　关节滑落感　压痛点　自述关节活动有弹响
8. 部分撕裂　活血化瘀　消肿止痛
9. 腰椎后凸　患腰侧倾　髋膝屈曲　屈身侧卧　痉挛
10. 幼弱型　移行型　成熟型

四、名词解释

1. 半身不遂是指患者出现一侧肢体瘫痪，口眼㖞斜，舌强语涩等症状的一种疾病。多为中风后遗症。也可由脑外伤和其他脑部疾病引起。

2. 泄泻又称腹泻，是指排便次数增多，粪便清稀，甚至泻下如水样。
3. 腕管综合征是指正中神经在腕管内受到挤压，而出现以手指麻木为主的一系列神经症状。
4. 水平骶椎是由于发育性腰骶角过大而出现腰生理前凸过大。
5. 压胸试验：病人取坐位或站立位，医生站于病人侧方，一手抵住其脊柱，另一手压迫胸骨，轻轻的相对挤压，若在胸壁上某处出现疼痛，说明该处肋骨骨折。

五、问答题

1. 答：颈肩背部疼痛或枕部疼痛可呈持续性隐痛或酸痛，也可以是阵发性剧痛。并可出现沿脊神经节段走行方向的烧灼样或刀割样疼痛，伴有针刺样或过电样串麻感。依据受累神经节段分布出现下列症状：颈3～4椎间隙以上出现颈部痛，后枕部痛，枕大神经痛，枕部感觉障碍。颈4～5椎间隙刺激颈5神经根，颈部痛，经肩顶至上臂外侧和前臂桡侧至腕部有放射性疼痛及麻木。颈5～6椎间隙刺激颈6神经根，沿上述路线疼痛和麻木，并放射至拇指和示指。颈6～7椎间隙刺激颈7神经根，麻痛按上述路线至示指及中指。颈7胸1椎间隙刺激颈8神经根，疼痛、麻木沿上臂内侧和前臂尺侧至无名指和小指。上肢尚可有发沉、无力、握力减退等现象。颈部僵硬，活动受限，病变椎旁有压痛点，按压并可向远隔部位放射。臂丛神经牵拉试验阳性，椎间孔挤压试验阳性，X线片可显示颈椎退行性变。
2. 颈椎旋转扳法（以患椎棘突右偏为例），病人取坐位，医生站于病人背后，用左手拇指顶住向右偏歪的棘突的右侧，令病人颈部前屈40°，医生用右肘屈曲，托住病人下颌部，并用前胸抵住病人后头部，两手同时用力，使病人颈部向右向上旋转到最大限度时，做一扳动，常可听到响声和棘突的移动感，检查棘突是否归位。
3. 八会穴即脏、腑、气、血、筋、脉、骨、髓的精气聚会的八个腧穴。脏会章门，腑会中脘，气会膻中，血会膈腧，筋会阳陵泉，脉会太渊，骨会大杼，髓会绝骨。

六、论述题

1. 鉴别要点：腰椎或骶髂关节结核；马尾肿瘤；急性腰扭伤；脊椎肿瘤；腰椎管狭窄；骶髂关节损伤；下肢动脉疾病；腰椎滑脱。
2. 答题要点

(1) 基本治法：脘部操作；背部操作；四肢部操作。

(2) 辨证治疗：寒邪客胃；饮食停滞；肝气犯胃；脾胃虚弱。

(3) 注意事项：胃、十二指肠出血病人禁忌推拿治疗。调节饮食，忌食生冷酸辣；调节情志，生活要有规律，避免过劳。

模拟试题（三）

一、单选题

1. B　2. E　3. D　4. C　5. D　6. B　7. D　8. B　9. B　10. C　11. B
12. C　13. B　14. C　15. D　16. C　17. C　18. D　19. C　20. D　21. B
22. E　23. B　24. E　25. C

二、配伍题

1. B　2. A　3. A　4. E　5. D　6. E　7. C　8. D　9. B　10. A　11. B

12. A　　13. D　　14. D　　15. B　　16. D

三、填空题

1. 摆动类　摩擦类　挤压类　振动类　叩击类　运动关节类
2. 掌摩法　指摩法　自然屈曲　放松　自然伸直
3. 掌擦　大鱼际擦　小鱼际擦　温热的　温经通络　行气活血　健脾和胃
4. 肱桡肌和前臂伸肌　肱骨外上髁　旋前　伸腕
5. 扛肩　萎缩　肩峰
6. 弯腰晃肩法　爬墙活动　体后拉手　外旋锻炼
7. 特定活动　躺卧位
8. 腰骶关节　骶髂关节　骶棘肌　黄韧带
9. 胸胁部　胸部疼痛
10. 向前　向后

四、名词解释

1. 踝管综合征是神经、血管在踝管内受压而引起的足底和足跟麻木、疼痛的一组症状。
2. 奇经八脉是督脉、任脉、冲脉、带脉、阴跷脉、阳跷脉、阴维脉、阳维脉的总称。它们与十二正经不同，即无表里配合关系，又不直属脏腑，“别道奇行”，又称“奇经”。
3. 方肩是肩部表面失去正常圆浑的外形，呈扁平或方形，多由肱骨头脱位或腋神经麻痹引起。
4. 肘三角是肱骨内上髁、肱骨外上髁、尺骨鹰嘴三点的关系，在伸肘位时三点呈一直线（肘直线），在屈肘 90°时，三点构成一等腰三角形，称为肘三角，在肘关节脱位时，肘三角失去正常关系。
5. “4”字试验：病人仰卧，健侧下肢伸直，患肢屈曲外旋，使足置于健侧膝上方，医生一手压在患侧的膝上方，另一手压在健侧髂前上棘，若患侧骶髂关节产生疼痛为阳性，为骶髂关节病变。

五、问答题

1. 脊柱性腰痛是由脊柱的骨质部分的损伤或骶髂关节的变化、大多数由腰部软组织的损伤引起。
   腰部软组织病变，腰部的肌肉、韧带、筋膜等的急慢性损伤，如腰背筋膜、腰臀筋膜、棘间韧带、棘上韧带、黄韧带、梨状肌等组织的急慢性损伤。
   椎间盘病变，腰椎间盘突出。
   腰部关节炎，创伤性关节炎，增生性关节炎，强直性关节炎。
   腰椎骨质本身病变，骨折、骨结核、骨肿瘤、骨的急、慢性感染、老年性骨质疏松、退行性变（骨质增生）等。
   腰部的先天畸形，腰椎滑脱、水平骶椎、腰椎骶化、先天性隐性脊柱裂、脊柱侧弯症等。
2. 颈肩部筋膜炎虽然有颈肩部疼痛，颈部活动受限及手部麻木等症状，但没有颈脊神经的放射痛，没有反射的改变，椎间孔挤压试验及臂丛牵拉试验阴性。服用抗风湿药，症状可以明显好转。
3. 脊髓型颈椎病临床症状繁多，有感觉方面的；有运动方面的；有颈脊神经的；也有脊髓的。
   下肢症状：出现一侧或两侧下肢的神经功能障碍，可表现单纯下肢运动功能障碍，如无力、发抖、打软腿、易绊倒；也可表现单纯下肢感觉障碍，如双下肢发麻，双足感觉异常；或表现为感觉、运动均有障碍。
   上肢症状：可出现一侧上肢或两侧上肢单纯运动障碍、单纯感觉障碍或者同时存在感觉及运动障碍。临床上常见症状有麻木、酸胀、烧灼、疼痛、发抖或无力感，可发生于一个手指或多个手指，手的尺侧或手背，也可出现于肩部或臂部。

有时也可出现同侧上下肢感觉运动障碍，有时也可出现一侧上肢和对侧下肢的感觉或运动障碍。也可出现头痛头晕或头皮痛。病人也可出现排尿或排便障碍。

也可出现单侧脊髓受压；脊髓双侧受压，早期可有感觉障碍及运动障碍，晚期均表现为不同程度上的运动神经元或神经束损害的不全痉挛性瘫痪，上肢瘫痪可为中枢性，也可为周围性；但下肢瘫痪均为中枢性，出现得早而重。瘫痪可分为四肢瘫、三肢瘫、双下肢瘫、双上肢瘫、偏瘫、交叉瘫等6大类型。

六、论述题

1. 对肩周炎的治疗采用分期治疗，治疗原则如下：

急性期，疏通经络、活血止痛、轻柔的手法在局部治疗，局部及近端点穴为主，辅以肩部的扳法，而且要轻柔，不可强扳。

慢性期，疏通经络、松解粘连、滑利关节。以肩关节的扳法、摇法为主。辅以肩部的点穴及其他轻柔手法，可用较重的扳法。

治疗方法

病人坐位，医生站在病人患侧，用㨰法或一指禅推法施治于患侧肩前部，上臂部，及肩背部，往返数次，同时配合做肩部的被动的外展及外旋。

病人坐位，医生拿肩井、拿患肢，从肩部拿至腕部，按揉或点按肩髃、肩髎、天宗、肩贞、曲池、手三里、外关、合谷等穴位。

弹拨肩前部痛点如喙突，结节间沟，肩上部三角肌止点部位的痛点，肩后部的痛点，重点弹拨痛点部位的条索样结节及肌腱张力较高处，由轻而重，由浅入深，耐心反复弹拨。

医生站于病人后方，一手扶肩，一手托住肘部，作肩关节摇法，幅度从小到大，摇动数次；然后医生一手固定患侧肩胛骨，另一手托住患肢肘部上抬，作患肩外展动作，逐渐加大扳动幅度。

用肩部扳法，上举扳法、内收扳法、后伸扳法、外展扳法。

用擦法、揉法施治于患肩及上肢部。

搓抖患肢，结束治疗。

在治疗的同时应配合肩部的功能锻炼。

2. 推拿对半身不遂的治疗作用主要是促进偏瘫肢体恢复，缓解口眼㖞斜、语言不清等症状。

(1) 背及四肢部操作：患者取俯卧位，医生站于侧方。先用㨰法施于背部脊柱两侧约3分钟，再施按法于背部脊柱两侧，自上而下2～3次，重点按压天宗、肝俞、胆俞、肾俞，仍用㨰法于患侧肩臂部外侧，接着㨰法向下治疗腰骶部、臀部、大腿后侧、腘窝、小腿后侧，直至跟腱，往返3～5遍，然后按揉八髎、环跳、风市、阳陵泉、承扶、殷门、委中、承山、昆仑。

患者取仰卧位，医生站在侧面。先以㨰法治疗患侧上肢内侧，由远端腕部㨰向近端肩关节，往返3～5遍，并配合肩、肘、腕关节的被动运动，然后按揉肩髃、肩内陵、臂臑、尺泽、曲池、手三里、合谷，拿极泉，然后用㨰法施于大腿部股四头肌向下经膝关节、小腿外侧、足背，往返3～5遍，并配合下肢关节的被动运动，再按揉髀关、伏兔、血海、风市、梁丘、阳陵泉、足三里、昆仑、解溪、太冲。

(2) 头面颈部操作：患者取坐位，医生站于前面。用抹法自印堂至太阳往返操作4～5次，同时配合按揉睛明、太阳、角孙。医生站于患者后侧，按揉颈项两侧，再按风府、风池，拿肩井。若病人头部未接受手术治疗，可用一指禅推法或指推法于头部头针运动区治疗3～5分钟。交替推双侧桥弓穴10～20次。

图书在版编目（ＣＩＰ）数据

推拿学/顾加乐主编. ——长沙:湖南科学技术出版社,1995.1(2024.11 重印)

全国高等中医药院校成人教育教材

ISBN 978-7-5357-3352-8

Ⅰ.①推… Ⅱ.①顾… Ⅲ.①推拿—成人高等教育-教材 Ⅳ.①R244.1

中国版本图书馆 CIP 数据核字(2012)第 012050 号

全国高等中医药院校成人教育教材

推 拿 学

委托修订：国家中医药管理局人事教育司
主编单位：黑龙江中医药大学
主　　编：顾加乐
出 版 人：潘晓山
责任编辑：石　洪
出版发行：湖南科学技术出版社
社　　址：长沙市芙蓉中路一段 416 号泊富国际金融中心
网　　址：http://www.hnstp.com
邮购联系：本社直销科 0731-84375808
印　　刷：长沙市宏发印刷有限公司
　　　　（印装质量问题请直接与本厂联系）
厂　　址：长沙市开福区捞刀河大星村 343 号
邮　　编：410153
版　　次：2021 年 10 月第 2 版
印　　次：2024 年 11 月第 24 次印刷
开　　本：787mm×1092mm　1/16
印　　张：15.5
字　　数：363 千字
书　　号：ISBN　978-7-5357-3352-8
定　　价：27.00 元